Frühgeburt als Herausforderung

Klinische Kinderpsychologie
Band 1

Frühgeburt als Herausforderung

Prof. Dr. Klaus Sarimski

Begründer der Reihe:

Prof. Dr. Franz Petermann

Klaus Sarimski

Frühgeburt als Herausforderung

Psychologische Beratung als Bewältigungshilfe

2., vollständig überarbeitete Auflage

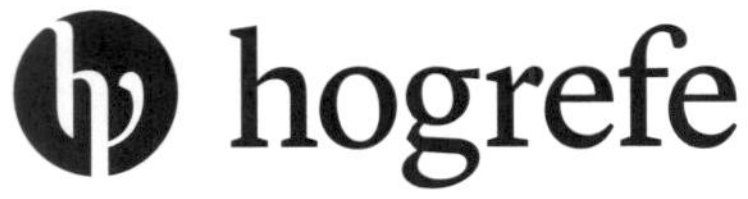

Prof. Dr. rer. nat. Klaus Sarimski, geb. 1955. 1980–1981 Psychologe in einer Frühförderstelle. 1981–2007 Psychologe in der Klinik und Ambulanz des Kinderzentrums München. Seit 2007 Professor für Sonderpädagogische Frühförderung und Allgemeine Elementarpädagogik an der Pädagogischen Hochschule Heidelberg.

Bibliografische Information der Deutschen Nationalbibliothek
Die Deutsche Nationalbibliothek verzeichnet diese Publikation in der Deutschen Nationalbibliografie; detaillierte bibliografische Daten sind im Internet über http://dnb.dnb.de abrufbar.

Hogrefe Verlag GmbH & Co. KG
Merkelstraße 3
37085 Göttingen
Deutschland
Tel. +49 551 999 50 0
Fax +49 551 999 50 111
info@hogrefe.de
www.hogrefe.de

Satz: Mediengestaltung Meike Cichos, Göttingen
Druck: mediaprint solutions GmbH, Paderborn
Printed in Germany
Auf säurefreiem Papier gedruckt

2., vollständig überarbeitete Auflage 2021

(E-Book-ISBN [PDF] 978-3-8409-2989-2; E-Book-ISBN [EPUB] 978-3-8444-2989-3)
ISBN 978-3-8017-2989-9
https://doi.org/10.1026/02989-000

Vorwort zur zweiten Auflage

Im Jahre 2000 ist das Buch „Frühgeburt als Herausforderung – Psychologische Beratung als Bewältigungshilfe“ in einer ersten Auflage erschienen. Seither hat sich die Versorgung frühgeborener Babys verändert und der Forschungsstand zur Entwicklungsprognose sowie das empirische Wissen um Maßnahmen zur familienorientierten Pflege und Unterstützung der Eltern während der stationären Betreuung und in der Nachsorge unreif geborener Kinder wesentlich erweitert. In Büchern zur psychologisch-sozialmedizinischen Versorgung von Familien Frühgeborener (Reichert & Rüdiger, 2013) und zur Begleitung von Familien unter Hochstress (Brisch, 2019) wurden erste Erfahrungen zur psychologischen Betreuung in der Neonatologie vorgestellt.

Ich habe mich deshalb sehr gefreut, dass der Hogrefe Verlag mich gebeten hat, eine vollständig neu bearbeitete und aktualisierte Auflage dieses Buches vorzubereiten. Die Gliederung der ersten Auflage wurde im Wesentlichen beibehalten. Auch die Erfahrungen aus meiner klinischen Praxis als Psychologe im Kinderzentrum (bis 2007, bevor ich auf eine Professur für Sonderpädagogische Frühförderung an der Pädagogischen Hochschule Heidelberg berufen wurde) habe ich übernommen, da sich die Bedürfnisse der betroffenen Eltern in dieser Zeit nicht grundlegend verändert haben. Sie gehen als Einzelfallbeispiele und Ergebnisse einer retrospektiven Befragung von 50 Elternpaaren auch in diese zweite Auflage des Buches ein.

Völlig neu ausgearbeitet wurde dagegen das Kapitel zur Entwicklungsprognose frühgeborener Kinder. Dies war mir ein besonderes Anliegen, weil sich die Entwicklungschancen sehr und extrem unreif geborener Kinder durch die Weiterentwicklung der intensivmedizinischen Versorgung in den letzten zwanzig Jahren in vielerlei Hinsicht – aber nicht in allen Entwicklungsbereichen – deutlich verbessert haben.

Weitgehend neu gestaltet wurden auch die Kapitel zur Evaluation familienorientierter, individualisierter Pflege und zur Elternberatung auf der Station sowie zu den Konzepten, die sich auf die Entwicklungsförderung der Kinder und die Unterstützung der Eltern nach der Entlassung der Kinder beziehen, und den Erfahrungen von Müttern und Vätern, die sich zusätzlichen Belastungen gegenübersehen. Hier können wir mittlerweile auf eine große Zahl von empirischen Studien und einige Metaanalysen zurückgreifen, die einen verlässlichen Eindruck davon vermitteln, was sich in diesem Arbeitsfeld bewährt hat. Fast alle Studien, die hier einbezogen wurden, wurden nach dem Jahre 2000 veröffentlicht.

Ich hoffe sehr, dass diese vollständig neu bearbeitete und aktualisierte Auflage das Interesse eines möglichst großen Leserkreises findet, denn die bestmögliche Unterstützung frühgeborener Babys und ihrer Familien ist und bleibt eine Herausforderung für das Gesundheitssystem dieses Landes.

Heidelberg/München, im Sommer 2020 *Prof. Dr. Klaus Sarimski*

Inhaltsverzeichnis

Kinder

Sind so kleine Hände
winzge Finger dran.
Darf man nie drauf schlagen
die zerbrechen dann.

Sind so kleine Füße
mit so kleinen Zehn.
Darf man nie drauf treten
könn sie sonst nicht gehen.

Sind so kleine Ohren
scharf, und ihr erlaubt.
Darf man nie zerbrüllen
werden davon taub.

Sind so schöne Münder
sprechen alles aus.
Darf man nie verbieten
kommt sonst nichts mehr raus.

Bettina Wegner

Einführung: Wenn das Leben zu früh beginnt ...

Beispiel: Anna kam vierzehn Wochen zu früh zur Welt

Nachdem die Herzschläge des Kindes immer schlechter wurden, entschieden die Ärzte, das Kind durch Kaiserschnitt zu holen. Als ich aufwachte, hörte ich meinen Mann sagen, dass Anna verhältnismäßig groß sei, nämlich 34 cm und 730 g schwer. Ich war im ersten Moment nur glücklich, dass Anna überhaupt am Leben war. Am nächsten Tag bekam ich gleich ein Foto von ihr, wie sie im Inkubator liegt. Ich war wahnsinnig stolz auf sie.

Als ich sie zum ersten Mal sehen konnte, war ich sehr aufgeregt. Fasziniert. Diese wahnsinnig winzigen Händchen und Füße! Finger wie ein Streichholz, die Füße so lang wie ein Daumenglied von mir! Aber es war alles dran an ihr, nur wahnsinnig winzig. – Die vielen Kabel, Elektroden und Schläuche, mit denen fast der ganze Körper bedeckt war, störten mich nicht. Nur wenn der Monitor Alarm gab, erschreckte ich mich.

Es beruhigte mich, wenn ich sah, dass es ihr gut ging. Ganz anders war jedoch die Zeit zu Hause. Ein Telefonanruf zu einer außergewöhnlichen Zeit erschreckte mich sehr, immer in Angst, es könnte das Krankenhaus sein. Es überkam mich auch plötzlich die Angst, sie könnte doch noch sterben. Ich hatte Alpträume, wie es weitergehen würde, wenn sie doch noch sterben würde.

Ein ganz großer Moment war es für mich, als ich sie das allererste Mal auf den Arm nehmen durfte. Sie bekam eine kleine Mütze auf und wurde in ein angewärmtes Tuch gehüllt. Endlich hatte ich meine kleine Tochter, nicht einmal ein Kilogramm schwer, auf meinem nackten Oberkörper liegen. Es war ein unbeschreiblich schönes Gefühl.

Trotz der immensen Fortschritte, die die neonatologische Intensivmedizin gemacht hat, bleibt die Entwicklungsprognose eines sehr unreif geborenen Kindes – wie Anna – bis heute ungewiss. Ein Teil der Kinder ist dauerhaft behindert in ihrer körperlichen oder geistigen Entwicklung, bei einem anderen Teil der Kinder zeigen sich leichtere Entwicklungsprobleme, die die Bewältigung der späteren Anforderungen in der Schule und im sozialen Leben erschweren. Andere Kinder entwickeln sich trotz des schwierigen Starts ins Leben völlig altersgemäß (vgl. Kapitel 1).

Eine bestmögliche Prävention durch die Früherkennung von Entwicklungsabweichungen, eine auf die individuellen Bedürfnisse des Kindes abgestimmte Pflege und Förderung sowie Hilfen zur Entwicklung einer stützenden, tragfähigen Eltern-Kind-Beziehung sind wichtige Ziele, die mit hoher Priorität verfolgt werden sollten. Beginnend schon auf der Station, denn die Welt dort ist ganz anders als die Welt im Mutterleib: laut, hell und schmerzhaft (vgl. Kapitel 2).

Aber nicht nur für das Baby ist die zu frühe Geburt ein Schock. Viele Eltern beschrieben sie als Alptraum: Trennung vom Kind, Sorge um sein Überleben, dann Angst vor der Zukunft und drohender Behinderung, Gefühle der Zerrissenheit zwischen häuslichen und beruflichen Anforderungen, womöglich der Versorgung anderer, älterer Kinder, und dem Wunsch, dem Frühchen nahe zu sein, Hilflosigkeit und Ohnmacht, so wenig für sein Wohlergehen tun zu können (vgl. Kapitel 3).

Sie sehnen den Tag der Entlassung herbei – wenn keine zusätzlichen Komplikationen eintreten, nach zwei, drei Monaten, etwa zum errechneten Geburtstermin. Doch die Zeit danach erweist sich oft als auf andere Weise schwierig. Die Last der Verantwortung, die Angst, etwas falsch zu machen, die fortbestehende Sorge um die künftige Entwicklung des Kindes usw. (vgl. Kapitel 4).

Die Eltern von Anton, geboren in der 25. Schwangerschaftswoche (SSW) mit einem Geburtsgewicht von 490 g, zu diesem Zeitpunkt über drei Jahre alt, erzählen:

Beispiel: Anton, geboren in der 25. SSW

Während des fast sechsmonatigen Krankenhausaufenthalts waren wir sehr zuversichtlich, dass dann zu Hause alles besser laufen würde. Die Fahrerei ins Krankenhaus würde wegfallen, täglich eine bzw. mehrere Besuchsfahrten. Als Anton dann nach Hause kam, waren wir zuerst sehr glücklich und zufrieden über das Erreichte. Doch schon nach kurzer Zeit ergaben sich neue Probleme, ganz anders als im Krankenhaus. Er musste alle drei Stunden gefüttert werden, rund um die Uhr. Alle anderen Arbeiten im Haushalt, die bereits während der Krankenhauszeit völlig zu kurz kamen, konnten jetzt auch nicht zufriedenstellender erledigt werden. Er ging vor, die beiden anderen Kinder, die ganze Hausarbeit litten darunter.

In der Folgezeit kam es laufend zu Erkrankungen von Anton. Die Arztbesuche, Therapien (Ergotherapie, Krankengymnastik, Sehbehindertenfrühförderung) verschafften uns einen vollen Terminkalender. Nahezu jeden Tag war ein Termin wahrzunehmen. Hinzu kam, dass bei manchen Problemen der Facharzt, der Kinderarzt und auch die Ärzte der Neugeborenenstation, die ihn und seine zurückliegenden Komplikationen kannten, zu unterschiedlichen Bewertungen kamen. Wir fühlten uns oft überfordert und ratlos. Wir wollten ja nur das Beste für Anton.

Einige der frühgeborenen Babys schreien sehr viel, finden kaum zur Ruhe, lassen sich schlecht füttern und schlafen sehr unruhig. Es gilt, problemorientierte Lösungsstrategien zu finden, ohne dass die Eltern sich selbst die Schuld an diesen alltäglichen Schwierigkeiten geben und die Freude an ihrem Kind verlieren (vgl. Kapitel 5). Manche Babys kommen auch nach der Entlassung nicht ohne apparative Hilfen zur Überwachung ihrer Körperfunktionen (Monitor) oder zur Beatmung (externe Sauerstoffversorgung) aus und stellen ihre Eltern vor besondere Herausforderungen (vgl. Kapitel 6). Noch einmal erinnert sich Annas Mutter:

Beispiel: Anna (Forts.)

Ein paar Anmerkungen zum Thema Monitor: Unser Monitor war so groß wie ein Kofferradio, den man immer dann in Betrieb nahm, sobald Anna schlief. Das bedeutete auch, dass, wenn ich mit ihr unterwegs war, er unser ständiger Begleiter war. Meine Nerven wurden durch dieses Gerät sehr strapaziert. Auf der einen Seite verlieh mir das Gerät eine Art von Sicherheit. Ich konnte nachts schlafen und war beruhigt, denn im Notfall würde er Alarm geben. Auf der anderen Seite machte ich mir oft große Sorgen, wenn ich die Herz- und Atemfrequenz von Anna sah, da sie teilweise sehr stark abfielen. Aber es gab dann immer drei Möglichkeiten: (1) Diese Werte sind völlig normal bei einem Säugling. (2) Das Gerät funktioniert nicht richtig, weil vielleicht die Elektroden nicht richtig sitzen. (3) Dem Kind fehlt etwas, was man aber als Laie nur schwer feststellen kann.

Als Anna etwas älter wurde, wurde sie natürlich auch immer beweglicher in ihrer Wiege. So kam es vor, dass sie selber Alarm auslöste, indem sie einfach die Elektroden abriss. Meistens war sie von dem schrillen Ton selber so erschrocken, dass sie froh war, wenn wir den Lärm wieder abstellten.

Ein weiteres Problem war, dass wir Anna nicht einfach jemandem für ein paar Stunden geben oder uns abends einen Babysitter gönnen konnten. Wir mussten ja immer davon ausgehen, dass das Gerät wirklich einmal einen ernsthaften Alarm auslösen konnte und dann musste derjenige auch richtig handeln können. Das konnte und wollte ich nicht jedem zumuten.

Nicht immer können Eltern ihre Fürsorge für das Kind auf eine stabile eigene Persönlichkeitsentwicklung und sichere Beziehung zu ihrem Partner aufbauen. Manchmal sind sie selbst nicht in stützenden, vertrauensvollen Beziehungen aufgewachsen oder ihr Vertrauen auf sich selbst ist durch einen schweren Verlust – z.B. den frühen Tod eines anderen Kindes – erschüttert worden (vgl. Kapitel 6). Psychotherapeutische Hilfen sind hier angezeigt, um die durch die zu frühe Geburt des Babys reaktivierten Trennungs- und Verlusterlebnisse oder ungelöste Trauer bearbeiten zu helfen. Eine Mutter von Zwillingen erzählt:

Beispiel: Früher Tod eines Kindes

Nicht hilfreich war, dass mir immer wieder gesagt wurde: Na ja, sei froh, dass du das eine Kind wenigstens hast! Ich hatte Zwillinge entbunden nach Feto-fetalem Transfusionssyndrom. Meine ältere Tochter ist nach einem Tag relativ unerwartet doch noch verstorben. Vielleicht hätte ich es gebraucht, um meine verstorbene Tochter zu trauern, wie mir zumute war. Aber fast jeder erwartete von einem, dass man sich „zusammenreißt". Anfangs bin ich bei jedem Zwillingspärchen in Tränen ausgebrochen. Auch heute bekomme ich noch ein komisches Gefühl in der Magengegend.

Als frühgeborene Kinder gelten alle Kinder, die vor der 37. Schwangerschaftswoche (SSW) zur Welt kommen. Das waren im Jahr 2018 z. B. 64.417 Kinder, d. h. fast 9 % aller Neugeborenen. Innerhalb dieser Gruppe werden drei Gruppen nach der Dauer der Schwangerschaft („Gestationsalter") unterschieden:
- späte Frühgeborene (Geburt zwischen der 32. und 36. SSW),
- sehr unreif geborene Kinder (Geburt zwischen der 28. und 31. SSW) und
- extrem unreif geborene Kinder (Geburt vor der 28. SSW).

Diese Kinder haben in der Regel ein Geburtsgewicht unter 1.000 g. Bezogen auf die Gesamtzahl der frühgeborenen Kinder machen sehr unreif geborene Kinder etwa 10 %, extrem unreif geborene Kinder zusätzlich etwa 6 % aus. Das sind etwa 6.000 bzw. 4.000 Kinder jedes Geburtsjahrgangs (Netzwerk Neonatologie[1]).

Europaweit handelt es sich um mehr als 600.000 Kinder, die jedes Jahr zu früh zur Welt kommen. In den letzten 20 Jahren hat die Frühgeborenenrate in vielen Ländern zugenommen. In Deutschland stieg sie im Zeitraum von 1990 bis 2010 von 7,6 % auf 9,2 % und der Anteil der sehr unreif geborenen Kinder von 0,7 % auf 1,3 % (Zimmer, 2012). Dies gilt allerdings nicht für alle Länder. So ist sie z. B. in Schweden im gleichen Zeitraum weitgehend stabil bei 6,2 % (bzw. 0,5 %) geblieben. Das deutet darauf hin, dass die Häufigkeit zu früher Geburt auch mit Bedingungen im sozialen und gesundheitlichen Versorgungssystem eines Landes zusammenhängt.

Es ist beeindruckend, wie viele dieser Kinder den schwierigen Start meistern und welche individuellen und sozialen Bewältigungskräfte ihre Eltern mobilisieren, um mit den besonderen Herausforderungen der Frühgeburt und der Zeit danach fertigzuwerden. Nicht alle brauchen fachliche Unterstützung auf ihrem Weg. Viele Eltern, die sich in Selbsthilfegruppen unter dem Dach des Bundesverbandes „Das frühgeborene Kind e. V." zusammengeschlossen haben, berichten jedoch, dass sie sich mit ihren z. T. langanhaltenden Sorgen und Belastungen während und nach der stationären Betreuung ihres Kindes von den Fachleuten nicht ausreichend un-

1 Vgl. www.netzwerk-neonatologie.de

terstützt fühlen. In einer Umfrage bei mehr als 200 Eltern, die der Bundesverband im Jahre 2013 durchführte, gaben z. B. nicht wenige Eltern an, dass sie nur eingeschränkten Zugang zu ihrem Baby auf der Station hatten, keine Unterstützung beim Stillen erhalten hätten und die Mitteilungen von Ärzten und Schwestern auf der Station wenig einfühlsam gewesen seien. Ein Viertel der befragten Eltern vermisste explizit eine psychologische Betreuung auf der Station (Bundesverband „Das frühgeborene Kind", 2016).

Der Bundesverband „Das frühgeborene Kind" e.V. tritt vor diesem Hintergrund seit Jahren für eine familienorientierte psychosoziale Betreuung auf der Station und in der Nachsorge ein. Sie umfasst eine entwicklungsfördernde Pflege und Betreuung im Krankenhaus, eine begleitende psychologische und psychosoziale Betreuung der Eltern und für alle Frühgeborene und ihre Eltern einen Zugang zur ambulanten Nachbetreuung (Bundesverband „Das frühgeborene Kind", 2016).

Ein familienorientiertes, psychosoziales Beratungskonzept muss individuell auf die spezifischen Entwicklungsbelastungen des Babys, die Bedürfnisse seiner Eltern und die familiäre Situation abgestimmt werden, um von ihnen angenommen zu werden. Das setzt Verständnis voraus für die Besonderheiten der kindlichen Entwicklung in dieser frühen Phase und die Belastungsreaktionen der Eltern auf dieses kritische Lebensereignis, das ihre Bewältigungskräfte in ihrem persönlichen, biografisch geprägten Zusammenhang herausfordert. Es gilt, die individuellen Ressourcen von Kind und Eltern für die Bewältigung dieses „Starts unter erschwerten Bedingungen" wahrzunehmen, ausgeglichene, förderliche Eltern-Kind-Beziehungen zu stärken und das Zutrauen der Eltern in ihre Fähigkeiten, die schwierige Situation zu meistern, zu fördern. Die Form der Betreuung muss flexibel sein und die Lebenssituation, aber auch die Autonomie der Eltern in der Entscheidung respektieren, welchen Weg sie wählen und ob sie überhaupt fachliche Unterstützung zum jeweiligen Zeitpunkt annehmen wollen. Sie muss im stationären Rahmen beginnen und sollte dezentrale und mobile Formen der Nachbetreuung umfassen, um auch Familien in besonders schwierigen Lebenssituationen erreichen zu können.

Die viel zu frühe Geburt stellt nicht nur eine Herausforderung an die Bewältigungskräfte von Kind und Familie dar, sondern auch eine Herausforderung an die Kooperationsfähigkeit der verschiedenen Fachleute. Neonatologen, Kinderärzte, Fachärzte, Schwestern im Pflegedienst, Psychologen bzw. Psychologinnen, Krankengymnastinnen bzw. Krankengymnasten, evtl. Ergotherapeuten und -therapeutinnen, Logopäden bzw. Logopädinnen und Frühpädagogen und -pädagoginnen[2] müssen sich auf eine gemeinsame Philosophie der Betreuung frühgeborener Kin-

2 Im weiteren Verlauf des Textes wird zur besseren Lesbarkeit auf die getrennte Nennung der weiblichen und männlichen Form verzichtet, wenn die einzelnen Berufsgruppen angesprochen werden. Es sind jeweils beide Geschlechter gemeint.

der verständigen und bereit sein, im eigenen Fach und miteinander zu lernen, um ihr Behandlungskonzept konstruktiv weiterzuentwickeln. Dem Psychologen kommt dabei eine wichtige Rolle zu. Er kann die Eltern ab der stationären Betreuung begleiten, bis sie ihrer eigenen Kompetenz zur Erziehung und Förderung ihres Kindes (wieder) vertrauen. Auf eine solche interdisziplinäre Zusammenarbeit sind die Fachleute nicht immer vorbereitet. Zudem stehen ihr institutionelle Grenzen zwischen stationärer und ambulanter Betreuung, organisatorische und berufspolitische Hindernisse entgegen.

Die Verbesserung der psychosozialen und familienorientierten Betreuung sehr unreif geborener Kinder setzt eine gesellschaftliche Bereitschaft zur Solidarität mit denen voraus, die sich nicht nach der Norm entwickeln, und erfordert eine gesundheitspolitische Entscheidung für präventive Konzepte zur Vermeidung dauerhafter Entwicklungs- und Beziehungsstörungen. Wenn die technischen Fortschritte der Medizin dazu genutzt werden, um immer kleinere und jüngere Babys durchzubringen, müssen auch Betreuungskonzepte finanziert werden, die die Qualität des Lebens für Kind und Familie verbessern.

In diesem Sinne wurden am 28. 11. 2018 europäische „Standards für die Versorgung von Frühgeborenen und kranken Neugeborenen" im Europäischen Parlament der Öffentlichkeit präsentiert und in einem Editorial des Fachmagazins „The Lancet Child & Adolescent Health" publiziert. Diese Standards wurden von etwa 220 internationalen medizinischen Experten und Patientenvertretern erarbeitet und werden von mehr als 150 medizinischen Fachgesellschaften und Elternorganisationen in 31 Ländern unterstützt. Die Standards beschreiben Qualitätsmerkmale der perinatalen Versorgung frühgeborener Kinder, der Unterstützung beim Übergang nach Hause sowie der weiteren Betreuung von Kind und Eltern.

Es soll nun ein solches psychosoziales, familienorientiertes Betreuungskonzept vorgestellt werden, in das die empirischen Forschungsergebnisse eingehen, die zum Entwicklungsverlauf frühgeborener Kinder, der Belastung ihrer Eltern und zur Unterstützung einer harmonischen, auf die Bedürfnisse des Kindes abgestimmten Eltern-Kind-Interaktion vorliegen. Darüber hinaus beruht das Konzept auf den Erfahrungen des Autors in der Nachbetreuung ehemals frühgeborener Kinder und ihrer Eltern in einem Sozialpädiatrischen Zentrum sowie der konsiliarischen Erstberatung in einem Perinatalzentrum. Mitteilungen aus einer Befragung von 50 Eltern zu ihren Erfahrungen während der stationären Betreuung ihrer Kinder und in der Zeit danach wurden jeweils eingefügt, um die Elternsicht zu dokumentieren.

Der Schwerpunkt der Darstellung liegt auf den Möglichkeiten von psychologischer Beratung als Bewältigungshilfe. Sie richtet sich an alle Fachkräfte, die in diesem Bereich tätig sind. Dabei wird auf die Beschreibung und Bewertung einzelner medizinischer Behandlungsverfahren und Konzepte der Krankengymnastik, Mund- und Esstherapie, Sensorischen Integrationstherapie und Frühförderung verzichtet. Das soll nicht ihre Bedeutung schmälern oder dem Psychologen einen Vorrang im Behandlungsteam zumessen. In der Praxis gilt es, die fachspezifischen Ansätze zu einem gemeinsamen Konzept früher Hilfen zu integrieren.

1 Entwicklungsprognose frühgeborener Kinder

Es kann aus sehr unterschiedlichen Gründen zu einer Frühgeburt kommen. Zu den Risikofaktoren gehören bakterielle Infektionen von Mutter und Kind, eine Mehrlingsschwangerschaft, eine chronische Erkrankung der Mutter und Nikotin- oder Drogenkonsum während der Schwangerschaft. Aber auch genetische Faktoren, eine Frühgeburt in einer früheren Schwangerschaft oder sozial belastete Lebensumstände erhöhen die Wahrscheinlichkeit, dass es zu einer Frühgeburt kommt.

1.1 Akute medizinische Risiken für die Entwicklung

Die Unreife des Neugeborenen, die mit der zu frühen Geburt und dem sehr niedrigen Geburtsgewicht einhergeht, stellt ein erhebliches Risiko für die körperliche und psychosoziale Entwicklung der Kinder dar. In Deutschland – wie auch in anderen Ländern – wurden an vielen Orten geburtshilfliche und neonatologische Abteilungen zu sogenannten Perinatalzentren zusammengelegt und Qualitätsstandard für ihre Einrichtung festgelegt. Wenn eine Frühgeburt unter 32 Schwangerschaftswochen oder ein Geburtsgewicht unter 1.500 g vorhersehbar sind, sollte die Geburt nach den Richtlinien des Gemeinsamen Bundesausschusses[3] in einem solchen Perinatalzentrum stattfinden.

Es gibt Perinatalzentren Level 1 und Level 2. Die beiden Levels unterscheiden sich hinsichtlich ihrer Spezialisierung, ihrer Ausstattung und des Personals. Seit 2015 werden ihre Behandlungsergebnisse im Auftrag des Gemeinsamen Bundesausschusses vom Institut für Qualitätssicherung und Transparenz im Gesundheitswesen nach einheitlichen Kriterien bewertet und veröffentlicht.[4] Durch eine personell und technisch hochspezialisierte Versorgung soll an diesen Zentren eine optimale Betreuung kritischer Neugeborener gewährleistet werden. Deutschlandweit gibt es mehr als 210 solcher Perinatalzentren.

3 Vgl. https://www.g-ba.de/richtlinien/41/

4 Vgl. www.perinatalzentren.org

Mit der Einführung von Perinatalzentren und der Verbesserung von intensiv-medizinischen Behandlungsmethoden konnte die Sterblichkeit von sehr und extrem unreif geborenen Kindern wesentlich reduziert werden. Wilson-Costello et al. (2005) verglichen die Entwicklungsdaten von etwa 1.500 Kindern, die vor und nach der Einführung der Surfactant-Behandlung – ein wesentlicher Fortschritt in der Prävention von Atemnot-Syndromen – in den 1990er Jahren zur Welt kamen. Die Überlebensrate stieg von 49 % auf 67 %. Im gleichen Zeitraum nahm jedoch die Häufigkeit von Sepsis (von 37 bis 51 %), einer Periventrikulären Leukomalazie (PVL) (von 2 % auf 7 %) und einer Bronchopulmonalen Dysplasie (BPD) (von 32 % auf 43 %) zu. Die Zahl der Kinder mit neurologischen Störungen einschließlich Cerebralparese stieg von 16 % auf 25 %, die Zahl von Kindern mit kognitiven Beeinträchtigungen im Alter von zwei Jahren von 26 % auf 36 %. Diese Ergebnisse sprechen dafür, dass die verbesserte Versorgung zwar zu einer Reduzierung der Sterblichkeit führte, jedoch mit einem höheren Anteil von Kindern einherging, die mit nachfolgenden Schädigungen überlebten.

Eine Studie, bei denen die Daten der Schweizer Gesellschaft für Neonatologie ausgewertet wurden, liefert Informationen über die Entwicklung der Überlebensrate und der Zahl von akuten medizinischen Komplikationen in neuerer Zeit. Danach blieb die Sterblichkeitsrate von sehr unreif und extrem unreif geborenen Kindern zwischen 1996 und 2008 konstant bei etwa 13 %. Die Sterberate war am höchsten bei Kindern, die vor der 26. SSW zur Welt gekommen waren, hatte aber in dieser Gruppe im Laufe dieser Zeit deutlich abgenommen. Sie lag noch 2008 allerdings bei 46,6 %, unter den Kindern mit einer Schwangerschaftsdauer von 26 bis 27 Wochen bei 18,4 % (Rüegger et al., 2012).

Die häufigsten akuten medizinischen Komplikationen sind ein Atemnotsyndrom (respiratory distress syndrome, RDS), Bronchopulmonale Dysplasie (BPD), Hirnblutungen sowie Periventrikuläre Leukomalazie (PVL). Auch darüber gibt die Studie von Rüegger et al. (2012) bei 3.090 sehr unreif geborenen Kindern, die zwischen 1996 und 2008 in der Schweiz zur Welt kamen, beispielhaft Auskunft. Abbildung 1 zeigt exemplarisch die Häufigkeit medizinischer Komplikationen in Bezug auf 702 Kinder im Geburtsjahrgang 1996 und 803 Kinder im Geburtsjahrgang 2008.

Die unreife Lungenfunktion stellt ein hohes Risiko für eine Sauerstoff-Mangelversorgung (Hypoxie/Asphyxie) dar. Seitdem ein (bei sehr unreifen Kindern noch nicht hinreichend gebildeter) Stoff zur Verminderung des Lungendrucks (Surfactant) über eine Sonde ergänzt werden kann bzw. bereits eine vorgeburtliche Steroidprophylaxe möglich geworden ist, kann das Überleben vieler hochbedrohter Kinder dennoch gesichert und Atemnot-Syndromen vorgebeugt werden. Auch die Notwendigkeit einer Beatmung konnte seit den 1980er Jahren des vergangenen Jahrhunderts dadurch deutlich reduziert werden. In der Studie von Rüegger et al. (2012) lag sie im Jahre 2008 bei 14,7 %.

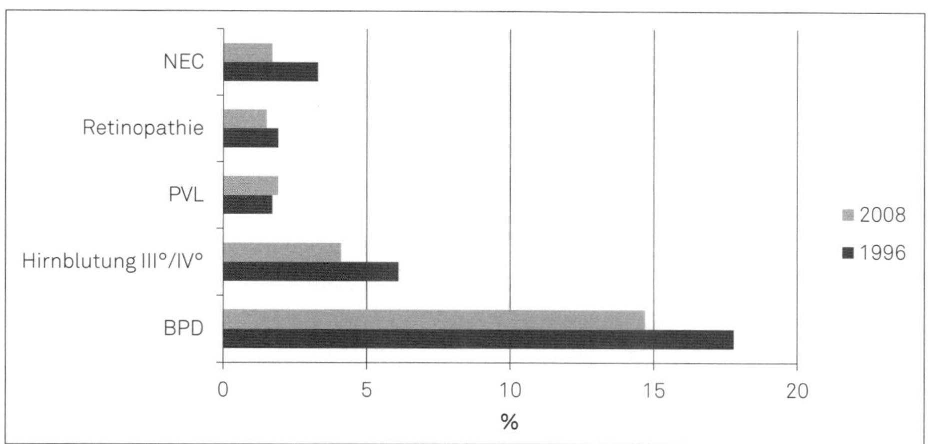

Abbildung 1: Akute Komplikationen bei sehr unreif geborenen Kindern in den Jahren 1996 und 2008 (Rüegger et al., 2012; NEC = Nekrotisierende Enterocolitis, PVL = Periventrikuläre Leukomalazie, BPD = Bronchopulmonale Dysplasie)

Angesichts der Unreife der Lungenfunktion besteht allerdings auch bei maschineller Beatmung ein erhöhtes Risiko, dass wiederkehrende Dyspnoen und Apnoen (Atempausen von einer Dauer über 15 Sekunden mit dem Risiko einer Hypoxie) oder ein Pneumothorax (das Reißen der Lungenbläschen mit der Folge eines akuten Blutdruckabfalls und Sauerstoffmangels) auftreten können, die bei längerer Dauer der Unterversorgung des Gehirns mit einem erhöhten Risiko für Hirnschädigungen einhergehen. Bei längerer Beatmungsnotwendigkeit droht zudem eine Bronchopulmonale Dysplasie. Sie ist definiert als eine chronische Atemwegerkrankung (Versteifung der Lungen) von Frühgeborenen, die über sieben Tage maschinell beatmet wurden und über den 28. Lebenstag hinaus einen erhöhten Sauerstoffbedarf aufweisen. Zusätzlich gehören typische röntgenologische Zeichen wie unterschiedlich belüftete Lungenareale zur Diagnose der BPD.

Durch die Fragilität der Blutgefäße im Gehirn kann es auch zu einer Hirnblutung kommen. Ihr Schweregrad wird in die Grade I° bis IV° unterteilt. Bei einer leichten Hirnblutung wird das ausgetretene Blut in der Regel von selbst resorbiert, ohne dass Folgeschäden entstehen. Bei einer Hirnblutung Grad III° oder IV° gelangt Blut in das Ventrikelsystem und schädigt die weiße Hirnsubstanz (Periventrikuläre Leukomalazie, PVL). Je nach Ausmaß der Hirnblutung und der daraus entstandenen Läsion sowie der Schwere weiterer Komplikationen kann es in der Folge zu neurologischen Störungen, vor allem einer Cerebralparese kommen.

Gleichfalls erhöht ist das Risiko für einen Hydrocephalus, eine Vergrößerung des Kopfes durch zunehmende Ansammlung von Hirnwasser (Liquor) im Schädelinneren. Der ständig neu gebildete Liquor kann als Folge der Hirnblutung nicht mehr abfließen, staut sich in den Ventrikeln an und dehnt dabei die noch nicht zusammengewachsenen Schädelknochen aus. Eine rechtzeitige Operation (Ventrikeldrainage) kann Folgeschäden durch ein Zusammenpressen der Hirnmasse bei sich stark vermehrender Liquormenge vermeiden. Eine Folgeerscheinung von Hirnblutungen können überdies Krampfanfälle sein.

Frühgeborene Kinder sind darüber hinaus von akuten Erkrankungen im Magen-Darm-Trakt bedroht. Relativ häufig kommt es zu einer Nekrotisierenden Enterocolitis (NEC), einer hämorrhagisch-dekrotisierenden und ulzerierenden Entzündung des Darms. Der Krankheitsbeginn liegt meist zwischen dem 5. und 10. Lebenstag. Bei schwerer Beeinträchtigung der Vitalfunktionen des Babys ist eine medikamentöse Behandlung bzw. ein operativer Eingriff (Resektion des betroffenen Darmabschnitts, zeitweise Anlage eines Anus praeter) erforderlich.

1.1.1 Risiko für neurologische Störungen und Sinnesschädigungen

Hirnblutungen (III° und IV°) und die Periventrikuläre Leukomalazie sind schon in den ersten Lebenstagen oder -wochen erfassbare Zeichen für ein deutlich erhöhtes Risiko für die Ausbildung einer cerebralen Bewegungsstörung. Vohr (2010) gab in einer Übersicht eine Rate von 8 bis 15 % bei sehr unreif geborenen Kindern und 15 bis 23 % bei extrem unreif geborenen Kindern an. In den meisten Fällen handelte es sich um eine spastische Parese, bei etwa der Hälfte betraf sie alle vier Extremitäten. Die Rate einer Periventrikulären Leukomalazie wird mit 2 % angegeben. In der französischen EPIPAGE-Studie, bei der mehr als 1.800 sehr unreif geborene Kinder in neun französischen Regionen nachuntersucht wurden, die im Jahre 1997 zur Welt gekommen waren, berichteten Larroque et al. (2008), dass 9 % eine Cerebralparese ausgebildet hatten.

Einige Daten sprechen dafür, dass die Raten für die infantile Cerebralparese in den letzten Jahren insgesamt abgenommen haben (Wilson-Costello et al., 2007). In einer Metaanalyse, die sich ausschließlich auf sehr und extrem unreife Kinder bezog, die nach 2006 zur Welt kamen, ermittelten Pascal et al. (2018) in 25 Studien eine Prävalenz von 6,8 % Cerebralparesen – allerdings mit erheblicher Heterogenität der Studienergebnisse.

Die Häufigkeit variiert mit dem Grad der Unreife der Kinder und ist bei extrem unreif geborenen Kindern immer noch hoch. Mehrere Studien, die sich speziell auf diese Teilgruppe beziehen, belegen dies. Marlow et al. (2005) stellten in der EPICure-Studie bei der Nachuntersuchung von 241 extrem frühgeborenen Kindern (Gestationsalter <26 Wochen) im Alter von sechs Jahren bei 20 % eine Cerebralparese fest. In der EPIPAGE-Studie lag sie bei dieser Teilgruppe bei 15,9 % (Larroque et al., 2008). In einer Nachuntersuchung von 351 extrem frühgeborenen Kindern in Finnland stellten die Autoren im Alter von fünf Jahren bei 14 % eine Cerebralparese fest; unter den Kindern mit einem Gestationsalter <27 Wochen lag die Rate bei 19 % (Mikkola et al., 2005).

Weiterhin besteht ein erhöhtes Risiko für die Sehfähigkeit des Babys durch eine Netzhautablösung (Retinopathie, ROP) mit der Gefahr einer Erblindung. Auch in dieser Hinsicht haben Verbesserungen in der intensiv-medizinischen Versorgung – eine bessere Regulation des Gefäßwachstums durch medikamentöse Behandlung sowie eine verbesserte Dosierung der Sauerstoffzufuhr – zu einer deutlichen Reduzierung der Risiken geführt. Bei frühzeitiger Diagnose kann zudem durch eine Laser- oder Kryotherapie einer dauerhaften Sehschädigung in vielen Fällen vorgebeugt werden. Eine behandlungsbedürftige Retinopathie gehört jedoch noch immer zum Spektrum der akuten Risiken bei einer sehr unreifen Geburt. Ihre Häufigkeit wird mit 1 bis 3 % angegeben.

Das Risiko variiert auch hier mit dem Grad der Unreife. Hack et al. (1994) ermittelten eine Häufigkeit von 17 % Sehschädigungen bei Kindern mit einem Geburtsgewicht unter 750 g (6 % blind) und 3 % bei Kindern mit einem Geburtsgewicht von 750 bis 1.500 g. Die EPICure-Studie stellte eine Erblindung bei 2 % der Kinder fest (Marlow et al., 2005). In der finnischen Studie wurde bei 30 % eine Einschränkung der Sehfähigkeit ermittelt, 2,6 % der Kinder waren ein- oder beidseitig blind (Mikkola et al., 2005).

Auch das Risiko von Hörstörungen ist – in Abhängigkeit vom Grad der Unreife – gegenüber reifgeborenen Kindern deutlich erhöht. Zu den Einflussfaktoren gehören Schädigungen des Innenohrs, bakterielle Hirnhautentzündungen, Sauerstoffunterversorgung oder Medikamente mit toxischer Wirkung auf das Innenohr. Hack et al. (1994) berichteten eine Häufigkeit von 22 % Hörschädigungen bei Kindern mit einem Geburtsgewicht unter 750 g (darunter 1,5 % hochgradig), und 3 % bei Kindern mit einem Geburtsgewicht von 750 bis 1.500 g. In der EPICure-Studie war bei 6 % eine Versorgung mit Hörgeräten notwendig, in der finnischen Studie traf das bei 4 % der Kinder zu (Marlow et al., 2005; Mikkola et al., 2005).

Neben diesen dauerhaften Bewegungsstörungen und Sinnesschäden ist die körperliche Entwicklung vieler Kinder auch durch wiederkehrende Infektionen (z. B. Otitis media), häufigere Lungenentzündungen oder Gedeihstörungen belastet, die eine medizinische Behandlung und u.U. eine Rehospitalisierung erforderlich machen. Die Erkrankungsanfälligkeit ist besonders hoch bei Kindern mit einer Bronchopulmonalen Dysplasie (BPD).

1.1.2 Betreuungsbedarf in der Nachsorge

Die akuten medizinischen Risiken bei sehr unreif geborenen Kindern legen es nahe, dass viele dieser Kinder in der Nachsorge auf spezifische Unterstützungsmaßnahmen angewiesen sind. Dies bestätigte sich in einer populationsbasierten internationalen Studie („Effective Perinatal Intensive Care in Europe", EPICE). Es wurden die perinatalen Daten von 4.322 sehr unreif geborenen Kindern (Gestationsalter < 32 Wochen, durchschnittliches Geburtsgewicht 1.230 g) in elf europäischen Ländern ausgewertet und die Eltern im Alter von zwei Jahren befragt, mit welchen Berufsgruppen sie in der Nachsorge zusammengearbeitet haben (Seppanen et al., 2018).

12,6 % der Kinder wiesen eine Bronchopulmonale Dysplasie auf. Bei 6,1 % lag eine Hirnblutung Grad III° oder IV° vor, bei 3,8 % eine Retinopathie und bei 1,6 % eine Nekrotisierende Enterocolitis, die eine Operation erforderlich machte. Der Anteil der Eltern, die spezifische Unterstützungsmaßnahmen in Anspruch genommen hatten, variierte in den elf Ländern beträchtlich. Von den 435 Eltern, die sich aus Deutschland an der Erhebung beteiligten, gaben 78,5 % an, dass sie ihr Kind neben der kontinuierlichen Betreuung durch den Kinderarzt bei einem Augenarzt vorgestellt hatten. 63,8 % gaben die Zusammenarbeit mit einem Physiotherapeuten, 10 % mit einem Entwicklungspsychologen an.

In der Epipage-Studie, bei der mehr als 1.500 sehr unreif geborene Kinder in neun französischen Regionen im Alter von fünf Jahren nachuntersucht wurden, arbeiteten zu diesem Zeitpunkt noch 7 % mit einem Physio- oder Ergotherapeuten, 12 % mit einem Logopäden und 10 % mit einem Entwicklungspsychologen zusammen (Larroque et al., 2008).

1.2 Entwicklungspsychologische Risiken

Die Raten langfristiger kognitiver, sprachlicher und sozial-emotionaler Entwicklungsstörungen variieren gleichfalls in Abhängigkeit von der Unreife des Babys bei der Geburt, aber auch in Abhängigkeit vom Auftreten von Komplikationen mit Auswirkungen auf die Hirnreifung und von der Entwicklungsumgebung, in der die Kinder aufwachsen. Die Gruppe der sehr unreif geborenen Kinder zeigt auch in dieser Hinsicht ein vielfach höheres Risiko als „späte Frühgeborene“ oder reifgeborene Kinder (vgl. Abbildung 2).

In verschiedenen Ländern wurden prospektive Entwicklungsstudien durchgeführt, um die Fragen nach der Häufigkeit und Schwere einzelner Entwicklungsstörungen, ihrer Frühzeichen und dem Einfluss der biologischen und sozialen Faktoren bei ihrer Entstehung zu beantworten. Diese Studien zeichneten sich durch methodische Qualität und große Stichproben aus. Allerdings wurden sie häufig mit Kindern durchgeführt, die in den 80er oder 90er Jahren des vergangenen Jahrhunderts geboren wurden.

Eine jener Entwicklungsstudien untersuchte alle sehr unreif geborenen Kinder, die 1985/86 in Südbayern zur Welt kamen. Diese Studie umfasste 264 sehr unreif geborene Kinder und eine Kontrollgruppe, deren Entwicklung zunächst bis ins Schulalter (Wolke & Meyer, 1999) verfolgt wurde. Viele dieser Kinder wurden auch

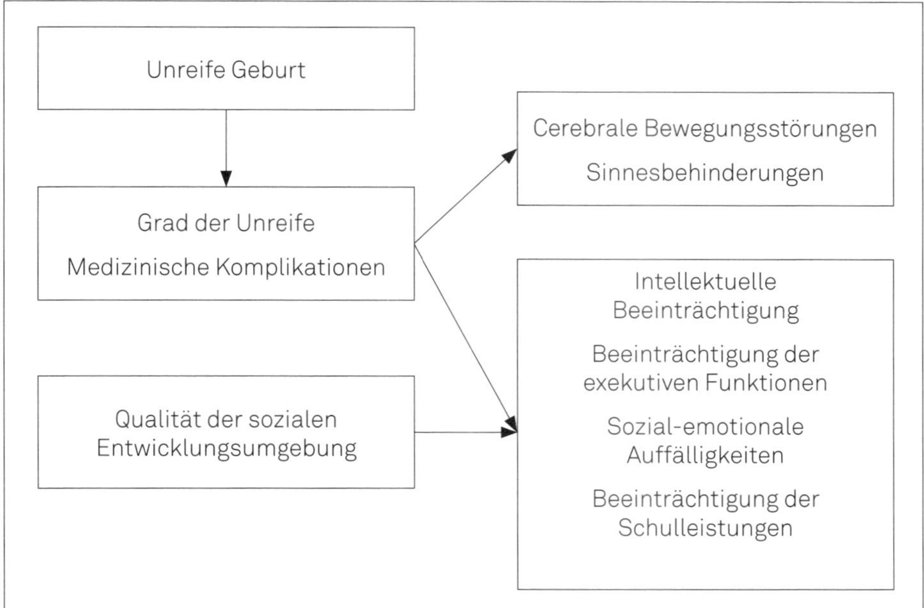

Abbildung 2: Auswirkungen einer unreifen Geburt auf verschiedene Entwicklungsbereiche

im frühen Erwachsenenalter nachuntersucht. Unter den sehr unreif geborenen Kindern wurde z. B. im Alter von sechs bis acht Jahren bei 26 % eine intellektuelle Behinderung (IQ<70) diagnostiziert. Leichte Störungen der motorischen Koordination, Teilleistungsschwächen, z. B. im Bereich der visuomotorischen Koordination oder des Kurzzeitgedächtnisses, sowie umschriebene Schulleistungsdefizite (Lesen, Schreiben, Rechnen) fanden sich bei weiteren 30 % der Kinder. Ein Drittel aller sehr unreif geborenen Kinder entwickelten sich dagegen in den Nachuntersuchungen völlig altersgemäß. Zu sehr ähnlichen Ergebnissen kam eine ebenfalls longitudinal angelegte Studie in den Niederlanden, die von Hille et al. (1994) publiziert wurde.

Auch wenn solche Studien wichtige Ergebnisse liefern, wie sich diese Kinder im Schul-, Jugend- und Erwachsenenalter entwickelt haben, können sie angesichts der beträchtlichen Veränderungen in der intensiv-medizinischen Versorgung nicht auf die Entwicklungsprognose von Kindern angewendet werden, die heutzutage zur Welt kommen. Um ein aktuelles Bild von der Entwicklungsprognose zu erhalten, sollen im weiteren Verlauf deshalb die Ergebnisse von neueren Studien und Metaanalysen zusammengefasst werden.

1.2.1 Kognitive Entwicklungsstörungen

Studien, die sich auf spätere Geburtsjahrgänge beziehen, in denen die intensivmedizinische Versorgung weiter entwickelt war, geben für eine intellektuelle Behinderung niedrigere Häufigkeitszahlen an. Anderson und Doyle (2003) berichteten über eine Nachuntersuchung an 298 sehr und extrem unreif geborenen Kindern bis zum Alter von acht Jahren, die in Australien in den Jahren 1991 bis 1992 zur Welt kamen. Der mittlere IQ lag um 9,4 Punkte unter dem mittleren IQ einer Kontrollgruppe reifgeborener Kinder. 17 % wiesen eine leichte kognitive Beeinträchtigung (IQ 70 bis 84), 5 % eine intellektuelle (geistige) Behinderung (IQ <70) auf. Besonders gefährdet waren Kinder mit einem Geburtsgewicht zwischen 500 und 750 g.

Van Baar et al. (2005) berichteten über 157 Kinder, die zwischen 1991 und 1993 in den Niederlanden zur Welt kamen und mit fünf Jahren nachuntersucht wurden. In dieser Stichprobe – in der „sehr unreife Geburt" als Geburt vor der 30. SSW definiert war – wiesen etwas mehr, nämlich 21 % eine leichte kognitive Beeinträchtigung (IQ 70 bis 85) und 8 % eine geistige Behinderung (IQ <70) auf. Bei 44 % der Kinder wurden Entwicklungsstörungen in mehreren Bereichen diagnostiziert. 39 % entwickelten sich in jeder Hinsicht altersgemäß.

In der EPIPAGE-Studie, bei der mittlerweile Untersuchungsergebnisse von mehr als 1.800 sehr unreif geborenen Kindern, die im Jahre 1997 zur Welt kamen, vorliegen, wurde bei Kindern ohne schwere neurologische Schädigungen oder Sinnesbehinderungen bei 21 % eine leichte kognitive Beeinträchtigung und bei 11 % eine intellektuelle Behinderung festgestellt (Larroque et al., 2008; Beaino et al., 2011). Der mittlere IQ lag mit 93,7 um 12,7 Punkte unter dem Durchschnitt der Vergleichsgruppe (vgl. Abbildung 3). Wenn man die Häufigkeit von Cerebralparese, Sinnesbehinderung und intellektuelle Behinderung in dieser Studie zusammenfasst, wiesen 5 % eine schwere Behinderung, 9 % eine Behinderung mäßigen Grades sowie 25 % eine leichte Behinderung auf.

Eine Metaanalyse von 30 Studien, die die Entwicklung von mehr als 10.000 Kindern einbezogen, die bis zum Alter von sechs Jahren nachuntersucht wurden und erst nach 2006 geboren waren, kommt zu dem Ergebnis, dass bei 16,9 % der sehr unreif geborenen Kinder in den ersten drei Lebensjahren eine kognitive Beeinträchtigung (mehr als zwei Standardabweichungen unter dem Altersdurchschnitt im Entwicklungstest) zu diagnostizieren war. Für das Vorschulalter ergab sich bei 14,7 % ein Intelligenztestbefund im Bereich der geistigen Behinderung (Pascal et al., 2018).

Offenbar haben die Verbesserungen in der intensiv-medizinischen Versorgung, die seit den 1980er Jahren erreicht wurden, zu einer Reduzierung des Risikos für die Ausbildung einer intellektuellen Beeinträchtigung geführt. Die Metaanalyse und die Ergebnisse der EPIPAGE-Studie legen jedoch den Schluss nahe, dass

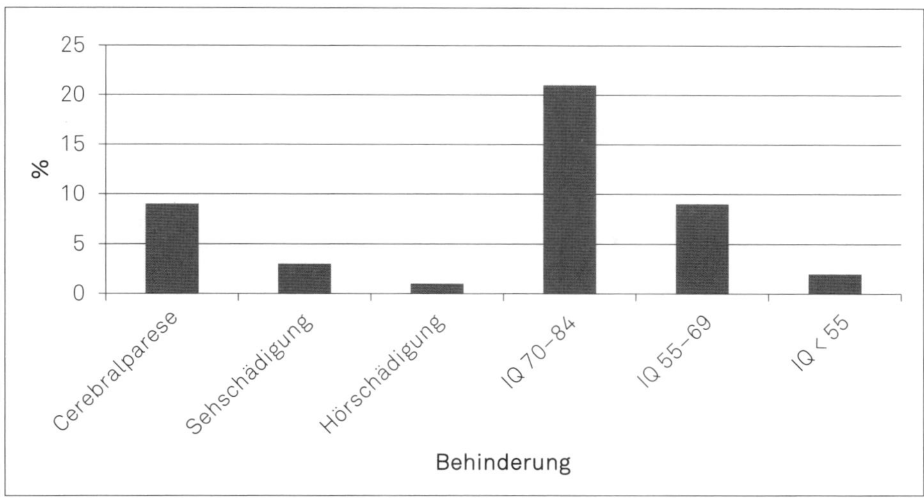

Abbildung 3: Anteil von Kindern mit Behinderungen bei sehr unreif geborenen Kindern in der EPIPAGE-Studie im Alter von fünf Jahren (n = 1.817; Larroque et al., 2008)

immer noch mehr als 10 % aller sehr unreif geborenen Kinder eine geistige Behinderung ausbilden.

1.2.2 Auswirkungen des Grades der Unreife bei Geburt

Je niedriger das Geburtsgewicht und das Gestationsalter sind, desto höher ist das Risiko für die Ausbildung einer kognitiven Beeinträchtigung. Kerr-Wilson et al. (2011) fassten in einer Metaanalyse die Daten von mehr als 7.000 früh- und reifgeborenen Kindern aus 27 Studien zusammen, die in den Jahren zwischen 1980 und 2009 veröffentlicht wurden. Der durchschnittliche IQ der frühgeborenen Kinder lag um 11,9 Punkte unter dem Durchschnitt der Kontrollgruppen. Bei den Kindern mit extrem früher Geburt betrug er 13,9 IQ-Punkte, bei frühgeborenen Kindern mit einer Schwangerschaftsdauer über 32 Wochen immerhin noch 8,4 IQ-Punkte. Dabei ist darauf hinzuweisen, dass in einigen Studien die Kinder mit schwerer Behinderung von der Auswertung ausgeschlossen wurden, sodass die ermittelten Durchschnittswerte tendenziell eine Überschätzung des intellektuellen Niveaus der Gesamtgruppe widerspiegeln. Es ergab sich ein linearer Zusammenhang mit dem Gestationsalter der Kinder. Dieser Befund wurde in einer Auswertung von 30 Untersuchungen bestätigt, die nur Kinder mit einem Geburtsjahrgang ab 2006 einbezogen (Pascal et al., 2018).

Die Auswirkungen auf die intellektuelle Entwicklung sind bei extrem unreif geborenen Kindern besonders gravierend. Die EPICure Study untersuchte in England die Entwicklung von 241 extrem frühgeborenen Kindern bis zum Alter von sechs

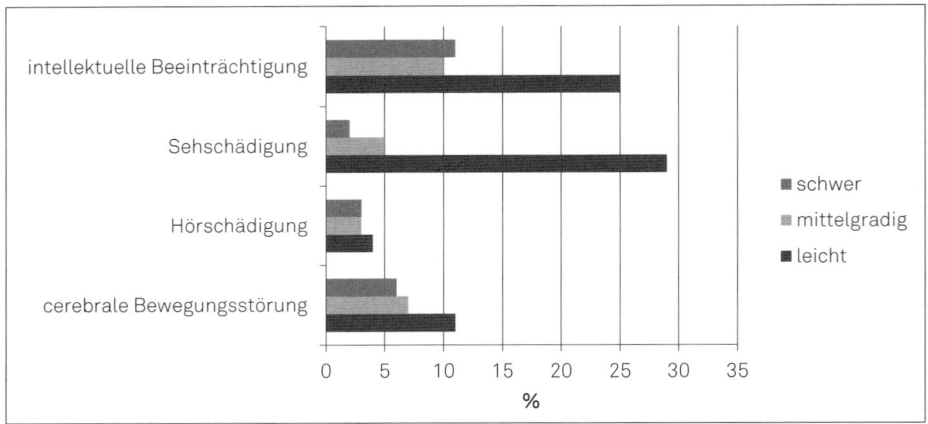

Abbildung 4: Anteil von Kindern mit Behinderungen unterschiedlichen Schweregrades bei 241 extrem unreif geborenen Kindern im Alter von sechs Jahren (Marlow et al., 2005)

Jahren (Marlow et al., 2005). Dabei wurden die Testergebnisse der Kinder sowohl mit den Testnormen als auch mit den Leistungen einer Kontrollgruppe von Klassenkameraden verglichen. Bei 21 % lagen die IQ-Werte im Bereich einer mittelgradigen oder schweren geistigen Behinderung. Der durchschnittliche IQ-Wert lag um 23 Punkte unter dem Durchschnitt ihrer Klassenkameraden. Andererseits entsprachen die kognitiven Fähigkeiten bei 28 % der Kinder dem Durchschnitt der Altersgruppe und die Hälfte der extrem unreif geborenen Kinder wies im Alter von fünf Jahren weder eine geistige Behinderung noch eine Cerebralparese oder Sinnesbehinderung auf (vgl. Abbildung 4).

Zahlen aus deutschen Studien sind mit diesen Ergebnissen gut vereinbar. Streiftau et al. (2014) berichteten z. B. die Ergebnisse der Nachuntersuchung bei 79 Kindern, die in einem Zeitraum von vier Jahren als extrem frühgeborene Kinder in zwei deutschen Perinatalzentren zur Welt kamen. Bei der Untersuchung im Alter von sieben bis zehn Jahren lag der IQ im HAWIK-IV bei 38 % der Kinder unter 85, bei 8 % im Bereich einer geistigen Behinderung. Allerdings konnte nur etwa bei drei Vierteln der Kinder eine Nachuntersuchung mit standardisierten Verfahren durchgeführt werden, was die Diskrepanz zu den Ergebnissen internationaler Studien erklärt. Anhand der klinischen Einschätzung lag der Anteil von Kindern mit einer geistigen Behinderung bei 18 %, was den internationalen Befunden zur Risikobelastung bei extremer Frühgeburt in etwa entspricht.

Grundsätzlich scheint die Prognose extrem frühgeborener Kinder heute nicht günstiger als bei Kindern, die in den 1990er Jahren zur Welt kamen. In einer populationsbasierten australischen Studie untersuchten Cheong et al. (2017) alle extrem unreif geborene Kinder aus den Geburtsjahrgängen 1991, 1997 und 2005 mit acht Jahren. In allen drei Alterskohorten, die insgesamt 905 Kinder umfassten, schnitten die extrem unreif geborenen Kinder sowohl in den IQ-Tests als auch in

Schulleistungstest schlechter ab als die reifgeborenen Kinder; die Unterschiede nahmen im Zeitverlauf nicht ab. Auch für den Geburtsjahrgang 2005 ermittelten die Autoren im IQ-Test einen Unterschied von 12,5 Punkten zwischen beiden Gruppen.

Ein Geburtszeitpunkt zwischen der 32. und 36. Schwangerschaftswoche („späte Frühgeburt") kann ebenfalls negative Auswirkungen auf die intellektuelle Entwicklung haben, obgleich das Risiko geringer ist. McGowan et al. (2011) berichteten über zehn Studien, die sich auf den Entwicklungsverlauf im Alter von einem bis sieben Jahren bezogen. Es zeigte sich ein ungünstigeres Outcome hinsichtlich Entwicklungsstörungen, schulischen Fertigkeiten, medizinischen Beeinträchtigungen, Wachstum und Bedarf an Frühförderung im Vergleich zu reifgeborenen Kindern, jedoch ein günstigeres Outcome als bei sehr früher Geburt. Bei der Analyse von 14 Studien, die Chan et al. (2016) auswerteten, war das Risiko eines niedrigen Intelligenztestbefundes bei „späten Frühgeborenen" um 32 % höher als bei reifgeborenen Kindern. In Schulleistungstests fand sich ein um 12 % erhöhtes Risiko.

1.2.3 Vorhersagekraft von Entwicklungstests

Auch innerhalb der Gruppe der sehr und extrem unreif geborenen Kinder sind die individuellen Entwicklungsverläufe aus Testergebnissen im frühen Kindesalter nur begrenzt vorhersagbar. Potharst et al. (2011) untersuchten 102 sehr unreif geborene Kinder und stellten fest, dass der kognitive Entwicklungsstand im Alter von zwei bis drei Jahren nur 44 %, bzw. 57 % der Variation des Intelligenztestbefunde im Alter von fünf Jahren erklärte. Eine Verlaufsuntersuchung von 101 extrem frühgeborenen Kindern, die zwischen 1996 und 2005 in den Niederlanden zur Welt kamen, kam zu ähnlichen Ergebnissen. Die Autoren ermittelten bei 84 % der Kinder, die mit zwei Jahren in ihrer Entwicklung unauffällig waren, mit 5;5 Jahren das gleiche unauffällige Ergebnis. Bei den Kindern mit auffälligen Befunden war die Vorhersagegenauigkeit dagegen wesentlich niedriger (Claas et al., 2011).

In der EPIPAGE-Studie wurde die Vorhersagekraft früher Entwicklungstestergebnisse bei 244 Kindern überprüft, für die Daten über den Schulbesuch im Alter von acht Jahren vorlagen. 80 % der Kinder, die mit zwei Jahren einen Entwicklungsquotienten über 100 hatten, besuchten die altersgemäße Schulklasse. Bei den Kindern, deren Entwicklungsquotient zwischen 85 und 99 variierte, galt dies nur für 69 %; dies waren überwiegend Kinder, die mit fünf Jahren in der K-ABC ein Intelligenztestergebnis im Durchschnittsbereich erreicht hatten. Unter den Kindern mit einem Entwicklungsquotienten zwischen 70 und 84 besuchten nur 45 % später die reguläre Schulklasse (Charkaluk et al., 2011; siehe auch Abbildung 5).

Die Daten sprechen dafür, dass ein durchschnittliches Entwicklungstestergebnis im Alter von zwei Jahren zwar einen altersgerechten weiteren Verlauf der kogni-

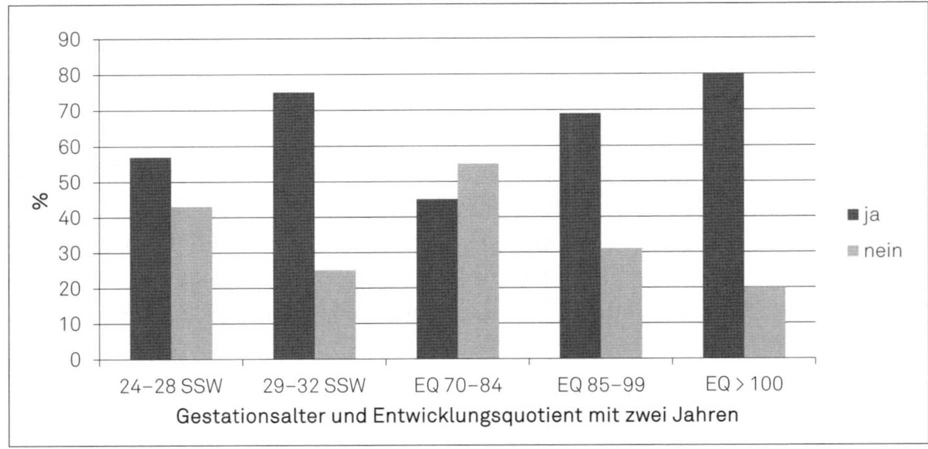

Abbildung 5: Anteil von Kindern, die eine altersgemäße Schulklasse besuchen, bei 244 sehr unreif geborenen Kindern (EPIPAGE-Studie; Charkaluk et al., 2011)

tiven Entwicklung wahrscheinlich macht, aber noch keine sichere Prognose für den späteren Schulbesuch erlaubt. Offenbar ist der Besuch einer altersgemäßen Schulklasse nicht nur vom Grad der Unreife und dem Entwicklungsverlauf im frühen Kindesalter abhängig. Der Schulerfolg wird vielmehr von anderen Entwicklungs- und Verhaltensmerkmalen mitbestimmt, die sich erst im späteren Vorschulalter ausbilden.

Die Vorhersagekraft von Entwicklungstests im frühen Kindesalter variiert bei sehr unreif geborenen Kindern zusätzlich je nachdem, ob eine cerebrale Bewegungsstörung oder eine Sinnesbehinderung vorliegt. Wenn die Ergebnisse von Entwicklungstests im Alter von zwei Jahren jedoch weit unterdurchschnittlich sind und zusätzlich eine Cerebralparese, Seh- oder Hörschädigung vorliegt, ist die Wahrscheinlichkeit sehr hoch, dass die Kinder eine geistige Behinderung ausbilden. So ergab sich z. B. in der EPICure-Studie bei mehr als 86 % der Kinder, die im Alter von 2;6 Jahren eine schwere motorische oder kognitive Beeinträchtigung aufwiesen, im Alter von sechs Jahren eine geistige Behinderung (Marlow et al., 2005). Hack et al. (2005) stellten in ihrer Langzeitstudie von extrem unreif geborenen Kindern im Alter von 20 Monaten bei 39 % einen Bayley-MDI unter 70 fest, im Alter von acht Jahren jedoch nur bei 16 % einen K-ABC-IQ unter 70. Die Kinder, deren Ergebnisse sich zwischen diesen beiden Untersuchungszeitpunkten verbesserten, hatten seltener einen auffälligen Ultraschallbefund in der Neonatalzeit, eine Cerebralparese oder andere Sinnesschädigungen.

1.2.4 Einflussfaktoren auf den kognitiven Entwicklungsverlauf

Neben dem Grad der Unreife bei der Geburt gilt das Vorliegen einer schweren Hirnblutung (III. und IV. Grades) und einer Periventrikulären Leukomalazie (PVL) in den ersten Lebenswochen, d.h. Schädigungen der weißen Hirnsubstanz, als signifikanter Risikofaktor für die Ausbildung einer kognitiven Behinderung und/oder einer cerebralen Bewegungsstörung (vgl. Kasten). Vollmer et al. (2003) untersuchten 847 sehr frühgeborene Kinder im Alter von acht Jahren nach. Eine Hirnblutung und/oder PVL trat wesentlich häufiger bei Kindern mit einer Schwangerschaftsdauer unter 28 Wochen auf und erwies sich als bedeutsamer für den langfristigen Verlauf als das Gestationsalter selbst. Das Risiko einer hochgradigen Hirnblutung ist allerdings bei Kindern, die vor der 25. Schwangerschaftswoche und mit einem Geburtsgewicht von weniger als 1.000 g geboren werden, signifikant erhöht.

Risikofaktoren für den kognitiven Entwicklungsverlauf

- Grad der Unreife (Schwangerschaftsdauer und Geburtsgewicht)
- Hirnblutung III°/IV° und/oder Periventrikuläre Leukomalazie (PVL)
- Bronchoplumonale Dysplasie (BPD)
- Nekrotisierende Enterocolitis (NEC) oder späte Sepsis
- Sozio-ökonomische Belastung der Familie
- Niedrige Qualität der Mutter-Kind-Interaktion
- Migrationshintergrund der Familie

Das bedeutet jedoch nicht, dass aufgrund des Nachweises einer hochgradigen Hirnblutung oder PVL durch eine MRI- oder Ultraschalluntersuchung während der stationären Betreuung des Kindes im Einzelfall eine zuverlässige Prognose des Entwicklungsverlaufs möglich wäre. Es gibt sowohl Kinder mit einer Hirnblutung III° oder IV°, die keine schwere kognitive Störung entwickeln, als auch Kinder mit gravierenden kognitiven Behinderungen, bei denen es in der Neonatalperiode keine derartigen Komplikationen gab. In einer multizentrischen Studie, in der extrem unreif geborene Kinder im Alter von 18 bis 22 Monaten nachuntersucht wurden, ergab sich z.B. bei 14% der Kinder, bei denen eine Hirnblutung III. oder IV. Grades nachgewiesen war und bei 3% der Kinder, bei denen bildgebende Verfahren eine PVL dokumentierten, ein altersgemäßes Ergebnis im Entwicklungstest (Vohr, 2010).

Andererseits ist das Risiko für die Entwicklung von Entwicklungsstörungen nicht auf Kinder beschränkt, die eine Hirnblutung höheren Grades erleiden. Bolisetty et al. (2014) berichteten über eine Nachuntersuchung von 1.472 extrem frühgeborenen Kindern im Alter von zwei bis drei Jahren. Bei 93 Kindern lag eine Hirnblu-

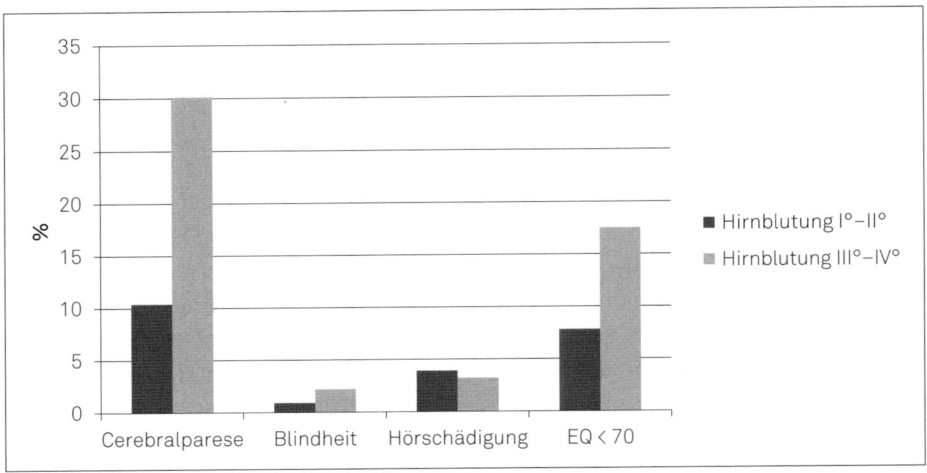

Abbildung 6: Anteil von Behinderungen bei Kindern mit Hirnblutung unterschiedlichen Grades (n = 336/93; Bolisetty et al., 2014)

tung III. oder IV. Grades vor; 17,5 % von ihnen zeigten in diesem Alter einen gravierenden Entwicklungsrückstand, 30 % hatten eine Cerebralparese ausgebildet. Aber auch unter den 296 Kindern, bei denen eine leichtere Hirnblutung (I° oder II°) diagnostiziert worden war, war das Risiko für eine Entwicklungsstörung um das 1,7-fache höher als bei Kindern, die bei gleichem Gestationsalter keine Hirnblutung erlitten hatten. 7,8 % wiesen einen gravierenden Entwicklungsrückstand, 10,4 % eine Cerebralparese auf (vgl. Abbildung 6).

Auch eine Bronchopulmonale Dysplasie (BPD), eine Nekrotisierende Enterocolitis (NEC) oder eine Sepsis im stationären Verlauf erhöht die Wahrscheinlichkeit, dass die kognitive Entwicklung deutlich verzögert verläuft (Schmidt et al., 2003; Vohr, 2010). Short et al. (2003) untersuchten beispielsweise Kinder im Alter von acht Jahren und fanden einen signifikanten Zusammenhang zwischen dem Vorliegen einer BPD bzw. der Beatmungsdauer und einem niedrigeren IQ sowie dem Schulbesuch, auch wenn das Geburtsgewicht und neurologische Komplikationen in der Neugeborenenphase als mögliche Einflussfaktoren berücksichtigt wurden. 20 % der Kinder mit BPD hatten einen IQ unter 70, 54 % besuchten ein sonderpädagogisches Förderzentrum.

Hintz et al. (2005) prüften, ob eine Nekrotisierende Enterocolitis (NEC) ebenfalls mit einem erhöhten Risiko für die motorische und kognitive Entwicklung einhergeht, wenn sie so schwer ist, dass eine operative Behandlung erforderlich ist. Dies schien zumindest für extrem unreif geborene Kinder zu gelten. Mit zwei Jahren hatten unter den extrem frühgeborenen Kindern, bei denen eine solche Maßnahme nötig war, 44 % einen mentalen Index im Bayley-Test von unter 70 (vs. 31 % der Vergleichsgruppe). Auch für Kinder, die eine Sepsis als Komplikation erleiden („late-onset“, d. h. nach dem dritten Lebenstag), ist das Risiko höher. Die

Hälfte der extrem unreif geborenen Kinder, die eine solche Sepsis erlitten, wies in einer Studie von Stoll et al. (2004) mit zwei Jahren einen weit unterdurchschnittlichen kognitiven Entwicklungsstand im Bayley-Test auf.

1.2.5 Einfluss der sozialen Umwelt

Nicht nur die biologische Unreife und medizinische Komplikationen während der stationären Behandlung, sondern auch der sozio-ökonomische Status der Familie, das Familieneinkommen und der Bildungsgrad der Eltern haben nachweislich einen Einfluss auf die kognitive Entwicklung unreif geborener Kinder. Beauregard et al. (2018) werteten die Daten von mehr als 13.000 Kinder in England aus, die im Rahmen der „Millenium Cohort Study" im Alter von drei, fünf und sieben Jahren nachuntersucht wurden. Darunter befanden sich 319 unreif geborene Kinder und 873 „späte Frühgeborene". Im Vergleich zu reifgeborenen Kinder lagen die Ergebnisse der unreif geborenen Kinder, die in Familien mit niedrigem sozio-ökonomischem Status aufwuchsen, um 0,2 bis 0,3 Standardabweichungen unter den Ergebnissen der Kinder mit günstigeren familiären Rahmenbedingungen.

Auch in einer Studie in den Niederlanden, in der 926 Kinder mit einem Gestationsalter von 32 bis 36 Wochen nachuntersucht wurden, erwies sich der sozio-ökonomische Status als vom Gestationsalter der Kinder unabhängiger Prädiktor für den Entwicklungsverlauf (Potijk et al., 2013). Die Abbildung 7 zeigt den relativen Anteil von Kindern mit Entwicklungsverzögerungen in einzelnen Bereichen im Alter von vier Jahren.

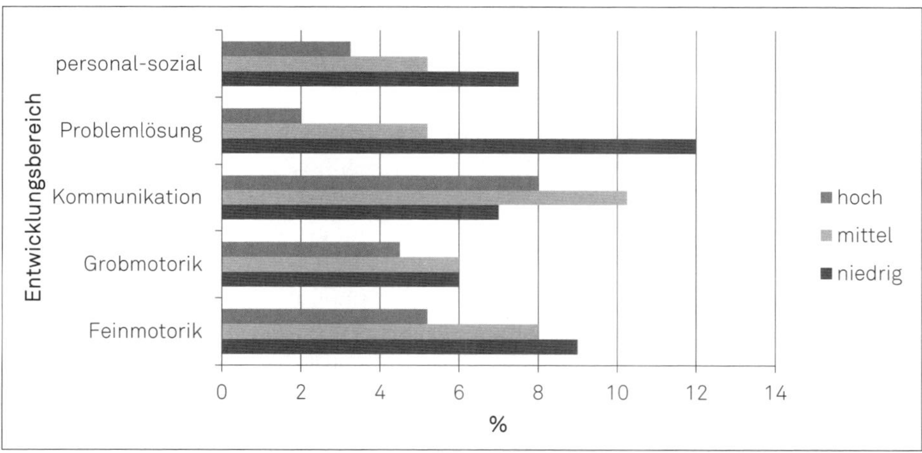

Abbildung 7: Zusammenhänge zwischen niedrigem, mittlerem und hohem sozial-ökonomischem Status und der Häufigkeit von Entwicklungsverzögerung im Alter von vier Jahren (n = 926; Potijk et al., 2013)

Das zeigt sich auch in der französischen EPIPAGE-Studie. In dieser Studie war das Risiko für das Auftreten einer geistigen Behinderung zwar um das 6-fache erhöht, wenn in der Neugeborenenperiode eine schwere Hirnblutung eingetreten war. Eine leichtere kognitive Beeinträchtigung (IQ 70 bis 85) war dagegen stärker mit einem niedrigen sozio-ökonomischen Status der Familie assoziiert. Kinder aus ungünstigen Familienverhältnissen hatten ein 3,4-fach erhöhtes Risiko, eine solche leichtere kognitive Beeinträchtigung zu entwickeln, und ein 2,6-fach erhöhtes Risiko für die Ausbildung einer geistigen Behinderung (Beaino et al., 2011).

Der Einfluss sozialer Umgebungsbedingungen bestimmt den Entwicklungsverlauf zumindest bei Kindern mit relativ niedrigem biologischem Risiko. Das zeigen Studien, die den Verlauf bei Kindern mit unterschiedlichem Gestationsalter vergleichen. In der Bayerischen Entwicklungsstudie fanden Wolke und Meyer (1999) deutliche Zusammenhänge zwischen Schichtzugehörigkeit bzw. Bildungsstand der Mutter und kognitivem Entwicklungsstand der Kinder mit vier bzw. acht Jahren. Kinder aus der Unterschicht erreichten in der K-ABC durchschnittlich zehn IQ-Punkte weniger als Kinder aus der Oberschicht. Bei Kindern mit geringerem körperlichem Risiko (Gestationsalter > 32 Wochen) erwies sich der Einfluss der sozialen Umgebung als wesentlich größer als bei sehr unreif geborenen Kindern.

Auch die Mannheimer Risikokinderstudie, eine prospektiv angelegte Untersuchung des Entwicklungsverlaufs unter unterschiedlichen biologischen und psychosozialen Risikobelastungen, zeigt die wechselseitigen Zusammenhänge (Laucht et al., 1996). Es wurden 362 Kinder – darunter 125 Kinder mit hohem biologischem Risiko, die postpartal stationär behandelt werden mussten, davon 44 sehr unreif geborene Kinder – von der Geburt bis ins Schulalter begleitet. Dabei galten sehr niedriges Geburtsgewicht und neonatale Komplikationen (Krampfanfälle, Asphyxie) als hohes biologisches Risiko, niedriges Bildungsniveau der Eltern, psychische Störung, frühe Elternschaft, Ein-Eltern-Familie, Disharmonie der Partnerschaft und ungünstige Lebensbedingungen als hohe psychosoziale Risiken. Unter den frühgeborenen Kindern mit hohem biologischem Risiko, die psychosozial belasteten Familien entstammen, lag die Rate leichter kognitiver Beeinträchtigungen (IQ 70 bis 84) bei 28 %, schwerer Beeinträchtigungen (IQ < 70) bei 15 %. Diese Werte lagen jeweils deutlich über denen von Kindern, die in günstigeren sozialen Umständen aufwuchsen.

Generell kann als Orientierung gelten, dass die Qualität der familiären Umwelt und der Entwicklungsförderung einen stärkeren Einfluss auf die Entwicklung sprachlicher Kompetenzen und schulischer Fertigkeiten hat, während motorische, perzeptive und exekutive Funktionen stärker von biologischen Faktoren (d. h. der Hirnreifung und auftretenden medizinischen Komplikationen in der frühen Entwicklung) beeinflusst sind. Frühgeborene Kinder, die in Familien mit Armutslagen aufwachsen, sind damit einem doppelten Risiko für ihre Entwicklung ausgesetzt.

Treyvaud et al. (2012) ließen in der EPIPAGE-Studie die familiäre Umwelt von 166 sehr unreif geborenen Kinder durch unabhängige Beobachter beurteilen. Dabei wurden Indikatoren wie die Verfügbarkeit von entwicklungsgerechtem Spielmaterial und die Vielfalt von Alltagsaktivitäten in der Familie einbezogen. Diese Faktoren hatten – unabhängig vom Familieneinkommen, dem Bildungsstand der Eltern oder dem biologischen Risiko der Kinder – einen signifikanten Einfluss auf den kognitiven Entwicklungsstand der Kinder, der im Alter von zwei Jahren mit dem Bayley-Test gemessen wurde. Sie erklärten immerhin 18 % der Varianz der Testergebnisse.

Auch ein Migrationshintergrund der Familien muss als Risikofaktor für die Entwicklung angesehen werden. Dies zeigte die Auswertung der Daten der Frühgeborenen-Nachsorge, die von den Perinatalzentren in Hannover und Aachen vorgenommen wurden (Schoberer et al., 2015). Im Rahmen der Aachener Frühgeborenennachsorge wurden 199 sehr unreif geborene Kinder aus den Geburtsjahrgängen 2007 bis 2011 im Alter von zwei Jahren nachuntersucht. Die Kinder mit Migrationshintergrund schnitten im kognitiven Entwicklungstest zehn Punkte schlechter ab als frühgeborene Kinder ohne Migrationshintergrund. In einer Regressionsanalyse leistete neben sozio-ökonomischen Faktoren und dem Geburtsgewicht der Migrationsfaktor einen zusätzlichen Beitrag zur Vorhersage des kognitiven Entwicklungsverlaufs. Vermutlich ist das darauf zurückzuführen, dass diese Familien einen schlechteren Zugang zu Fördermaßnahmen haben.

1.2.6 Auswirkungen auf die sprachliche Entwicklung

In einer Übersicht zur Sprachentwicklung frühgeborener Kinder kommt Jungmann (2006) zu dem Schluss, dass die Entwicklungsverläufe sehr heterogen sind und sowohl die biologischen Risiken und früh auftretenden medizinischen Komplikationen als auch soziale Faktoren einen Einfluss haben.

Zumindest bei sehr und extrem unreif geborenen Kindern verläuft auch die frühe Sprachentwicklung verlangsamt. Nach den Ergebnissen einer amerikanischen Studie mit 90 sehr und extrem unreif geborenen Kindern, bei denen das „Child Development Inventory“ (CDI) im Alter von zwei Jahren eingesetzt wurden, entwickelten sich der produktive Wortschatz und die frühen morphologisch-syntaktischen Kompetenzen verzögert im Vergleich zu einer Kontrollgruppe (Foster-Cohen et al., 2007). In einer italienischen Stichprobe von 64 sehr unreif geborenen Kindern wiesen 34 % im Alter von 3;6 Jahren eine signifikante Sprachentwicklungsverzögerung auf (Sansavini et al., 2010).

Vohr (2014) berichtete, dass bei einer Untersuchung im Alter von 18 bis 22 Monaten 20 % der extrem unreif geborenen Kinder in den Ergebnissen des Bayley-III im Bereich der Sprache mindestens zwei Standardabweichungen unter dem Durchschnitt lagen. Aus der englischen EPICure-Studie liegen ebenfalls Sprachentwicklungsdaten extrem unreif geborener Kinder (Gestationsalter <26 Wochen) im Alter von sechs Jahren vor. Insbesondere die Jungen schnitten in Sprachentwicklungstests wesentlich schlechter ab als reifgeborene Kinder; der Unterschied betrug bis zu 17 Punkte (Wolke et al., 2008).

Eine Metaanalyse zu Sprachentwicklungsauffälligkeiten im Schulalter liegt von Barre et al. (2010) vor. Die durchschnittlichen Ergebnisse von sehr und extrem unreif geborenen Kindern liegen in Tests, die den rezeptiven oder expressiven Wortschatz und das grammatikalische Verständnis prüfen, um 0,4 bis 0,7 Standardabweichungen unter den Ergebnissen reifgeborener Kinder, aber in vielen Fällen noch an der unteren Grenze des Normbereichs. Defizite in einfachen Sprachfunktionen (z.B. dem rezeptiven Wortschatz) können im Laufe der Zeit von vielen unreif geborenen Kindern aufgeholt werden, während die Leistungen in komplexeren Funktionen (z.B. das semantische Wissen, grammatikalische Fähigkeiten oder das phonologische Arbeitsgedächtnis) auch im späteren Schulalter signifikant unter denen von reifgeborenen Kindern liegen. Dies gilt auch dann, wenn die Kinder keine allgemeinen Behinderungen aufweisen und unabhängig von den sozio-ökonomischen Bedingungen der Familie, in denen sie aufwachsen (Van Noort-van der Spek et al., 2012). In einer Untersuchung von Luu et al. (2011) hatten die Kinder im Alter von 12 Jahren wesentlich mehr Schwierigkeiten bei Aufgaben, die komplexere semantische und grammatische Fähigkeiten prüfen. Mehr als 20 % der Kinder zeigten deutliche Beeinträchtigungen auf diesem Niveau. Ihre Testergebnissen lagen um ca. 15 Punkte unter denen von reifgeborenen Kindern einer Kontrollgruppe.

Es ist allerdings nicht eindeutig geklärt, ob gravierende Sprachauffälligkeiten bei unreif geborenen Kindern isoliert auftreten können oder meist Teilaspekt einer allgemeinen Entwicklungsstörung sind. In der bayerischen Längsschnittstudie berichteten Wolke und Meyer (1999) bei sehr frühgeborenen Kindern zwar ebenfalls signifikante Unterschiede in allen Sprachmaßen und Vorläuferfähigkeiten zum Schriftspracherwerb. Wenn der kognitive Leistungsstand als Einflussvariable kontrolliert wurde, zeigten sich jedoch nur noch in der Qualität der Artikulation signifikante Unterschiede. In einer Studie von Woodward et al. (2009), in der bei der Nachuntersuchung mit vier Jahren auch sehr und extrem unreif geborene Kinder mit neurologischen Schädigungen einbezogen wurden, ergab sich bei 30 % der Kinder in mindestens einem Sprachbereich und bei weiteren 30 % bei mehreren Sprachbereichen ein auffälliges Testergebnis.

Einen engen Zusammenhang zwischen allgemeiner kognitiver Entwicklungsverzögerung und sprachlichen Kompetenzen wiesen auch Adams-Chapman et al. (2015) nach. Sie untersuchten 467 extrem unreif geborene Kinder. Im Alter von 30 Monaten wiesen 34 % gravierende Verzögerungen in der sprachlichen Entwicklung auf. Sie betrafen sowohl das Sprachverstehen wie auch den expressiven Wortschatz. In dieser Gruppe fanden sich auch signifikant mehr Kinder mit unterdurchschnittlichen kognitiven Fähigkeiten.

1.2.7 Defizite in exekutiven Funktionen

Intelligenztestergebnisse stellen nur ein globales Maß zur Einschätzung der kognitiven Funktionen dar. Zahlreiche Studien haben sich mit der Frage beschäftigt, wie häufig frühgeborene Kinder – unabhängig vom Stand ihrer allgemeinen Intelligenzentwicklung – Auffälligkeiten in den exekutiven Funktionen aufweisen, die für die Bewältigung der späteren schulischen Anforderungen von Bedeutung sind.

Exekutive Funktionen umfassen kognitive Flexibilität, Aufmerksamkeitskontrolle, Handlungsplanung und Speicherung von Informationen. Im Vergleich zu reifgeborenen Kindern zeigen sich im Schulalter Defizite in allen Komponenten der exekutiven Funktionen (Anderson et al., 2010). Bayless und Stevenson (2006) untersuchten sehr unreif geborene Kinder zwischen sechs und 12 Jahren. Ihre Leistungen in Aufgaben zur Beurteilung der Fähigkeit zur Inhibition, Aufmerksamkeitswechsel, selektiven und dauerhaften Aufmerksamkeit sowie Aufgaben zur Beurteilung des Arbeitsgedächtnisses lagen signifikant unter den Leistungen von reifgeborenen Kindern. Taylor et al. (2000) identifizierten Schwierigkeiten in Planungsfähigkeiten, Arbeitsgedächtnis und kognitiver Umstellungsfähigkeit auch bei sehr früh geborenen Kindern, die keine intellektuelle Beeinträchtigung oder neurologische Behinderung aufwiesen.

Defizite in den exekutiven Funktionen finden sich auch in neueren Studien, die Kinder untersuchten, die bereits unter günstigeren intensiv-medizinischen Bedingungen zur Welt kamen. Aarnoudse-Moens et al. (2012) untersuchten 200 sehr unreif geborene Kinder der Geburtsjahrgänge 1996 bis 2004 und 230 Kinder einer Kontrollgruppe mit einer Testbatterie zur Beurteilung exekutiver Funktionen. Die Kinder waren zwischen vier und 12 Jahren alt. Die sehr unreif geborenen Kinder hatten deutlich mehr Schwierigkeiten bei Aufgaben, die die Kontrolle über impulsive Reaktionen, verbale Flüssigkeit, visuell-räumliche oder sprachliche Merkfähigkeit und Planungsfähigkeiten erforderten. Die Unterschiede gegenüber reifgeborenen Kindern betrugen 0,3 bis 0,5 Standardabweichungen. D.h. es handelte sich um kleine oder mittlere Effekte, die auch dann stabil blieben, wenn der IQ der Kinder kontrolliert wurde.

Frühe Anzeichen für Defizite in exekutiven Funktionen lassen sich bereits in den ersten Lebensjahren erkennen. Rose et al. (2008) verglichen die Leistungen von 53 früh- und 144 reifgeborenen Kindern bei Aufgaben, die Aufmerksamkeitssteuerung, Gedächtnisfähigkeiten und die Geschwindigkeit der Informationsverarbeitung in den ersten drei Lebensjahren messen. Über den gesamten Zeitraum schnitten die frühgeborenen Kinder bei diesen Aufgaben schlechter ab, ohne dass sie ihre Entwicklungsverzögerung ausgleichen konnten. Die Ergebnisse im ersten Lebensjahr korrelierten signifikant mit den Ergebnissen im Bayley-Entwicklungstest im Alter von drei Jahren. Die Autoren sprachen daher von einer „Entwicklungskaskade“, in der frühe Probleme der Informationsverarbeitung weitere Einschränkungen in den kognitiven Prozessen im weiteren Entwicklungsverlauf nach sich ziehen.

Probleme in der Fähigkeit zur selektiven Aufmerksamkeitssteuerung sowie Daueraufmerksamkeit lassen sich dann auch bei frühgeborenen Kindern im Vorschulalter nachweisen (Vicari et al., 2004; Caravale et al., 2005; Woodward et al., 2005). Diese Probleme sind allerdings nicht auf sehr oder extrem unreif geborene Kinder beschränkt. Probleme in der Impulskontrolle und in der Funktionsfähigkeit des Arbeitsgedächtnisses finden sich auch bei „späten Frühgeborenen“, wie eine Studie an 196 Kindern im Alter von drei Jahren zeigte (Baron et al., 2012).

Eine Metaanalyse von 35 Studien, die sich auf 3.360 unreif geborene Kinder und 2.812 Kinder der Kontrollgruppen bezogen und zwischen 1991 und 2011 erschienen waren, fasste die Ergebnisse zusammen. Bei Aufgaben, die das Arbeitsgedächtnis oder kognitive Flexibilität prüfen, schnitten die frühgeborenen Kinder im Durchschnitt um 0,5 Standardabweichungen, bei Aufgaben zur Beurteilung der Impulskontrolle um 0,4 Standardabweichungen schlechter ab als reifgeborene Kinder der Kontrollgruppen (van Houdt et al., 2019). In allen Bereichen fand sich eine erhebliche Heterogenität in den Studienergebnissen, jedoch kein signifikanter Einfluss des Alters der untersuchten Kinder oder ihres Geburtsjahrgangs. Das spricht dafür, dass es sich um Entwicklungsdefizite handelt, die trotz verbesserter intensiv-medizinischer Versorgung in den letzten Jahren das Entwicklungsprofil von frühgeborenen Kindern charakterisieren.

1.2.8 Auswirkungen auf das schulische Leistungsvermögen

Intellektuelle Beeinträchtigungen, Defizite in der Sprachverarbeitung und in den exekutiven Funktionen haben negative Auswirkungen auf die Bewältigung schulischer Leistungsanforderungen. Das zeigt sich sowohl in Schulleistungstests wie auch in der Rate von Klassenwiederholungen oder Zuweisungen zu sonderpädagogischer Förderung.

Diese Probleme lassen sich bereits beim Erwerb von Vorläuferfähigkeiten des Schriftspracherwerbs (z. B. der phonologischen Bewusstheit) oder der Rechenfähigkeiten im Kindergarten erkennen, beeinträchtigen aber auch die Auseinandersetzung mit komplexeren Lerninhalten, wie sie in höheren Schulklassen gefordert ist, und persistieren in hohem Maße (Sansavini et al., 2011). Defizite in schulischen Leistungen ließen sich auch im Alter von 17 Jahren bei extrem frühgeborenen Kindern noch nachweisen (Grunau & Whitfield, 2004). Nach den Ergebnissen einer

Metaanalyse schneiden sehr unreif geborene Kinder in den Ergebnissen von Lesetests um 0,5 Standardabweichungen schlechter ab; in Rechtschreibtests beträgt der Unterschied 0,76 Standardabweichungen (Aarnoudse-Moens et al., 2009).

Die Unterschiede sind wiederum besonders deutlich bei extrem unreif geborenen Kindern (Taylor et al., 2000). In einer australischen Studie bei 298 extrem frühgeborenen Kindern hatten 18 % Lernschwierigkeiten im Schriftspracherwerb, 33 % im Erwerb mathematischer Fertigkeiten (Anderson et al., 2003). In der englischen EPICure-Studie wiesen sogar 50 % der extrem frühgeborenen Kinder gravierende Rechenstörungen auf (Johnson, Hennessy et al., 2009). Der Erwerb von Rechenfähigkeiten scheint für viele frühgeborene Kinder besonders schwierig, da sie in hohem Maße von der Leistungsfähigkeit des Arbeitsgedächtnisses und anderer exekutiver Funktionen abhängig sind.

Die Prognose der schulischen Fähigkeiten hat sich für Kinder, die unter günstigeren intensiv-medizinischen Bedingungen zur Welt kamen, nicht wesentlich verändert. Allerdings muss man einräumen, dass noch nicht viele Kinder, die nach dem Jahr 2000 zur Welt gekommen sind, bis ins Schulalter nachuntersucht werden konnten (Baron & Rey-Casserly, 2010). Cheong et al. (2017) verglichen die Prävalenz von Schulleistungsproblemen bei extrem unreif geborenen Kindern mit den Geburtsjahrgängen 1991 bis 1992, 1997 und 2005. Im Alter von acht Jahren schnitten diese Kinder in Tests zur Beurteilung der Lesefähigkeiten und der mathematischen Kompetenzen signifikant schlechter ab als reifgeborene Kinder. Dies galt für Kinder der jüngsten Geburtskohorte unverändert. Hier waren die durchschnittlichen Unterschiede mit mehr als 15 Testpunkten noch stärker ausgeprägt als bei den Kindern, die in den 1990er Jahren zur Welt gekommen waren (vgl. Abbildung 8). Bei den Vergleichen zwischen den Geburtskohorten wurden die Un-

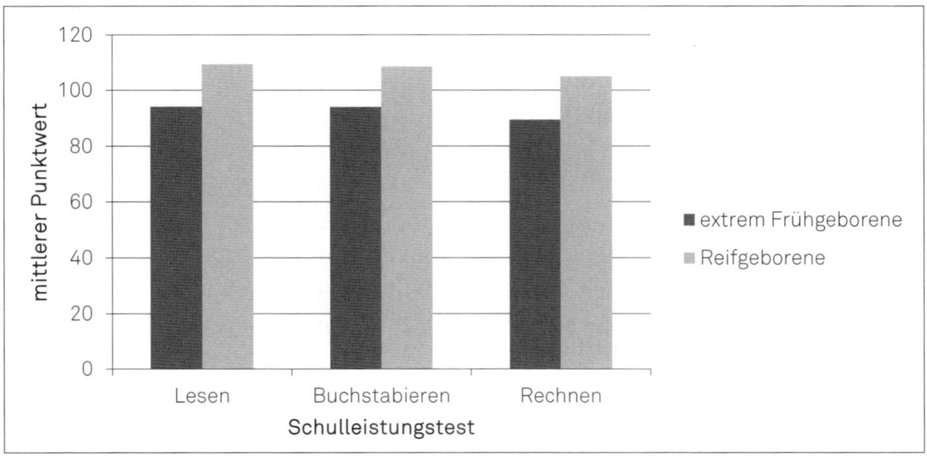

Abbildung 8: Ergebnisse von Schulleistungstests im Alter von acht Jahren bei extrem unreif geborenen und reifgeborenen Kindern (n = 137/189; Cheong et al., 2017)

terschiede in der Häufigkeit von biologischen Risiken (z. B. Hirnblutungen, PVL) oder sozio-demografischen Variablen statistisch kontrolliert, konnten also die Befunde nicht erklären.

Schulische Leistungsprobleme treten jedoch nicht nur bei sehr unreif geborenen Kindern auf, sondern finden sich auch bei vielen Kindern, die als „späte Frühgeborene" zur Welt kommen (McGowan et al., 2011; Baron et al., 2012). Chan et al. (2016) veröffentlichten eine systematische Übersicht über 14 Studien, die das schulische Outcome von „späten Frühgeborenen" mit dem von reifgeborenen Kindern verglichen und nach 2006 erschienen waren. Sie hatten ein um 12 % höheres Risiko für schulische Lernschwierigkeiten als reifgeborene Kinder und wurden signifikant häufiger zurückgestellt bzw. besuchten eine sonderpädagogische Fördereinrichtung.

Das hohe Risiko für Schulleistungsprobleme spiegelt sich auch in Daten zum Schulbesuch wider. In der bayerischen Entwicklungsstudie besuchten 22,3 % der sehr unreif geborenen Kinder eine Sonderschule mit den verschiedenen Förderschwerpunkten, 21,8 % waren im Alter von acht Jahren nicht in der ihrem Alter entsprechenden Klasse, sondern waren verspätet eingeschult worden oder hatten eine Klasse wiederholt. 11,3 % besuchten die Regelschule mit zusätzlicher pädagogischer Förderung (Wolke & Meyer, 1999). Auch in einer Nachuntersuchung von 314 sehr frühgeborenen Kindern im Alter von 13 Jahren ergab sich ein signifikant höherer Anteil von Kindern, die mindestens eine Klasse wiederholt hatten oder einen sonderpädagogischen Förderbedarf hatten (Wolke et al., 2013).

In mehreren Studien zeigt sich ein Zusammenhang zwischen Schulerfolg und sozialer Herkunft auch bei frühgeborenen Kindern – wie er auch bei reifgeborenen Kindern bekannt ist. Ein höherer Anteil sehr unreif geborener Kinder, die aus Familien mit niedrigem sozio-ökonomischen Status stammen, besucht eine Förderschule im Vergleich zu Kindern aus der Mittel- oder Oberschicht (Hille et al., 1994). Offenbar ist der Schulerfolg nicht nur von biologischen Risikofaktoren abhängig, die die Entwicklung der exekutiven Funktionen beeinträchtigen und darüber den Schulerfolg in Mathematik und im Schriftspracherwerb bestimmen. Eine wichtige Rolle spielt auch eine förderliche, sensibel auf die Bedürfnisse der Kinder abgestimmte Unterstützung durch die Eltern. Die Autoren der bayerischen Entwicklungsstudie wiesen z. B. signifikante Zusammenhänge zwischen der Qualität der familiären Umgebung und der Qualität der Mutter-Kind-Interaktion – beurteilt im Alter von sechs Jahren in einer strukturierten Lernsituation – mit den Ergebnissen der Kinder in Schulleistungstests im Alter von acht Jahren nach (Jaekel et al., 2012).

1.2.9 Sozial-emotionale Auffälligkeiten

Bhutta et al. (2002) sowie De Jong et al. (2012) legten Übersichten zur Häufigkeit von sozial-emotionalen Auffälligkeiten bei frühgeborenen Kindern im Schulalter vor. Die Studien belegen durchweg eine signifikant erhöhte Häufigkeit von Aufmerksamkeitsproblemen und internalisierenden sowie externalisierenden Verhaltensauffälligkeiten im Vergleich zu reifgeborenen Kindern. Ein erhöhtes Risiko für die Ausbildung einer Aufmerksamkeitsdefizit-/Hyperaktivitätsstörung (ADHS) zeigt sich auch bei Kindern in altersgemäßer intellektueller Entwicklung. Es ist umso höher, desto unreifer die Kinder zur Welt kommen (Lindström et al., 2011).

Das erhöhte Risiko für die Ausbildung von sozial-emotionalen Störungen bei Frühgeborenen ist seit langem bekannt. Sommerfelt et al. (1996) führten z. B. in Schweden eine Nachuntersuchung von 144 sehr unreif geborenen Kindern durch, bei der nahezu alle Kinder einer Region erfasst werden konnten. Nach den Elterneinschätzungen und Verhaltensbeobachtungen zeigten 19 % der Kinder bedeutsame Verhaltensauffälligkeiten; in der Kontrollgruppe waren dies nur 4 %. Soziale Anpassungsschwierigkeiten, Kooperationsprobleme, Aufmerksamkeitsprobleme und soziale Unsicherheit wurden am häufigsten genannt.

Es zeigt sich sowohl bei der Auswertung von standardisierten Fragebögen wie auch bei der Durchführung kinderpsychiatrischer Interviews. In der bayerischen Entwicklungsstudie wurden 14,2 % der 268 sehr unreif geborenen Kinder von ihren Eltern im Schulalter als auffällig (nach den Kriterien der CBCL) eingeschätzt (Wolke & Meyer, 1999). Auch hier wurden soziale Probleme und Aufmerksamkeitsprobleme – seltener motorische Hyperaktivität – am häufigsten genannt. Elgen et al. (2002) führten kinderpsychiatrische Interviews z. B. bei 130 frühgeborenen Kindern (Geburtsgewicht <2.000 g) mit elf Jahren durch. Bei 27 % – dreimal häufiger als in der Kontrollgruppe reifgeborener Kinder – wurde eine psychische Störung diagnostiziert. Die häufigsten Symptome waren erneut Aufmerksamkeitsprobleme, soziale Probleme und niedriges Selbstwertgefühl.

Auch in dieser Hinsicht sind extrem frühgeborene Kinder besonders gefährdet. Aus der EPICure-Studie berichteten Johnson, Hennessy et al. (2009) bei 11-jährigen Kindern, die vor der 26. SSW zur Welt gekommen waren, dass 11,5 % die Diagnosekriterien einer ADHS erfüllten; bei 9 % wurde eine emotionale Störung, bei 8 % eine Autismus-Spektrum-Störung diagnostiziert. Die Rate psychiatrischer Störungen lag insgesamt bei 23 %, in einer Kontrollgruppe reifgeborener Kinder nur bei 9 %. Allerdings ist darauf hinzuweisen, dass die Unterschiede deutlich geringer sind, wenn die Unterschiede im IQ beim Vergleich zwischen extrem früh- und reifgeborenen Kindern statistisch kontrolliert werden. Bei Kindern mit einem IQ <70 war die Rate von sozial-emotionalen Störungen um das 3,5-fache erhöht im Vergleich zu Kindern, bei denen keine intellektuelle Behinderung vorlag. Insbesondere die Symptome einer autistischen Störung scheinen eher durch kognitive

Einschränkungen in Folge von medizinischen Komplikationen in der Neugeborenenperiode bedingt, sodass nicht von einer autistischen Störung im klassischen Sinne gesprochen werden sollte (Sansavini et al., 2011).

Sozial-emotionale Probleme zeigen sich jedoch bei allen Teilgruppen frühgeborener Kinder. Hornman et al. (2016) werteten die Elterneinschätzung – in diesem Fall mit der Child Behavior Checklist (CBCL) – bei 401 sehr und extrem unreif geborenen Kindern und 653 frühgeborenen Kindern mit einem Gestationsalter zwischen 32 und 35 Wochen in den Niederlanden aus. Es handelte sich um Kinder aus den Geburtsjahrgängen 2002 und 2003, deren Eltern im Alter von vier Jahren befragt wurden. Die Autoren verglichen sie mit der Einschätzung von Eltern reifgeborener Kinder und wiederholten die Untersuchung ein Jahr später.

Bei 19 % der frühgeborenen Kinder ergaben sich Hinweise auf Verhaltensauffälligkeiten zu mindestens einem der beiden Untersuchungszeitpunkte. 7,2 % der Kinder wurden zu beiden Zeitpunkten als auffällig eingeschätzt. Beide Raten waren doppelt so hoch wie in der Kontrollgruppe reifgeborener Kinder. Allerdings zeigte sich auch, dass die Einschätzung im Alter von vier Jahren nur eine begrenzte Vorhersagekraft hatte. Im Verlauf des folgenden Jahres traten bei 4,3 % der frühgeborenen Kinder erstmals Verhaltensauffälligkeiten auf, bei 7,5 % veränderte sich das Verhalten so, dass es aus Sicht der Eltern nicht mehr auffällig war. Der Anteil der Kinder mit persistierenden (vor allem internalisierenden) Auffälligkeiten war unter den sehr und extrem unreif geborenen Kindern mit 8,2 % höher als bei den Kindern mit höherem Gestationsalter.

Sozial-emotionale Auffälligkeiten sind schon im frühen Kindesalter zu beobachten. Spittle et al. (2009) baten die Eltern von 188 sehr unreif geborenen Kindern und einer Kontrollgruppe von 70 reifgeborenen Kinder um die Einschätzung des Verhaltens ihrer Kinder im Alter von zwei Jahren. Es wurde das „Infant Toddler Social and Emotional Assessment" (ITSEA) verwendet. Die Autoren fanden bei den sehr unreif geborenen Kindern signifikant erhöhte Raten für ängstliches und unsicheres Verhalten, mehr Regulationsprobleme (Irritierbarkeit, negative Emotionalität, Schwierigkeiten beim Essen) sowie geringere soziale Kompetenzen in der Interaktion mit Gleichaltrigen (vgl. Abbildung 9).

Arpi und Ferrari (2013) fassten die Ergebnisse von 14 Untersuchungen zusammen, die zwischen 2000 und 2012 erschienen. Ihre Metaanalyse belegte ein höheres Risiko für die Ausbildung von Verhaltensauffälligkeiten im Vergleich zu reifgeborenen Kindern – unabhängig vom Grad der Unreife oder medizinischen Komplikationen in der Zeit der stationären Behandlung. Das Risiko ist höher bei Kindern mit kognitiven, motorischen und sprachlichen Defiziten sowie ungünstigen sozialen Entwicklungsbedingungen. In ihren Auswertungen zeichnete sich auch eine Korrelation ab mit der Länge der Hospitalisierung, Beatmungsdauer in der Neonatalperiode (als Indikator einer BPD) sowie auffälligen Ultraschallbefunden (als Indikator einer Hirnblutung).

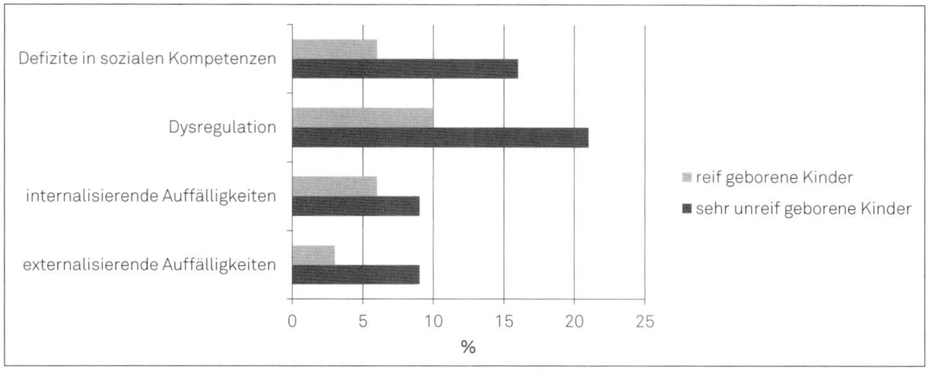

Abbildung 9: Anteil von Kindern mit sozial-emotionalen Auffälligkeiten im Alter von zwei Jahren (n = 188/70; Spittle et al., 2009)

Ritchie et al. (2015) ergänzten diese Befunde um eine systematische Übersicht über 21 Studien, in denen die sozialen Kompetenzen frühgeborener Kinder untersucht wurden. In 16 Studien fanden sich mehr Probleme im Umgang mit Gleichaltrigen und mehr soziales Rückzugsverhalten als bei Kontrollgruppen reifgeborener Kinder. Es handelt sich insbesondere um Schwierigkeiten bei der emotionalen Selbstregulation und Kooperation mit sozialen Anforderungen (Jones et al., 2013; Scott et al., 2012). Die Schwierigkeiten in der Gestaltung der Beziehung zu Gleichaltrigen sind nicht auf das frühe Kindesalter beschränkt. Farooqi et al. (2007) und Yau et al. (2013) belegten, dass extrem frühgeborene Kinder auch im Schulalter weniger Freunde haben und häufig in sozialen Gruppen abgelehnt werden.

Die Ergebnisse der EPIPAGE-Studie lassen zusätzlich Aussagen über die individuelle Stabilität von sozial-emotionalen Auffälligkeiten und mögliche Einflussfaktoren (Delobel-Ayoub et al., 2009) zu. Im Alter von fünf Jahren wurden die Eltern gebeten, den Strengths and Difficulties Questionnaire (SDQ) auszufüllen. Im Vergleich zu reifgeborenen wiesen sehr unreif geborene Kinder signifikant mehr sozial-emotionale Auffälligkeiten auf. 22 % wurden als behandlungsbedürftig klassifiziert (vgl. Abbildung 10). Die Eltern berichteten doppelt so häufig Symptome von Hyperaktivität, emotionale Probleme und Probleme mit Gleichaltrigen als in einer Kontrollgruppe reifgeborener Kinder. Der Vergleich mit den Daten aus der gleichen Untersuchung, die im Alter von drei Jahren erhoben wurden, zeigte eine relativ hohe Persistenz. 46 % der Kinder, die zu jenem Zeitpunkt als auffällig beurteilt wurden, wiesen auch im Alter von fünf Jahren überdurchschnittlich viele Symptome einer sozial-emotionalen Störung auf. Ihr Anteil war mit 34 % deutlich höher bei Kindern, die im K-ABC einen IQ unter 70 aufwiesen, d.h. Kinder mit Beeinträchtigungen in den kognitiven und exekutiven Funktionen entwickeln häufiger Verhaltensauffälligkeiten.

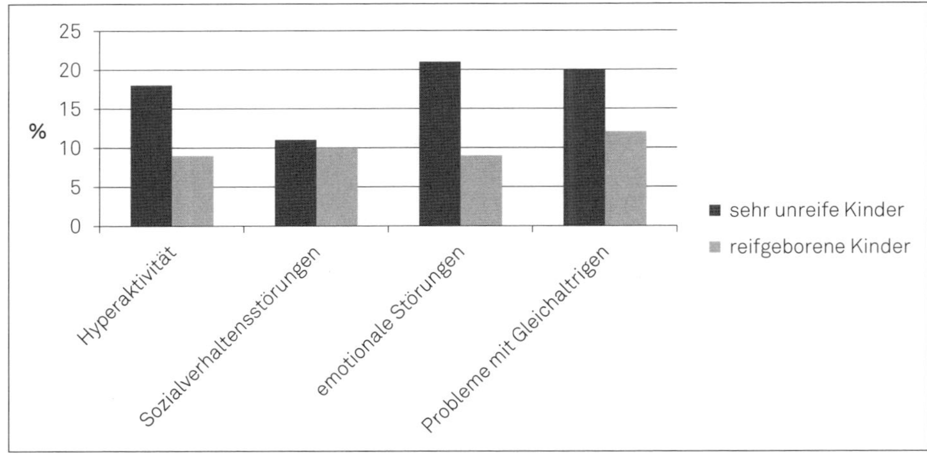

Abbildung 10: Relative Häufigkeit von sozial-emotionalen Auffälligkeiten bei sehr unreifen vs. reifgeborenen Kindern (n = 1.102; Delobel-Ayoub et al., 2009)

Offenbar wirken bei der Ausbildung von Verhaltensauffälligkeiten der frühgeborenen Kinder biologische und soziale Einflussfaktoren zusammen. Sie wurden häufiger berichtet von jüngeren Müttern, Müttern mit niedrigem Bildungsabschluss und sozialer Schicht. Ungünstige soziale Bedingungen scheinen somit bei unreif geborenen Kindern – ebenso wie bei Kindern, die ohne medizinische Risiken aufwachsen – das Risiko für die Ausbildung von sozial-emotionalen Störungen zu erhöhen.

1.2.10 Bedeutung einer entwicklungsförderlichen Eltern-Kind-Interaktion

Dabei kommt der Qualität der Eltern-Kind-Interaktion eine wesentliche Bedeutung zu. Ein wenig responsives, stark kontrollierendes Interaktionsverhalten der Mütter geht mit einer niedrigeren sozial-emotionalen Kompetenz der Kinder und häufigeren Regulationsstörungen (z. B. Problemen beim Essen) im frühen Kindesalter einher (Treyvaud et al., 2009; Zelkowitz et al., 2009; Muller-Nix et al., 2004). Ein negatives Interaktionsklima ist mit einem höheren Risiko assoziiert, dass die Kinder emotionale und soziale Verhaltensauffälligkeiten entwickeln (Jones et al., 2013). Das Interaktionsverhalten der Mütter variiert wiederum mit der Ausprägung von ängstlichen und depressiven Symptomen, die sie als Nachwirkung der psychischen Belastungen durch die Frühgeburt entwickeln (vgl. Kapitel 3 und 4).

Biologische und soziale Risiken erschweren im Sinne eines dualen Risikos die Entwicklung kognitiver, kommunikativer und sozial-emotionaler Kompetenzen; andererseits scheinen frühgeborene Kinder – anders als reifgeborene Kinder – auch besonders empfänglich für positive Unterstützung beim Erwerb dieser Kompetenzen durch ihre Eltern zu sein. Affektive Zuwendung, Sensibilität und Responsivität der Mütter kann offenbar zu einer positiven Entwicklung der kognitiven und sprachlichen Fähigkeiten beitragen, eine negative Qualität der Interaktion begünstigt dagegen die Entwicklung von sozial-emotionalen Störungen.

So zeigte eine Serie von Untersuchungen der Arbeitsgruppe um Landry positive Zusammenhänge zwischen der Sensitivität und Responsivität der Mütter in den ersten Lebensjahren und dem kognitiven und sprachlichen Entwicklungsstand von unreif geborenen Kindern im Vorschulalter und frühen Schulalter (Landry et al., 1997, 2003; Smith et al., 2006). Auch Treyvaud et al. (2009), Shah et al. (2013) und Boyce et al. (2015) konnten signifikante Zusammenhänge zwischen der Qualität der Mutter-Kind-Interaktion in den ersten Lebensjahren und der späteren kognitiven und sprachlichen Kompetenz der Kinder belegen.

Neel et al. (2018) werteten 27 Arbeiten aus, in denen Zusammenhänge zwischen dem Erziehungsstil von Eltern und dem Entwicklungsverlauf frühgeborener Kinder analysiert wurden. Es zeigten sich zwei konsistente Zusammenhänge: Responsivität, erkennbar an Beachtung und Unterstützung der Beiträge der Kinder, und klare Strukturen in der Interaktion miteinander, begünstigte die kognitive Entwicklung der Kinder; affektive Zuwendung begünstigte den sozial-emotionalen Entwicklungsverlauf.

Eine Untersuchung von Poehlmann et al. (2015) weist auf die Rolle der Fähigkeiten zur Selbstregulation in diesem Zusammenhang hin. Sie begleiteten 173 frühgeborene Kinder, bei denen keine schweren Behinderungen vorlagen, von der Geburt bis zum Alter von sechs Jahren. 12 % der Kinder wiesen im Alter von sechs Jahren klinisch behandlungsbedürftige Verhaltensstörungen und Defizite in den exekutiven Funktionen auf. 31 % der Kinder hatten sich in jeder Hinsicht positiv entwickelt. Es waren nicht die sozio-ökonomischen Bedingungen, die die Familien dieser beiden Teilgruppen unterschieden. Resiliente Kinder zeigten schon im Alter von neun, 16 und 24 Monaten eine bessere Fähigkeit zur Selbstregulation und machten in der Eltern-Kind-Interaktion wenig negative Erfahrungen.

Laucht et al. (1996) leiteten bereits aus den Ergebnissen der Mannheimer Risikostudie eine Empfehlung für die Praxis ab, die unverändert Gültigkeit hat:

> Maßnahmen der Vorsorge und Vorbeugung sollten sich vorrangig auf die Beseitigung und Minderung der Folgen psychosozial belastender Lebensverhältnisse sowie auf die Gesundheitsförderung und die Stärkung von Schutz- und Abwehrkräften in Familien mit erhöhter Risikobelastung konzentrieren. Ein Schwerpunkt präventiver und kurativer Intervention ist dabei im Bereich der sozial-emotionalen Entwicklung zu sehen. Da Störungen der kindlichen Entwicklung in erheblichem Maße durch Störungen der frühen Eltern-Kind-Beziehung vermittelt werden, versprechen sowohl Vorsorgeprogramme zur Elternschulung in Hochrisikogruppen als auch die frühzeitige Erkennung gestörter Interaktionen (bereits im Säuglings- und Kleinkindalter) und Interventionen zur Förde-

> rung der elterlichen Erziehungskompetenz in dieser frühen Entwicklungsperiode besonderen Erfolg. (S. 80)

In den folgenden Kapiteln wird beschrieben, welche Maßnahmen zur Prävention von Entwicklungsproblemen, zur Unterstützung der Eltern und zur Entwicklung einer sensibel auf die Bedürfnisse der Kinder abgestimmten Eltern-Kind-Interaktion möglich sind. Die Unterstützung sollte bereits während der stationären Behandlung beginnen und nach der Entlassung nach Hause kontinuierlich fortgeführt werden.

2 Individualisierte, beziehungsorientierte Pflege

Die Prävention von Folgeschäden bei sehr unreif geborenen Kindern beginnt auf der neonatologischen Station mit einer individuell auf das Baby abgestimmten Pflege und der Unterstützung der Eltern beim Beziehungsaufbau zu ihrem Kind. Vorausgegangen ist eine Erstversorgung im Kreißsaal, der möglichst im gleichen Hause liegen soll, um dem Baby die Transportgefahren zu ersparen. Leider ist eine fachlich optimale Intensiv-Erstversorgung in einem Perinatalzentrum heute noch nicht für alle Kinder gewährleistet und wird auch in Zukunft nur für die Kinder erreicht werden können, deren Mütter wegen drohender Frühgeburt rechtzeitig in einem solchen Zentrum aufgenommen werden können.

Pflege und Behandlung des (sehr) unreif geborenen Babys ist neonatologische Intensivmedizin. Zur Verhütung von Schädigungen wird das Baby an Geräte angeschlossen, die seine Körperfunktionen (Herzfrequenz, Atmung, Sauerstoffsättigung im Blut, Körpertemperatur) fortlaufend überwachen. Dieses Monitoring stellt sicher, dass Schwester und behandelnder Arzt bei wiederkehrenden Apnoen, plötzlichem Absinken des Herzschlags (Bradykardie), Sauerstoffmangel oder -übersättigung im Blut rechtzeitig intervenieren können. Regelmäßige Urin-, Stuhl- und Blutproben erlauben es, den Flüssigkeitshaushalt des Kindes zu steuern.

Weitere Geräte und Pflegemaßnahmen sind erforderlich, um diejenigen Körperfunktionen zu übernehmen, die das Baby noch nicht selbstständig auszuführen vermag. Je nach Behandlungskonzept wird bei Unterschreiten kritischer Messwerte der arteriellen Sauerstoffsättigung eine Intubation (Plastikschlauch durch die Nase in die Luftröhre zur externen Beatmung) vorgenommen. Für Infusionen (parenterale Ernährung) wird ein Katheter (Plastikschlauch, anfangs in die Nabelvene) gelegt. Solange der Vorgang des Saugens und Schluckens vom Kind noch nicht zuverlässig gesteuert werden kann, wird die Nahrung sondiert (weicher Kunststoffschlauch in den Magen).

Dieses intensivmedizinische Behandlungskonzept kann Überleben und Gesundheit auch sehr unreif geborener Kinder sichern, stellt aber eine extreme Herausforderung an die Belastbarkeit des fragilen winzigen Säuglings dar. Blutentnahmen, das Anlegen von Gefäßzugängen, Intubation, Legen von Sonden und Drainagen bedeuten Stress. Die physiologische Dysregulation, die dadurch ausgelöst wird, ist z. B. an Sauerstoffsättigungsabfällen oder Atempausen erkennbar. Die Belastung wird verstärkt durch die Rahmenbedingungen des Überlebens auf der Intensivstation, deren Reizcharakter die noch unreife Verarbeitungsfähigkeit des Babys zu überfordern droht. So weichen z. B. die Geräusch- und Lichtverhältnisse stark von dem ab, was es aus dem Mutterleib gewohnt ist. Diesen Eindrücken steht andererseits eine Unterstimulation der Propriozeption und des Gleichgewichtssinnes gegenüber, die ein Ungeborenes üblicherweise erfährt, wenn es alle Körperbewegungen seiner Mutter mitmacht.

Bei noch sehr unreifen Babys gilt es deshalb, die Menge und Intensität der Umgebungsreize zu vermindern, die sensorischen Anregungen an seine entwicklungsbedingte Belastbarkeit anzupassen, unangenehme und schmerzhafte Eingriffe auf das unbedingt nötige Maß zu reduzieren, um eine möglichst harmonische, störungsfreie neurobehaviorale Reifung auch außerhalb des Mutterleibs zu ermöglichen.

2.1 Neurobehaviorale Entwicklung des frühgeborenen Babys

Ein sehr unreifes Baby auf der Neugeborenen-Intensivstation reagiert auf die vielfältigen Reize der Umwelt, ihre Veränderungen und Interaktionen noch nicht so wie ein reifgeborenes Kind, das seine Aufmerksamkeit und Motorik steuern, Reaktionen auf Umweltreize selbst regulieren und soziale Interaktionen mit seiner Umwelt initiieren und gestalten kann. Je nach Gestationsalter, Geburtsgewicht und medizinischem Status ist sein physiologisches System noch sehr instabil und sein beobachtbares Verhalten desorganisiert.

Die neurobehaviorale Entwicklung des frühgeborenen Babys vollzieht sich in hierarchisch organisierten Stufen aus der Steuerung des physiologischen Systems und der Motorik, der Organisation von Wachheit und Aufmerksamkeit sowie der Selbstregulation (Als, 1982, 2019). Alle Sinnesorgane sind bereits entwickelt, aber noch nicht voll ausgebildet und funktionsfähig, sodass das Baby die Fülle der Umgebungsreize nicht angemessen filtern kann. Wenn ein noch instabiles Subsystem mit der Reaktion auf Umweltreize überfordert ist, gerät auch das „darunterliegende“ System unter Stress. Wenn der Umweltreiz – z. B. eine gutgemeinte Anregung durch Ansprache oder Streicheln durch eine Bezugsperson oder eine Pflegemaßnahme – trotz der Stresszeichen anhält, wird die physiologische Stabilität gefährdet. Gestresste Säuglinge brauchen dann Zeit, um ihre Systeme wieder zu organisieren und einen balancierten Zustand zu erreichen.

Das autonome oder physiologische System stellt dabei das Fundament für die höheren Regulationssysteme dar. Seine Regulation beherrscht die Entwicklungsperiode zwischen der 24. und 32. Gestationswoche und umfasst Herzschlag, Atmung,

Hautfärbung, autonome Bewegungen (z. B. Schreckreaktionen oder Augenbewegungen) und Verdauungsfunktionen.

Unter den sensorischen Verarbeitungskanälen ist das taktile System dasjenige, welches sich in utero als erstes entwickelt und zum Zeitpunkt der Geburt am weitesten ausgereift ist. In der Mitte der Schwangerschaft zeigt das Baby zunächst reflexive Abwehrreaktionen gegen Berührungen. Annäherungsreaktionen, z. B. Ankuscheln, treten erst bei höherem Reifegrad auf. Das vestibuläre System ist ebenfalls sehr früh funktionsfähig. Es wird aktiv stimuliert durch die eigenen Bewegungen des Feten im Mutterleib und die mütterlichen Bewegungen. Erst im Neugeborenenalter zeigen sich eindeutige Unterscheidungsleistungen und Präferenzen in der Reaktion auf Geruchs- und Geschmacksreize.

Die Entwicklung visueller Aufmerksamkeit beginnt, wenn die Regulation des physiologischen und motorischen Zustandes hinreichend stabil ist. Frühgeborene Babys können ab der 32. SSW fixieren, der 33. SSW einen Reiz horizontal verfolgen und zeigen ab der 34. SSW Unterscheidungsleistungen sowie Präferenzen für kontrastreiche, komplexe Reize sowie für Gesichter gegenüber gegenständlichen Reizen. Differenzielle Reaktionen auf akustische Reize sind bereits im Mutterleib zu erkennen, z. B. an unterschiedlicher Bewegungsaktivität, je nachdem, welche Musik die Mutter gerade hört. Das Hören des mütterlichen Herzschlags oder ihrer Stimme hat auch nach der Geburt einen beruhigenden Effekt. In der 30. bis 32. SSW zeigen frühgeborene Babys dann Aufmerksamkeitsreaktionen und erste Lokalisationen bei Geräuschen. Mit 36 bis 37 Wochen haben sie die gleichen Reaktionsmöglichkeiten auf akustische Reize, die bei reifgeborenen Babys zu beobachten sind.

Erleben des Babys

In der stärkeren Berücksichtigung der kindlichen Belastungszeichen und seiner Bedürfnisse im Pflegekonzept der neonatologischen Intensivstation spiegelt sich eine veränderte Sichtweise des frühgeborenen Babys wider. Es wird als eigenständiges Individuum und Subjekt von Wahrnehmungen anerkannt. Dies galt vor noch gar nicht so langer Zeit keineswegs als selbstverständlich.

So wurde lange Zeit in pädiatrischen Lehrbüchern tradiert, das Frühgeborene könne keinen Schmerz empfinden. Heute wissen wir, dass die anatomischen, neurochemischen und funktionellen Voraussetzungen für die Wahrnehmung von Schmerz bereits vor der 26. Gestationswoche entwickelt sind. Während reifgeborene Kinder auf potenziell unangenehme oder schmerzhafte Reize und Eingriffe, z. B. ein Einstechen bei der Blutabnahme, mit eindeutigen physiologischen Veränderungen (Blutdruck, Sauerstoffsättigung, Atmung, Hautwiderstand) reagieren, sind diese bei frühgeborenen Kindern allerdings weniger klar organisiert und damit weniger eindeutig zu beobachten. Eine Steigerung des Blutdrucks beim Einstich für die Blutabnahme, ein Abfall der Sauerstoffsättigung bei Intubationen oder einer Lumbalpunktion und hormonelle und metabolische Veränderungen bei Operationen lassen sich aber bei ihnen ebenso nachweisen wie bei reiferen Babys.

Einige Studien belegen eine chronische Stressexposition von unreifen Babys auf der Intensivstation. Simons et al. (2003) stellten fest, dass sie im Durchschnitt während der ersten 14 Tage der Intensivbehandlung 14 unangenehme Eingriffe pro Tag über sich ergehen lassen müssen. Nur etwa ein Drittel der Kinder, die in dieser Untersuchung beobachtet wurden, erhielten eine angemessene analgetische Therapie bei diesen Behandlungsmaßnahmen. Carbajal et al. (2008) zählten im Durchschnitt zehn schmerzhafte Prozeduren pro Tag der stationären Behandlung.

Valeri et al. (2015) legten eine Übersicht zur Forschungslage zur Schmerzerfahrung von frühgeborenen Kindern während der stationären Behandlungszeit und ihren längerfristigen Auswirkungen vor. Sie bezogen sich auf 13 Studien. Bei sehr unreif geborenen Kindern fanden sie eindeutige Belege für einen Zusammenhang zwischen der Häufigkeit von schmerzhaften Prozeduren und einem verzögerten Kopf- und Körperwachstum in diesen Wochen sowie einem schlechteren Aufmerksamkeitszustand und häufig passiv-lethargischem Verhalten zwei Monate nach der Entbindung.

In acht Studien wurden die Kinder in den ersten zwei Lebensjahren nachuntersucht. Die Häufigkeit von schmerzhaften Prozeduren erwies sich als Prädiktor für das Ergebnis der Untersuchung der kognitiven und motorischen Entwicklung im Alter von acht und 18 Monaten. Bei statistischer Kontrolle anderer möglicher Einflussvariablen schnitten diejenigen Kinder schlechter im Bayley-Test ab, die viele schmerzhafte Prozeduren erlebt hatten (Grunau et al., 2006). Diese Ergebnisse weisen darauf hin, dass häufige Schmerzerfahrungen langfristige Auswirkungen auf die Entwicklung der Selbstregulationsfähigkeit haben können. Sie verändern offenbar die Schmerzwahrnehmung und die generelle Empfindlichkeit für unangenehme Eindrücke dauerhaft.

Andere Untersuchungen machen deutlich, dass in diesem Zusammenhang die Art und Weise der Unterstützung, die die Kinder von ihren Eltern erleben, einen wichtigen Einfluss hat. Häufige Schmerzerfahrungen der sehr unreifen Babys und eine hohe Stressbelastung der Eltern war mit ausgeprägter Irritabilität und negativer Affektivität bei Temperamentsuntersuchungen im zweiten Lebensjahr assoziiert, während eine ausgeprägte Sensibilität der Eltern als Schutz gegen die Ausbildung von späteren Verhaltensauffälligkeiten wirkte (Vinall et al., 2012).

Die Einbeziehung der Eltern bei der Reduzierung von Schmerzerfahrungen während der stationären Behandlung unterstützt die Kinder offenbar bei der Entwicklung ihrer Selbstregulationsfähigkeiten. Sie ist auch für die Eltern selbst von emotionaler Bedeutung, denn vielen Müttern ist es wichtig, ihr Baby so bald wie möglich nach schmerzhaften Prozeduren selbst halten und beruhigen zu können (Vazquez et al., 2015).

2.2 Beziehungsorientierte, entwicklungsfördernde Pflege

Ausgehend von der kritischen Diskussion um das Konzept der „sanften Pflege“, die in den 1990er Jahren geführt wurde, entwickelte sich eine größere Sensibilität der Ärzte und Pflegekräfte für die Wahrnehmung der Stress- und Belastungssignale von unreif geborenen Babys. Auf Anregung verschiedener Berufsgruppen und Elternverbände wurden vom „Bundesverband Das Frühgeborene Kind e. V.“ (2006) Leitsätze zur entwicklungsfördernden Betreuung in der Neonatologie formuliert, die die wichtigsten Merkmale einer beziehungsorientierten, entwicklungsfördernden Pflege beschreiben.

2.2.1 Schutz vor Reizüberflutung

Die Lärmbelastung auf einer herkömmlichen Neonatologischen Intensiv- und Pflegestation (NIPS) liegt bei 55 bis 75 dB (zum Vergleich: die durchschnittliche Lautstärke an einem industriellen Arbeitsplatz liegt bei 80 dB). Innerhalb des Inkubators ist sie nur geringfügig niedriger, wobei die Respiratorgeräusche und Impulstöne wie das Öffnen und Schließen des Inkubators deutlich wahrgenommen werden. Plötzliche laute Geräusche stören den Schlaf des Babys, seine Kreislauf- und Atmungsregulation, führen dazu, dass es schreit, was zur Folge hat, dass der incranielle Druck steigt und unnötig Energie verbraucht wird. Auch plötzliches Einschalten zusätzlicher Lichtquellen und das Fehlen tagesrhythmischer Veränderungen stellen eine Belastung dar.

Viele neonatologische Stationen haben sich mittlerweile darauf eingestellt, die stationäre Umgebung an die Vulnerabilität der unreif geborenen Babys anzupassen. Die Mitarbeiter achten darauf, den Lichteinfall in die Inkubatoren durch Dimmerschalter und Abdeckung der Inkubatoren mit Tüchern zu minimieren, einen Tag-Nacht-Rhythmus der Beleuchtung herzustellen, Lärmbelästigung durch Alltagsgeräusche, klingelnde Telefone oder Respiratoren so weit wie möglich abzudämmen. Sie verwenden Inkubatoren mit leiserem Motorgeräusch, benutzen dämpfende Ohrschützer für das Baby, vermeiden Visiten direkt am Inkubator. Intensivmedizinische Maßnahmen werden auf das Notwendigste reduziert.

Die Wirkung solcher Veränderungen konnte in zahlreichen Einzelstudien evaluiert werden. So führte z. B. die Etablierung eines Tag-Nacht-Rhythmus bei der Beleuchtung auf der Station zu einer besseren Gewichtszunahme der sehr kleinen

Babys, einer Reduzierung der Häufigkeit von Schrei- und Unruhephasen, einer besseren Sauerstoffsättigung und einer besseren Entwicklung der Melatonin-Ausschüttung zur Steuerung des Schlafs der Babys. Sie schlug sich schließlich auch in einer kürzeren Aufenthaltsdauer auf der Station nieder (Vasquez-Ruiz et al., 2014).

2.2.2 Beachtung der individuellen Fähigkeiten und Signale

Die Grundlage einer individualisierten, sanften Pflege ist eine veränderte Betrachtung des Frühgeborenen. Nicht physiologische Defizite stehen im Vordergrund, sondern die Beobachtung und Unterstützung von bereits vorhandenen Fähigkeiten und Ausdrucksmöglichkeiten. Es geht darum, dem Baby Halt zu geben und jeweils an seinen Signalen zu erkennen, welche Unterstützung es braucht, um seine neurobehaviorale Organisation zu stabilisieren und seine Entwicklung möglichst ungestört fortsetzen zu können. Bei der Beobachtung geht es z. B. um folgende konkrete Fragen:

- Handelt es sich um ein Baby, das gleichmäßig atmet, oder zeigt es rasch unregelmäßige Atmung, Pausen oder Tachypnien sogar dann, wenn es nur leichte Berührung, Bewegung oder Geräusche erfährt?
- Wenn es still liegt, hält es dann eine sanfte Beugehaltung ein oder geht es schnell in die Überstreckung, überstreckt es rasch die Arme, Beine, Finger oder Zehen, zieht es das Gesicht zurück, beugt es den Nacken oder Rücken?
- Wie ist die Qualität des Aufmerksamkeitszustandes des Babys? Wirkt es angeregt mit glänzenden Augen und vorwärtsgewölbtem Mund, offen für Interaktionen? Oder gerät es schnell in Panik mit aufgerissenen Augen?

Je nach Stabilität seiner neurobehavioralen Reifung reagiert das frühgeborene Baby auf Stimulation auf unterschiedliche Weise. Wenn es in der Lage ist, die Stimulation zu tolerieren, zeigen sich selbstregulierende Zeichen der „Annäherung“ (Aufmerksamkeit): z. B. Lächeln, „Ooh“-Mimik, Glucksen, Entspannung der Gliedmaßen, harmonische Körperbewegungen, Wachheit, entspannter Gesichtsausdruck. Wenn eine Stimulation seine Belastbarkeit zu überfordern droht, sucht das Baby Absicherung im nächst niederen Subsystem. Es streckt die Beine, führt die Hand zum Gesicht, saugt, fäustelt, sucht Anlehnung, reduziert die Aufmerksamkeit für Außenreize. Wenn die Verarbeitungsfähigkeit des Babys überfordert wird, zeigt sich Stress in jedem der Subsysteme:

- Ausblenden sozialer Interaktion (Aufmerksamkeit),
- Blickvermeidung oder Erstarren, glasige Augen, Irritation (Zustand),
- Anziehen von Armen und Beinen, Spreizen der Finger, Überstrecken des Rumpfes, Zungenstoß, desorganisierte Bewegungen (Motorik),
- Gähnen, Aufstoßen, Veränderung der Hautfarbe und der Atmung (physiologisches System).

Die Verarbeitung der Stimulation kann durch verschiedene Hilfen erleichtert werden (vgl. Kasten). Lagerungshilfen wie Rollen oder kleine Kissen sind zur Begrenzung unkontrollierter Motorik hilfreich und dienen der Unterstützung von Körperwahrnehmung, Geborgenheit und Beruhigung des Babys (Nestbildung). Taktil-kinästhetische Stimulation durch sanftes Streicheln, Massieren, Schaukeln, Halten wirken der Reizverarmung entgegen, können durch ihren rhythmischen Charakter aber auch zur Beruhigung in Unruhephasen beitragen. Massage erweist sich bei sehr unreif geborenen Babys mit ausgeprägter Instabilität als besonders wirksam.

Prinzipien einer beziehungsorientierten, entwicklungsfördernden Pflege

- *Konsistenz und Zusammenarbeit in der Betreuung:* Festlegung eines festen Betreuungsteams aus zuständigem Arzt, Schwester, evtl. Krankengymnastin, Ergotherapeutin oder Logopädin zur kontinuierlichen Fortschreibung eines Pflegeplans mit regelmäßigen Besprechungen; Durchführung von Spezialuntersuchungen wie Ultraschall, Röntgen- oder neurologische Untersuchung in Begleitung der primären Schwester und – wenn möglich – der Eltern, um dem Baby die Sicherheit der vertrauten Bezugsperson zu gewährleisten.
- *Strukturierung des 24-Stunden-Tages des Babys:* Zeitliche Organisation der nötigen Interventionen nach klinischem Zustand, Schlaf-Wach-Rhythmus des Kindes, Wachheit; Durchführung belastender Interventionen immer im Zweierteam.
- *Behutsamkeit der Pflege:* Behutsame Annäherung an das Neugeborene nach vorheriger Beobachtung; ruhige Strukturierung der Maßnahmen mit voller Aufmerksamkeit auf das Kind und Ansprechbarkeit für die Eltern; zeitliche Gliederung durch Pausen zwischen Pflegemaßnahmen und Beruhigungshilfen wie Halten, Saugenlassen.
- *Unterstützung in Zeiten des Übergangs:* Zusätzliche Unterstützung für das Baby beim Aufwachen und Einschlafen, Lageveränderungen, Füttern und Wickeln.
- *Lagerungshilfen:* Unterstützung einer entspannten Beugehaltung während des Schlafens, Fütterns, Badens und notwendiger Prozeduren; Unterstützung der Lage des Babys mit den Händen, Tuchrollen oder „Nestchen“; Vermeiden der ungestützten Rückenlage.
- *Individuelle Unterstützung beim Füttern:* Gestaltung des Fütterns als angenehme Erfahrung, in der das Baby die Initiative und Kontrolle hat und neben der Nahrungsaufnahme den Beziehungskontakt erlebt; Füttern in einer für Erwachsenen und Baby komfortablen Position; Anpassung des Tempos an seine individuellen Signale.
- *Körperkontakt (Känguruhen):* Känguruhen (Körperkontakt) mit beiden Eltern, auch bei beatmeten Säuglingen.
- *Gestaltung einer angenehmen Atmosphäre für die Familien:* Angenehme Sitzmöbel für beide Eltern; Abgrenzung eines „privaten“ Raums für die Eltern

mit der Möglichkeit, diesen Raum durch Bilder, Decken, Spielzeug individuell auszustatten, Betreuung von Zwillingen durch dasselbe Team möglichst nahe beieinander.

Das Gleiche gilt für das rhythmische Saugen an einem Schnuller („non-nutritive sucking"). Field et al. (1982) erreichten dadurch bei sehr unreif geborenen Babys eine Verbesserung der Regulation von Schlaf-Wach-Phasen und eine Reduzierung motorischer Unruhe. Tonbandkassetten mit der vertrauten Mutterstimme sind ebenfalls wirksame Beruhigungshilfen (Nöcker-Ribaupierre, 1995), denn ihr unverwechselbarer Klang, Melodie und Rhythmus sind dem Kind aus dem Mutterleib vertraut und schaffen eine Verbindung zu Bekanntem.

Bei einem Pflegekonzept, das auf die individuellen Bedürfnisse des Babys eingeht, werden Pflegemaßnahmen zeitlich möglichst auf die Wachzustände des Babys abgestimmt, Routinemaßnahmen vermieden und die ärztlichen und pflegerischen Maßnahmen organisatorisch so koordiniert, dass dem Baby möglichst lange Ruhepausen verbleiben. Bei unvermeidlichen schmerzhaften Prozeduren erhält das Baby Hilfen zur Beruhigung durch Halten der Arme und Beine oder des Kopfes, Streicheln und sanftes Ansprechen sowie nachträgliche Lagerung in eine entspannungsfördernde Beugehaltung. Bei Zurückhaltung im Einsatz invasiver Maßnahmen unter sorgfältiger Beobachtung des Kindes kann die Zahl der Eingriffe reduziert und z. B. die Beatmung in vielen Fällen vermieden werden, ohne die Gesundheit des Kindes zu gefährden (Lawhon, 1997; Porz et al., 1998; Als, 2019).

Als (2019) entwickelte ein Beobachtungssystem („Newborn Individualized Developmental Care and Assessment Program", NIDCAP), bei dem die Beobachtung der Zeichen von Stabilität und Instabilität des Babys im Mittelpunkt steht. Es dient als Leitfaden für die Beobachtung des Babys vor, während und nach Pflege- und Behandlungsmaßnahmen. Im Rahmen ihrer Fortbildung im NIDCAP-Konzept werden Ärzte und Pflegekräfte für die physiologischen und motorischen Verhaltensmerkmale sowie sein Aufnahmebereitschaft für Stimulation sensibilisiert, an denen sich der Zustand des Babys erkennen lässt (vgl. Tabelle 1).

In einer ersten Veröffentlichung von Als et al. (1986) kamen die Autorinnen zu dem Schluss, dass Babys, die nach dem NIDCAP-Konzept betreut wurden, kürzere Beatmungszeiten hatten, weniger zusätzlichen Sauerstoff brauchten und kürzer sondiert werden mussten. Die neurobehaviorale Organisation im korrigierten Alter von zwei Wochen und die Bayley-Testwerte sowie die Verhaltensorganisation im Alter von neun Monaten wurden günstiger beurteilt als bei Babys, die nach dem herkömmlichen Konzept betreut wurden. Follow-up-Studien dieser Gruppe nach 18 Monaten, drei Jahren und sieben Jahren zeigten signifikant günstigere Entwicklungsverläufe (Als et al., 1986).

Tabelle 1: Verhaltenszeichen in vier Subsystemen (nach Als, 1982, 2019)

	Stabilitätszeichen	Zeichen von Instabilität
Physiologisch	• Regelmäßige Atmung • Stabile Hautfarbe • Stabile Verdauung	• Unregelmäßige Atmung • Änderung der Hautfarbe • Verdauungsprobleme
Motorisch	• Koordinierte Bewegungen • Normaler Tonus • Gezielte Muster, z. B. Hand-Mund-Koordination und Fuß-Hand-Koordination	• Diffuse motorische Aktivität • Hyper-/Hypotonus • Zittrige, zuckende oder ungezielte Bewegungen
Zustand	• Klarer Wachzustand • Aufrechterhaltung ruhiger Wachphasen • Selbst-beruhigendes Verhalten bei Erregung	• Überwiegend diffuse Zwischenzustände • Rasch wechselnde Verhaltenszeichen
Aufmerksamkeit	• Aufmerksamkeit für visuelle und akustische Reize • Ruhige Körperbewegungen bei Anregungen	• Blickvermeidung • Unruhe • Physiologische Instabilität bei akustischen/visuellen Reizen

Als et al. (1994) führten dann eine randomisierte Kontrollgruppenstudie mit 38 Kindern mit einem Geburtsgewicht unter 1.250 g und einem Gestationsalter unter 30 Wochen durch, die in den ersten 48 Stunden für mindestens 24 Stunden beatmet wurden. Die Interventionsgruppe konnte früher entlassen werden (in der Regel zum errechneten Termin), nahm rascher zu und zeigte einen besseren Entwicklungsverlauf bei der Nachuntersuchung im Alter von neun Monaten. In einer multizentrischen randomisierten Kontrollgruppenstudie, die sich auf 92 sehr frühgeborene Kinder bezog, bestätigten sich die positiven Effekte. Die Kinder, die nach dem NIDCAP-Konzept betreut wurden, konnten früher oral ernährt werden, erlitten seltener eine NEC, nahmen mehr Gewicht zu und zeigten einen stabileren neurobehavioralen Status bei Entlassung. Die Eltern dieser Gruppe berichteten eine geringere eigene Belastung (Als et al., 2003).

Kleberg et al. (2007) prüften die Wirkungen einer Pflege nach dem NIDCAP-Konzept auf das Erleben der Mütter von sehr unreif geborenen Kindern. Die Mütter, deren Kinder nach dem NIDCAP-Konzept betreut wurden, erlebten mehr emotionale Nähe zu ihren Kindern und fühlten sich in ihrer Rolle als Mutter durch die Pflegekräfte etwas stärker unterstützt, allerdings auch insgesamt ängstlicher als die Mütter der Kontrollgruppe. In anderen Aspekten der mütterlichen Selbsteinschätzung zeigten sich jedoch keine Unterschiede. Die Interpretation der Ergebnisse ist jedoch dadurch eingeschränkt, dass Interventions- und Kontrollgruppe jeweils nur zehn Mütter umfasste.

Ohlsson und Jacobs (2013) veröffentlichten eine Metaanalyse von elf randomisierten Kontrollgruppenstudien und sieben Follow-up-Studien zur Wirksamkeit des NIDCAP-Konzepts, die bis zu diesem Zeitpunkt in verschiedenen Ländern durchgeführt worden waren. Bei allen Studien wurden das Pflegepersonal in der Durchführung der Beobachtungen und Interventionen nach dem NIDCAP-Konzept fortgebildet. In der Regel wurde das mit Anpassungen der stationären Umgebung, Hilfen für das Baby zu einer günstigen Lagerung und stärkerer Einbeziehung der Eltern in die Pflege verbunden.

Die Autoren der systematischen Übersicht wiesen auf methodische Schwächen hin, die mehrere Studien kennzeichneten. Dazu gehörten kleine Stichprobenumfänge, Unklarheiten über die Zufallszuordnung der Kinder zu Interventions- und Kontrollgruppen sowie die Tatsache, dass die Zugehörigkeit zu den beiden Gruppen für die Untersucher bekannt war (mangelnde „Verblindung"). Zwei Studien von Peters et al. (2009) und Maguire et al. (2009) wurden als die Studien mit höchstem methodischem Standard und größtem Stichprobenumfang identifiziert. Ihre Stichproben umfassten 110 bzw. 160 Kinder.

Die systematische Auswertung zeigte keinen statistisch signifikanten Unterschied hinsichtlich der Zahl der Kinder, die im Alter von 18 Monaten in ihrer Entwicklung unauffällig waren. Unterschiede, die bei Untersuchung im Alter von vier, neun oder 12 Monaten gefunden wurden, erwiesen sich als nicht stabil. Hinsichtlich der kurzfristigen Entwicklung der Kinder auf der Station wurde eine um durchschnittlich 1,5 g pro Tag günstigere Gewichtszunahme und eine Reduktion der stationären Behandlungsdauer um sechs Tage dokumentiert, die die Autoren jedoch als nicht klinisch bedeutsam werteten. In anderen Merkmalen, z. B. der Häufigkeit einer hochgradigen Hirnblutung, Sepsis, NEC oder Frühgeborenen-Retinopathie, fanden sich keine statistisch signifikanten Differenzen. Die Autorinnen der Metaanalyse sahen in ihren Ergebnissen keine Bestätigung einer nachhaltigen Wirksamkeit des NIDCAP-Konzepts, die den beträchtlichen zeitlichen Aufwand für die Fortbildung der Mitarbeiter der Station und die Umsetzung des Konzepts rechtfertigen würde.

Dieser Schlussfolgerung wird allerdings von den Vertretern dieses Konzepts widersprochen (Als, 2019). Sie beziehen sich auf einzelne Studien, die z. B. im Schulalter einen höheren Anteil von Kindern ohne kognitive Beeinträchtigungen oder Aufmerksamkeitsdefizite bei Kindern belegen, die nach dem NIDCAP-Konzept gepflegt wurden (McAnulty et al., 2012). Ungeklärt ist angesichts dieser inkonsistenten Ergebnisse jedoch die Frage, welche Komponenten des Konzepts für positive Wirkungen auf die langfristige Entwicklung der Kinder verantwortlich sein könnten.

2.2.3 Beziehungsförderung durch die Känguruh-Pflege

Bei einem Pflegekonzept, das auf die individuellen Bedürfnisse des jeweiligen Kindes – und seiner Eltern (vgl. Kapitel 3) – eingeht, gilt es, alles zu tun, um den Beziehungsaufbau zwischen dem Kind und seinen Eltern bestmöglich zu unterstützen. Eine sehr wirksame Unterstützung der Kontaktaufnahme der Eltern mit ihrem Kind ist die Känguruh-Methode, bei der die Kinder den Eltern auf die Brust oder Bauch gelegt werden. Im Idealfall sind die Kinder dabei nackt. Durch den sehr intensiven Kontakt entsteht eine enge emotionale Bindung zwischen Eltern und Kind. Gleichzeitig werden die Sinne des Kindes durch das Streicheln, die Stimme und den Herzschlag sowie den Geruch der Eltern stimuliert. Das Känguruhen fördert die Ausschüttung des mütterlichen Oxytocins, dem eine Antistress-Wirkung bei Mutter und Kind zugeschrieben wird. Es erhöht die Bereitschaft zur sozialen Interaktion, hemmt Entzündungen, stabilisiert die Atmung und fördert das Gedeihen des Babys durch verbesserte Nahrungsaufnahme im Verdauungstrakt.

Ihren Ursprung hat die Känguruh-Methode in Kolumbien. Wegen eines Mangels an Inkubatoren entschlossen sich Kinderärzte dort, die Mutterwärme auszunutzen, um die Kinder vor Auskühlung zu schützen. Ärzte aus Europa und den USA übernahmen die Methode zu Anfang der 1980er Jahre in der Erwartung, dadurch die psychosoziale Entwicklung frühgeborener Kinder und die Eltern-Kind-Beziehung zu fördern.

Das frühgeborene Baby aus dem Inkubator zu nehmen und ihm unmittelbaren Körperkontakt zu Vater und Mutter zu ermöglichen, wurde zunächst vielerorts aus Sorge um eine Gefährdung des Kindes abgelehnt. Zahlreiche Untersuchungen wurden seither zur Wirkung der Känguruh-Methode auf die Herzfrequenz, die Häufigkeit von Bradykardien, Apnoen und Infektionen, den Sauerstoffbedarf und die Körpertemperatur durchgeführt, um zu überprüfen, ob diese Befürchtung zutrifft.

Feldman (2004) gab eine Übersicht über die Studien, die bis zu diesem Zeitpunkt zu den genannten medizinischen Risikofaktoren veröffentlicht worden waren, und berichtete Daten aus einer eigenen Langzeitstudie zur Wirkung der Känguruh-Pflege auf die kindlichen Selbstregulationsfähigkeiten, die neurobehaviorale Reifung des Babys, das psychische Erleben der Mütter und die Qualität der Eltern-Kind-Beziehung sowie die kognitive Entwicklung der Kinder, die auf der Station nach dem Känguruh-Konzept gepflegt worden waren. Diese Studie wurde in Israel durchgeführt und umfasste 146 frühgeborene Kinder und ihre Familien.

Systematische Verhaltensbeobachtungen zum Zeitpunkt des errechneten Geburtstermins zeigten signifikant längere ruhige Schlaf- und aufmerksame Wachphasen der Kinder, die Känguruh-Pflege erlebt hatten. Im korrigierten Alter von drei und sechs Monaten zeigten die Mütter dieser Kinder mehr Sensitivität im Umgang mit

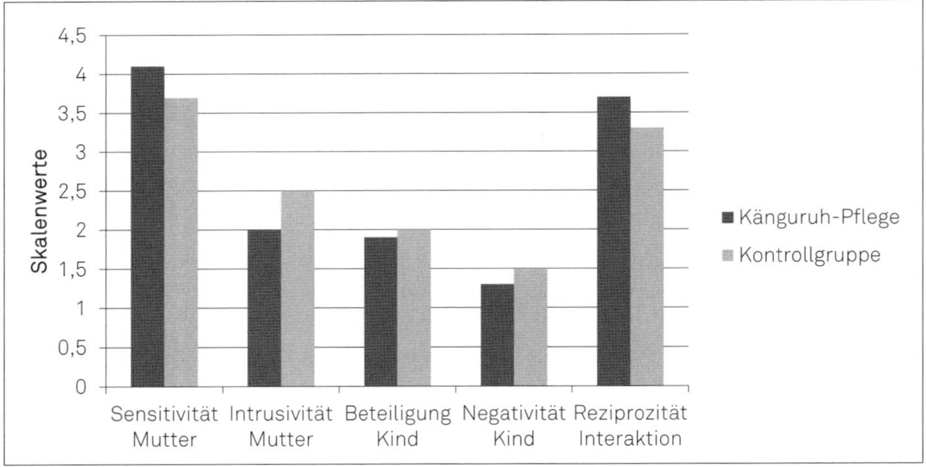

Abbildung 11: Mutter-Kind-Interaktion nach Känguruh-Pflege und in einer Kontrollgruppe im korrigierten Alter von drei Monaten (Feldman, 2004)

ihnen, weniger zudringlich-überstimulierendes Verhalten und eine bessere Abstimmung der wechselseitigen Interaktion (vgl. Abbildung 11). Die gleichen positiven Effekte fanden sich auch bei der Untersuchung der Vater-Kind-Interaktion. Mit sechs, zwölf und 24 Monaten erreichten die Kinder ein signifikant günstigeres Ergebnis in der mentalen Skala des Bayley-Entwicklungstests. Feldman et al. (2014) bestätigten die positiven Effekte auf die Selbstregulationsfähigkeit in einer Nachuntersuchung dieser Kinder im Alter von zehn Jahren, allerdings keinen Unterschied in der allgemeinen kognitiven Entwicklung der Kinder im Vergleich zur Kontrollgruppe.

Auch zur Evaluation der Känguruh-Pflege liegen mehrere systematische Metaanalysen vor. Boundy et al. (2016) analysierten 124 randomisierte Kontrollgruppen- oder Beobachtungsstudien, die bis 2014 veröffentlicht worden waren. Im Vergleich zur konventionellen Pflege zeigten sich signifikante positive Effekte auf die Sterblichkeit (Reduzierung um 36 %), die Häufigkeit einer neonatalen Sepsis (um 47 %) und Temperaturregulationsstörungen (um 78 %). Die Kinder, die nach dem Känguruh-Konzept gepflegt wurden, hatten eine bessere Sauerstoffsättigung und ein günstigeres Kopfwachstum; es zeigten sich allerdings keine Unterschiede in anderen Wachstumsmaßen. Das Risiko für medizinische Komplikationen war nicht höher als bei Kindern, die nach konventionellem Konzept gepflegt wurden. Die Kinder, die Känguruh-Pflege erlebten, wurden nach der Entlassung häufiger gestillt und mussten seltener wieder in eine Klinik aufgenommen werden.

Allerdings muss man auch hier darauf hinweisen, dass nicht alle Studien zu einheitlichen Ergebnissen kommen. So fanden sich in einer französischen Langzeitstudie nur dann bei den Kindern im Alter von einem Jahr positive Effekte der Känguruh-Pflege, die ein geringes biologisches Risiko hatten und bei denen dieses

Pflegekonzept mit einer allgemein günstigen Gestaltung der Entwicklungsumwelt der Kinder auf der Station verbunden war (Tessier et al., 2003, 2009).

Dennoch kann Känguruh-Pflege als gut evaluiertes, wirksames Element einer entwicklungsförderlichen, beziehungsorientierten Pflege gelten. Sie ist daher in vielen Kliniken mittlerweile als eine sichere, kostengünstige und leicht durchzuführende Ergänzung der (Intensiv-)Pflege Frühgeborener anerkannt. Auch sehr kleine und noch beatmete Frühgeborene können aus dem Inkubator herausgenommen werden, wenn sie stabil sind und gut überwacht werden. Es gibt keine Gewichtsgrenze für das Känguruhen. Es sollte nicht weniger als eine Stunde dauern, damit das Kind die Gelegenheit hat, nach der Lageveränderung auf der elterlichen Brust zur Ruhe zu kommen. Nur im Einzelfall, z. B. bei florider Sepsis oder frischer Hirnblutung dritten oder vierten Grades sollte auf das Kanguruhen verzichtet werden.

2.2.4 Unterstützung der oralen Ernährung

Die Studienergebnisse zeigen einen Zusammenhang zwischen Känguruhpflege, engem Körperkontakt und Stillen. Das Stillen ist für die Mütter von größter Bedeutung, denn es gibt ihnen das Gefühl, ihrem Kind etwas zu geben, was keine Schwester dem Kind geben kann, und ihrer Mutterrolle gerecht zu werden. Sie zweifeln aber bei frühgeborenen Babys häufig daran, dass es „funktionieren“ könnte. Viele Frühgeborene können jedoch weitaus früher gestillt werden, als sie zur Flaschenfütterung bereit sind, denn sie können dabei Saugen und Schlucken besser aufeinander abstimmen. Die Unterstützung einer speziell fortgebildeten Stillberaterin kann hilfreich sein, um individuelle Lösungen bei Trinkschwäche, beim Anlegen und beim Umgang mit verzögertem oder zurückgehendem Milchfluss der Mutter zu finden. Der Bundesverband „Das frühgeborene Kind“ e.V. stellt auch zum Thema „Ernährungsaufbau“ eine Informationsbroschüre bereit.

Für das Frühgeborene ist die Ernährung mit Muttermilch am besten verträglich. Infektionen sind bei frühgeborenen gestillten Babys seltener und – wenn sie doch auftreten – weniger schwer. Die Muttermilch hat ein anderes Fettsäureprofil als künstliche Babynahrung, was die Babys vor Erkrankungen der Netzhaut schützt und sie besser gedeihen lässt. Auch wenn die Mutter sich gegen das Stillen entscheidet, ist es daher für das Kind sehr wichtig, dass sie Muttermilch abpumpt. Dies sollte vom ersten Tag an geschehen, möglichst auch im unmittelbaren Kontakt mit dem Baby. Es hat sich gezeigt, dass die Milchmenge von der Häufigkeit der Milchentnahme an der Brust abhängt und vom Kontakt zum Baby, für das die Mutter abpumpt (wobei auch indirekte optische Eindrücke wie Bilder oder Kleidungsstücke des Kindes helfen können).

Bei Kindern, die zunächst über eine Sonde ernährt werden, kann der Übergang zur oralen Ernährung durch eine systematische orale, taktile und kinästhetische Stimulation wirksam unterstützt werden. Arvedson et al. (2010) belegten in einer systematischen Übersicht über 12 Studien positive Auswirkungen früher oraler Stimulation auf die physiologischen Muster beim Saugen und Schlucken frühgeborener Kinder. Während sich keine konsistenten Effekte auf die Gewichtszunahme belegen ließen, zeigten die Studien durchweg, dass durch eine solche frühe Stimulation ein früherer Übergang zur oralen Ernährung erreicht werden konnte.

Fucile et al. (2011) verglichen bei 75 Kindern (mittleres Gestationsalter 29 Wochen) die Effektivität verschiedener Vorgehensweisen. Bei Kindern, die eine Kombination aus regelmäßiger oraler Stimulation, verbunden mit der Möglichkeit, außerhalb der Mahlzeiten für einige Minuten Erfahrungen mit dem Sauger zu machen, und einer taktil-kinästhetischen Stimulation – jeweils für 15 Minuten vor dem Zeitpunkt der Sondierung – erhielten, gelang der Übergang zur oralen Ernährung um neun bis zehn Tage früher als in einer Kontrollgruppe. Sie saugten auch im weiteren Verlauf wesentlich effektiver.

2.2.5 Einbeziehung der Eltern in die Pflege

Die frühzeitige Einbeziehung der Eltern, die ein zentrales Element der entwicklungsfördernden, beziehungsorientierten Pflege ist, kann die elterliche Zuversicht in die eigenen Kompetenzen stärken. Sie unterstützt die Eltern bei der Wahrnehmung der kommunikativen Signale des Babys für Aufmerksamkeit und Reizüberforderung und seiner Selbstregulationsfähigkeiten und lässt angemessene Erwartungen an den Verlauf der kindlichen Entwicklung entstehen. Sie umfasst die Einbeziehung in die praktische Pflege (Windeln, Baden, Füttern), die Information über günstige Lagerungshilfen für das Baby und die Beratung zu entwicklungsfördernden „Spielangeboten“ in Abstimmung auf die kindliche Reiztoleranz und seine Fähigkeiten. Der Bundesverband „Das frühgeborene Kind“ e. V. hat die wichtigsten Aspekte unter dem Titel „Elternberatung in der Neonatologie“ in einer Broschüre zusammengestellt.

Die Schwestern sind dabei für die Eltern die wichtigsten Partner. Sie müssen sich bewusst sein, wie wertvoll es für die Eltern ist, eigene Aufgaben bei der Versorgung des Kindes übernehmen zu können. Sie müssen behutsam herausfinden, was die jeweiligen Eltern sich zutrauen und übernehmen möchten. Das kann individuell sehr verschieden sein und hängt nicht nur vom Grad der Stabilität des Babys ab. So kann es gerade für Eltern eines schwerkranken Babys sehr wichtig sein, es mitzuversorgen und auf diese Weise doch das Gefühl zu entwickeln, etwas zu seiner Genesung beitragen zu können. Andere Eltern möchten vor allem das lernen, was sie nach der Entlassung in der häuslichen Pflege dann selbstständig übernehmen werden, z. B. die orale Medikamentengabe oder Sondenfütterung.

Das individuelle Maß herauszufinden, setzt einen guten Gesprächskontakt zwischen Pflegekräften und Eltern voraus. Welche Information den Eltern gegeben wird, hängt jeweils von ihrem Wissen um den Zustand des Babys und ihren aktuellen Sorgen und Fragen ab. Die Information muss offen, sachlich und vollständig sein. Widersprüchliche Informationen verstärken elterliche Ängste. Um sie zu vermeiden, sind laufende Absprachen zwischen den Schwestern, die das Kind betreuen, und den Ärzten unerlässlich.

Gespräche mit den Eltern erfordern Verständnis für die emotionale Belastung der Eltern, Empathie für ihre individuellen Reaktionen, Sensibilität für die persönliche Situation der Eltern, ihre Werte und die Geschichte ihrer Beziehung zum Kind sowie Respekt vor ihren Entscheidungen (vgl. Kapitel 3). Informationen zur Vorgeschichte (z.B. Verlust eines früheren Babys durch Frühtod, langjähriger unerfüllter Kinderwunsch vor einer In-Vitro-Fertilisation, Verlust eines Zwillings während der Schwangerschaft) und Lebenssituation (alleinerziehende Mutter, akute Trennung der Eltern, soziale Isolierung) müssen fester Bestandteil der Erstanamnese und allen, die mit den Eltern in Kontakt kommen, bekannt sein. Sie sind ebenso wichtige Informationen bei der Dienstübergabe im Schwestern- und Ärzte-Team wie medizinische Informationen i.e.S. zum Behandlungsverlauf.

2.2.6 Entwicklungschancen bei individualisierter, beziehungsorientierter Pflege

Eine multizentrische Studie, die Montirosso et al. (2012, 2018) in Italien durchführten, unterstreicht die Bedeutung von hohen Qualitätsstandards auf der Station für die kindliche Entwicklung. Hohe Qualität war dort gekennzeichnet durch Känguruh-Pflege, unbegrenzte Besuchsmöglichkeiten der Eltern, Unterstützung optimaler Lagerung und physiologischer Stabilität der Kinder sowie eine systematische Unterstützung bei schmerzhaften Behandlungsprozeduren.

Die neurobehaviorale Entwicklung von 178 sehr unreif geborenen Babys (Gestationsalter unter 30 Wochen und/oder Geburtsgewicht unter 1.500 g) wurde in 25 Neonatalzentren untersucht. Die Autoren entwickelten dazu einen differenzierten Fragebogen, in dem die Mitarbeiter über Einzelheiten ihres Behandlungsvorgehens Auskunft gaben.

Es fanden sich klare Zusammenhänge zwischen der Qualität der Pflege und dem neurobehavioralen Status des Kindes – beurteilt von unabhängigen Beobachtern, die keine Kenntnis über die Pflegequalität der jeweiligen Einrichtung hatten – zum Zeitpunkt des errechneten Geburtstermins. Kinder, die auf Stationen gepflegt wurden, die nach den Prinzipien der entwicklungsfördernden, beziehungsorientierten Pflege arbeiteten, zeigten einen besseren Reflexstatus und weniger Stressempfindlichkeit. Bei der Nachuntersuchung im Alter von fünf Jahren waren ihre Aufmerksamkeits- und Selbstregulationsfähigkeiten besser entwickelt, sie zeigten weniger Irritierbarkeit und wiesen eine günstigere sprachliche Entwicklung sowie gesundheitsbezogene Lebensqualität auf. In der gleichen Untersuchungsgruppe fanden sich signifikante Zusammenhänge zwischen der Qualität der stationären Pflege und der erlebten Belastung der Mütter. Mütter, deren Kinder in Einrichtungen niedriger Qualität betreut wurden, erlebten sich als stärker belastet durch das Erscheinungsbild und die Verhaltensmerkmale ihres Babys als Mütter, deren Kinder in Einrichtungen hoher Qualität betreut wurden (Montirosso et al., 2014).

2.2.7 Vorbereitung auf die Entlassung aus der stationären Pflege

Die Einbeziehung in die Pflege, die Ermutigung zum Känguruhen und frühestmöglichen Stillen hilft den Eltern, mit ihrem Baby vertraut zu werden, seine Signale richtig zu deuten und die Stimulation auf die Belastbarkeit des Kindes abzustimmen. In der letzten Phase des Klinikaufenthalts kann ein Rooming-In den Müttern noch mehr Sicherheit für die Zeit nach der Entlassung vermitteln. Über den Zeitpunkt der Entlassung wird dann im Einzelfall entschieden. Während einige Kliniken relativ starre Regelungen bevorzugen und das Baby nicht wesentlich vor dem errechneten Geburtstermin und Erreichen eines Gewichts von 2.500 g entlassen, orientieren sich andere Einrichtungen an der physiologischen Stabilität des Babys und den familiären Gegebenheiten.

Wenn ein Baby einen stabilen kardiopulmonalen und neurologischen Status erreicht hat und eine positive Gewichtstendenz zu erkennen ist, kann es auch dann nach Hause entlassen werden, wenn es noch nicht vollständig oral ernährt wird oder mit dem Monitor überwacht werden muss. Dies setzt allerdings eine sorgfältige Vorbereitung der Eltern auf die Aufgabe voraus, mit der sie im Alltag zu Hause konfrontiert sein werden (vgl. Kapitel 6). Eine Verkürzung der stationären Pflege auf diese Weise ist insbesondere bei Kindern zu überlegen, die früher nach zusätzlichen Komplikationen (z. B. BPD) u. U. mehrere Monate stationär aufgezogen wurden. Sie bedeutet nicht nur eine immense Kostenersparnis, selbst wenn ambulante Pflegedienste intensiv einbezogen werden müssen, sondern auch eine große Erleichterung für den Beziehungsaufbau und die Belastungsbewältigung der Eltern. Sie muss aber so mit den Eltern vorbesprochen werden, dass sie sich hinreichend informiert fühlen, um Risiken, Belastungen und Vorteile gegeneinander abzuwägen und sich dann für eine Entlassung nach Hause entscheiden zu können. Sie setzt voraus, dass die Eltern sich sicher in der Pflege fühlen, die nötige apparative Ausrüstung zu Hause zur Verfügung steht, sie in der Bedienung, Überwachung und in Notfallmaßnahmen angeleitet sind und ein multidisziplinäres Team bei Entlassung einen Weiterbetreuungsplan mit den Eltern entwickelt, der die nächsten Entwicklungskontrollen und Rehabilitationsschritte festlegt.

Die Vorbereitung auf die Entlassung muss allerdings nicht nur für die Kinder, die weiter auf technische Hilfen in der häuslichen Pflege angewiesen sind, sorgfältig geplant werden. Die Mitarbeiter der Station sehen die Entlassung oft als erfolgreichen Abschluss des Klinikaufenthalts an, für die Familien bedeutet sie u.U. aber erst den Beginn eines langen Weges, auf dem medizinische und therapeutische Dienste und soziale Entlastungssysteme einbezogen werden müssen. Die Freude über die Tatsache, dass das Baby zu Hause ist, wird z.T. durch Gefühle der Isolation, den Verlust des stützenden Netzwerkes von Helfern in der Klinik und die Angst, die besondere Situation mit dem frühgeborenen Baby nicht bewältigen zu können, aufgewogen.

Ingram et al. (2017) befragten 37 Eltern von frühgeborenen Kindern sowie 23 Mitarbeiter von stationären Behandlungsteams nach ihren Erfahrungen mit einer systematischen Vorbereitung auf die Entlassung. Die Eltern schätzten die Anleitung in der praktischen Versorgung des Babys positiv ein, die sie von den Pflegekräften erhielten. Viele vermissten jedoch ein ausführliches Beratungsgespräch zur Vorbereitung auf die Entlassung. Sie hätten sich mehr emotionale Unterstützung zum Umgang mit ihren Sorgen und ihrer Unsicherheit gewünscht, obgleich sie den starken Wunsch verspürten, das Baby nun nach Hause zu nehmen. Die Schwestern legten besonderen Wert darauf, die Eltern über die anzustrebende Gewichtszunahme, das Stillen und die Stabilisierung der Körpertemperatur zu informieren.

In vielen Kliniken finden Eltern heute Elternbroschüren zur Vorbereitung auf die Entlassung vor, wie sie z.B. vom Bundesverband „Das frühgeborene Kind" e.V. unter dem Titel „Zu früh geboren – willkommen daheim" herausgegeben wurde. Sie erweisen sich als sinnvoll, um den Eltern zu helfen, die Bedürfnisse des Babys in der ersten Zeit des Übergangs nach Hause zu verstehen und ein förderliches Maß von Anregung und Schutz vor Reizüberforderung zu finden. Die Eltern sollten dabei möglichst viele praktische Hinweise erhalten, z.B. wann das Baby zu Besuchen mitgenommen werden kann, wie die Nahrung zusammengestellt sein soll und bei welchen Krankheitszeichen sie einen Kinderarzt aufsuchen sollten. Hinweise auf Nachbetreuungseinrichtungen (z.B. Schreibaby-Sprechstunde, sozialpädiatrische Ambulanz, Frühförderstelle, Abteilung des Sozialamtes für familienentlastende Hilfen) sollten mit Angabe des Ansprechpartners und der Kontaktdaten für die Eltern bereitgehalten werden.

Vor einer besonderen Situation stehen Eltern von Kindern, bei denen bereits zum Zeitpunkt der Entlassung eine Behinderung diagnostiziert wird. Ballantyne et al. (2019) befragten 18 Eltern, bei deren Kindern eine Cerebralparese diagnostiziert wurde, nach ihren rückblickenden Erfahrungen. Sie beschreiben den Übergang zur Weiterbetreuung in Einrichtungen für Kinder mit Behinderungen als Auseinandersetzung mit einer für sie völlig „neuen Welt". Der Verlust der Unterstützung durch das stationäre Team wird als sehr belastend und teilweise als retraumatisierend erlebt. Diese Eltern sind in besonderem Maße auf emotionale Begleitung bei der Entlassung und Informationen über die Entwicklungsperspektiven ihres Kindes angewiesen.

2.3 Herausforderungen für das stationäre Behandlerteam

Individualisierte, beziehungsorientierte Pflege ist ein komplexes Geschehen. Es gilt, sich in das Erleben des Babys einzufühlen, seine Reaktionen auf die Umwelt und Pflegehandlungen als kommunikative Signale zu verstehen und in den jeweiligen Pflegesituationen Wege zu suchen, die die Bedürfnisse des Babys nach Ruhe und Halt berücksichtigen. Ein solches Konzept ist weniger leicht vermittelbar (und kontrollierbar) als standardisierte Abläufe („Pflegeregime"), die sich am Reifegrad des Babys, beurteilt nach Gestationsalter und Gewicht, orientieren. Es erfordert individuell angepasste, kreative Problemlösungen und stellt eine besondere Herausforderung für das Betreuungsteam dar.

Die Mitarbeiter auf der Station müssen sich u. U. von altgewohnten Vorstellungen und eingefahrenen Routinen verabschieden, sich öffnen für neue Lerninhalte und Vorgehensweisen und sich auf einen Prozess der Selbstreflexion ihres Tuns einlassen. Es bedarf räumlicher Veränderungen, z. B. wenn Platz für Liegestühle zwischen den Inkubatoren geschaffen werden müssen, damit Eltern die Möglichkeit zum Känguruhen haben. Es braucht Ruhezonen, um Stillen zu erleichtern, Rückzugsmöglichkeiten in einem Elternzimmer, um das Gespräch der Eltern miteinander zu ermöglichen, und zeitliche Ressourcen für die Anleitung der Eltern, wenn sie in Pflegehandlungen einbezogen werden, von ihren Sorgen berichten und Fragen stellen. Der langfristige Gewinn für die Schwestern liegt in einer Entlastung durch zunehmend sichere und kompetente Eltern, aber auch in einer größeren beruflichen Zufriedenheit. Kurzfristig erfordert die Einführung eines solchen Konzepts jedoch ein erhebliches Maß an Mitarbeiterschulung.

Dies gilt insbesondere für die frühe Einbeziehung der Eltern und ihre verständnisvolle Begleitung durch die emotionale Krisensituation. Die Schwestern sind in der Regel in ihrer Ausbildung nicht darauf vorbereitet worden, wie sie Eltern in dieser schwierigen Lebenssituation beistehen können. Die Veränderungen ihrer Aufgaben können Ängste und Phantasien entstehen lassen, weniger wichtig oder gar überflüssig zu werden. Die Vielfalt der Begegnungen mit Eltern und ihren unterschiedlichen Bewältigungsversuchen schafft Spannungen. Die Auseinandersetzung mit den womöglich überhöhten oder ungerechtfertigten Ansprüchen der Eltern, unbewusste Konkurrenzgefühle um die „bessere" Betreuung des Babys, Enttäuschung und Vorwürfe wegen einer scheinbaren Vernachlässigung des Kindes, wenn Eltern in ihrem Beziehungsaufbau zum Kind zunächst blockiert sind, schaffen Konfliktfelder und stören den reibungslosen und eingespielten Funktionsablauf auf der Station.

Die Realisierung eines individualisierten, beziehungsorientierten Pflegekonzepts birgt auch Spannungsfelder zwischen dem Pflegedienst und den Ärzten auf der Station. Die Pflegephilosophie fordert eine Abstimmung der ärztlichen Untersuchungs- und Behandlungsmaßnahmen auf den Fütter- und Schlafrhythmus und die momentane Belastbarkeit des Babys. Wenn dies von den Ärzten im Einzelfall nicht respektiert wird, stehen rasch Vorwürfe des unüberlegten Handelns, der mangelnden Sensibilität und mangelnden Anerkennung der pflegerischen Arbeit im Raum. Die Ärzte rechtfertigen ihrerseits ihre Maßnahmen oft mit überfordernden Arbeitsbedingungen, unvorhergesehenen Ereignissen (z. B. Notfalleinsätzen) oder dem Vorrang der medizinischen Versorgung vor den sogenannten „Psychoaufgaben". Dies gilt insbesondere für junge Ärztinnen und Ärzte, die in der Neonatologie im Rahmen ihrer Ausbildung mit einem hochspezialisierten und zunächst fremden Arbeitsgebiet konfrontiert sind. Ohnehin besteht bei vielen Pflegekräften der Eindruck, dass viele der emotional belastenden Aufgaben in Zusammenhang mit der Elternbetreuung an sie delegiert werden und Ärzte belastenden Gesprächen eher ausweichen können. Kritik am ärztlichen Handeln stellt schnell die Hierarchie in Frage, die in Akutkliniken für unerlässlich erklärt und in der ärztlichen Aus- und Weiterbildung auch weitgehend tradiert wird.

Hinzu kommen strukturelle Hindernisse für die Realisierung eines beziehungsorientierten, entwicklungsfördernden Pflegekonzepts. Personalstellen können nicht besetzt werden, weil es die unbefriedigenden Vergütungsstrukturen und Dienstzeitregelungen schwer machen, genügend Nachwuchskräfte zu gewinnen („Pflegenotstand"). Ausfälle von Pflegekräften durch Schwangerschaft oder Krankheit können nicht kompensiert werden, sodass die zeitlichen Ressourcen für die Realisierung eines individualisierten, beziehungsorientierten Konzepts fehlen. Räumlich-strukturelle Veränderungen, die finanzielle Investitionen der Träger erfordern, werden zudem mit dem Argument, dass sich die Klinik „wirtschaftlich tragen" müsse, zurückgestellt.

Zu einem beziehungsorientierten, entwicklungsfördernden Pflegekonzept gehört auch, dass die Mitarbeiter die eigene Arbeit und Belastung in Supervisionsgruppen reflektieren können. Sie sind mit Angst, Trauer, Ärger oder Verleugnung der Bedrohlichkeit als den natürlichen Reaktionen der Eltern konfrontiert (vgl. Kapitel 3). Sie müssen lernen, die individuellen Bewältigungsversuche der Eltern nicht als richtig oder falsch zu bewerten, sondern zu respektieren. Die vielfältigen Belastungen der Familie, unter denen die Frühgeburtlichkeit des Kindes u.U. nur eine ist, müssen bekannt sein und anerkannt werden. Ehrlichkeit der Erklärungen über den Zustand des Kindes und klare Kommunikation ohne Fachjargon sind Voraussetzung für die Entwicklung einer partnerschaftlichen Zusammenarbeit. Die Realisierung eines solchen Pflege- und Behandlungskonzepts erfordert daher nicht nur eine Schulung der Mitarbeiter, sondern auch eine kontinuierliche emotionale Unterstützung des Betreuungsteams. Angebote zur Supervision durch erfahrene Psychotherapeuten sind bisher jedoch nur in wenigen Perinatalzentren etabliert.

Die Einführung eines solchen Pflege- und Behandlungskonzepts macht es erforderlich, dass alle Beteiligten sich auf den Prozess der Entwicklung gemeinsamer

Leitbilder der Arbeit einlassen. Leitende Mitarbeiter der Station müssen sich entschließen, die nötigen Veränderungen mit Überzeugungskraft durchzusetzen. Zeit für kommunikativen Austausch außerhalb der versorgungsorientierten Routine und Bereitschaft zu partnerschaftlichem Umgang miteinander sind unerlässlich, um diesen Prozess gelingen zu lassen. Diese Mühe wird durch größere Arbeitszufriedenheit der Mitarbeiter, mehr Gelegenheiten zur Entwicklung von Kreativität am Arbeitsplatz und die Wahrnehmung, dass es Kind und Eltern leichter gelingt, ihren Weg zueinander zu finden, belohnt.

Unterstützende Beziehungen zwischen dem Team und dem Baby und seiner Familie können nur gelingen, wenn jeder einzelne Mitarbeiter und jede Mitarbeiterin sich in seiner Arbeit geschätzt und selbst unterstützt fühlt. Die Frühgeburt bedeutet in diesem Sinne nicht nur eine Herausforderung der Bewältigungskräfte der Kinder und Eltern, sondern auch der Entwicklungskräfte aller Mitarbeiter auf der Neonatologischen Intensiv- und Pflegestation (NIPS) und Frühgeborenenstation.

3 Elternberatung in den ersten Wochen nach der Geburt

Die Frühgeburtlichkeit stellt nicht nur für das Baby, sondern ebenso für seine Eltern eine Herausforderung ihrer Bewältigungskräfte dar. Die Geburt erfolgt im Falle sehr unreifer Babys nur drei oder vier Wochen, nachdem die Mütter zum ersten Mal Kindsbewegungen wahrgenommen haben. Dies ist ein bedeutsamer Augenblick im Prozess der pränatalen Beschäftigung der Mutter mit und der Entwicklung ihrer Beziehung zu ihrem Baby. Der Prozess der inneren Vorbereitung auf das reale Baby und die Entstehung der Bindung zu ihm wird jäh unterbrochen, indem statt einer Geburt zu einem gut vorbereiteten Zeitpunkt als lang ersehnter Endpunkt einer Wartezeit eine Geburt als krisenhaftes Ereignis stattfindet, verbunden mit Angst und Sorge um den möglichen Verlust des Kindes.

Mütter, die zu diesem Zeitpunkt entbinden, sind in einem praktischen und psychologischen Sinne unvorbereitet auf ihre neue Elternrolle. Sie haben in der Regel noch keine Geburtsvorbereitungskurse besucht, bis zum Geburtszeitpunkt gearbeitet und noch nicht ihren Mutterschutz-Urlaub begonnen. Die Wohnung ist oft noch nicht vorbereitet, die Entbindungsklinik und der Name des Babys sind noch nicht ausgewählt. Die Schwangerschaft selbst war in vielen Fällen nicht unbelastet, sondern von Ängsten aufgrund von vorhergehenden unglücklich verlaufenen Schwangerschaften oder aktuellen Komplikationen geprägt, die besondere Schonung und womöglich stationäre Behandlungsmaßnahmen zum Hinausschieben einer verfrühten Geburt erforderlich machten.

Ihre vorgeburtliche Beziehungsentwicklung zu ihrem Baby wird unterbrochen zu einem Zeitpunkt, zu dem sie sich noch voll und ganz mit dem Kind eins fühlen und auf eine Trennung nicht vorbereitet sind. Die Anpassung an die Realität ist dann gefordert in einer Situation, die von überwältigenden Gefühlen beherrscht wird. Sie erleben ein Gefühl des Versagens und Verlustes, weil sie nicht in der Lage waren, ihrem Baby die angemessene Zeit in ihrem Mutterleib zu geben, und werden konfrontiert mit den Bedingungen auf der Intensivstation, die zur Sicherung des Überlebens des Kindes notwendig sind. Sie fühlen sich ohnmächtig und hilflos in dem Wunsch, Überleben und Wohlbefinden des Kindes selbst sicherzustellen, und sorgen sich, ob das Kind ein bleibendes Entwicklungshandicap davontragen wird.

3.1 Emotionale Herausforderungen durch eine zu frühe Geburt

3.1.1 Vorgeburtliche Beziehungsentwicklung

Diese Herausforderungen stellen sich für die Eltern in einer Zeit besonderer dynamischer biologischer, sozialer und psychischer Veränderungen, wie sie jeder Übergang zu einer neuen Entwicklungsphase darstellt. Zu jeder Schwangerschaft und Geburt gehören freudige Erwartungen und Wünsche, aber oft auch tiefgreifende Ängste. Ein erstes Mal Eltern zu werden, bedeutet den Beginn einer neuen Entwicklungsphase als erwachsene Frau oder erwachsener Mann, dabei auch Lösung und Übernahme einer eigenständigen Rolle in der Beziehung zu den eigenen Eltern. Ein Kind in sich wachsen zu fühlen, das zunächst noch völlig abhängig und mit der Mutter vereint ist, bedeutet für diese eine einmalige Erfahrung ihres eigenen Wertes und ihrer (Lebens-)Kraft. In dieser Dynamik liegt die Gefahr einer besonderen Verletzlichkeit, andererseits aber auch die Chance für eine Weiterentwicklung innerer Verarbeitungsmöglichkeiten für das eigene Erleben und sozialer Beziehungen.

Die Beziehungsaufnahme zum Kind nimmt in den Vorstellungen der Eltern von ihrem künftigen Kind ihren Anfang, denn mit Beginn der Schwangerschaft beginnt ein Prozess des Austausches zwischen den „imaginierten" Kind, das die Eltern in ihrer Fantasie vor sich sehen, und dem realen Baby, das dann zur Welt kommt. Diese Prozesse werden im Alltag meist nicht bewusst und werden kaum offen angesprochen. Manche Paare versuchen während der Schwangerschaft sogar, sich lieber keine Vorstellungen vom zukünftigen Kind zu machen. Sie stellen sich damit auf mögliche Enttäuschungen ihrer Wünsche und Hoffnungen ein und suchen sie auf diese Weise zu vermeiden.

Untersuchungen zur vorgeburtlichen Beziehungsentwicklung zeigen aber, dass alle Eltern sich vielseitige und flexible Vorstellungen von der Persönlichkeit des Kindes machen und über diese nachdenken. Diese Fähigkeit scheint für die frühe Beziehungsentwicklung zum realen Kind von großer Bedeutung. Sie spiegelt sich wider in Träumen und Tagträumen während der Schwangerschaft, auf einer bewussteren Ebene aber auch in der Zwiesprache der Mutter mit dem Kind im Mutterleib und dem Erleben einer bereits jetzt vorhandenen Gemeinsamkeit. Diese inneren Vorstellungen vom Kind entwickeln sich im Verlauf der Schwangerschaft in Phasen. Im dritten Trimester (d.h. nach der 24. SSW) nehmen sie die Form reichhaltiger Beschreibungen der individuellen Persönlichkeit des Kindes an, die eine erstaunliche Vorhersagekraft für das Erleben der Temperaments- und Persönlichkeitsmerkmale des Kindes sechs Monate nach der Geburt (Zeanah et al., 1990) und die Bindungsqualität am Ende des ersten Lebensjahres haben (u.a. Benoit et al., 1997).

Im normalen Schwangerschaftsverlauf treten in den letzten Wochen vor der Geburt diese differenzierten Vorstellungen vom Kind zurück zugunsten der Annahme des kommenden Kindes als eigenständigem Individuum. Es scheint, als ob hier auch ein Adaptationsmechanismus wirkt, der unbewusst vor enttäuschenden Erfahrungen mit dem realen Kind schützt (Ammaniti, 1991). Dieser Schutzmechanismus kann sich bei einer sehr verfrühten Geburt nicht entfalten, sodass inneres Vorstellungsbild vom Kind sowie der Beziehung zum Kind und die Wahrnehmung des realen Babys, das so gar nicht den Vorstellungen eines runden „Alete-Babys“ entsprechen mag, aufeinanderprallen. Das frühgeborene Kind kommt zur Welt zu einer Zeit, in der sich die werdende Mutter mit ihrem Kind eins fühlt und noch nicht psychologisch auf die Ablösung vorbereitet ist, die mit der Geburt einhergeht.

Jene Beziehungsaufnahme zum werdenden Kind wird mitbestimmt von den Vorstellungen von Beziehungen und Fantasien der Eltern[5], die in ihrer eigenen Lebensgeschichte entstanden sind. Sie werden durch die Erfahrungen der eigenen Schwangerschaft und Elternschaft aktualisiert und tragen in erheblichem Maße zur Gestaltung der Beziehung zum eigenen Baby bei. Dabei geht es nicht um eine einfache Wiederholung der biografischen Erfahrung. „Kapitel aus der Geschichte der eigenen Kindheit“ können im Übergang zur Elternschaft auch durch die Auseinandersetzung mit dem realen Baby und die Übernahme einer nun neuen Position in der Generationenfolge „umgeschrieben“, die Weitergabe von ungünstigen Beziehungsmustern von einer Generation zur nächsten kann unterbrochen werden.

Der Übergang von den Vorstellungen und Fantasien zum realen Leben als Mutter oder Vater ist schließlich auch mit Veränderungen der Paarbeziehungen verbunden. Stabilität der Partnerschaft, Lebendigkeit der Beziehung und Dialogfähigkeit der werdenden Eltern erleichtern den Übergang. Offenheit für Veränderungen und ein „innerer Raum für das Kind“ in der Vorstellungswelt beider Eltern sind entscheidende Voraussetzungen dafür, dass sich ein Eltern-Kind-Beziehungssystem mit flexiblen Zweierbeziehungen entwickeln kann.

Diese Hinweise zeigen, dass der Übergang zur Elternschaft in vielfältiger Hinsicht störanfällig ist. Risiken für das Gelingen des Übergangs zur Elternschaft liegen – unabhängig von der besonderen Situation der zu frühen Geburt – in:

- einer mangelhaften Verarbeitung und Integration der eigenen Kindheitsgeschichte,
- einer rigiden oder labilen Persönlichkeits- und/oder Partnerschaftsstruktur,

5 An dieser Stelle sei stellvertretend für alle folgenden Ausführungen betont, dass die Geburt des Kindes – zum Termin oder zu früh – eine Herausforderung der Bewältigungskräfte für beide Eltern darstellt. Die Mehrzahl der Untersuchungen bezieht sich auf Mütter. Daher und aus Gründen der Lesbarkeit werden im Text in der Regel Mütter und Väter nicht gesondert genannt.

- kargen, einseitigen oder starren Vorstellungen vom zukünftigen Kind,
- mangelhaft entwickelter Dialogfähigkeit der Eltern,
- einem Fehlen des „inneren Raums“ für das Kind und damit für eine triadische Beziehung.

3.1.2 Mütterlichkeits-Konstellation

Diese Übergangsphase stellt für die Mutter offensichtlich eine emotional besonders sensible Phase dar. Stern (1998) beschreibt die besondere psychische Verfassung, in der sich Mütter in den ersten Monaten nach der Geburt befinden, als „Mütterlichkeits-Konstellation“ mit einer spezifischen Weise zu denken, fühlen und handeln. Dabei geht es um eine innere Auseinandersetzung mit den Themen:

- Bin ich in der Lage, das Leben und Wachstum meines Babys zu gewährleisten?
- Kann ich mich auf eine emotionale Beziehung zu meinem Baby einlassen und seine Entwicklung so unterstützen, dass es sich zu dem Baby entfaltet, das ich mir „erträumt“ habe?
- Gelingt es mir, ein soziales Unterstützungssystem aufzubauen und aufrechtzuerhalten, um diese Funktionen auszufüllen?
- Kann ich mich in meiner Identität so verändern, dass ich die genannten Funktionen erfüllen kann?

Die Besonderheit dieses psychischen Zustands zeigt sich z. B. darin, dass sich die Mutter jetzt mehr als jemals zuvor oder später mit ihrer Rolle und ihren Gefühlen als Mutter auseinandersetzt, mit ihrer Beziehung zu ihrer eigenen Mutter und mit frauenspezifischen Themen im Allgemeinen. Wachstum und Entwicklung des Kindes sind ihr wichtiger als berufliche Karriere, ihr Partner bekommt im Lebenszusammenhang mit ihrem Baby eine zeitweise größere Bedeutung als Vater denn als Mann und Sexualpartner. Das Baby ist eine Zeit lang schlicht wichtiger als alles andere auf der Welt. Alle diese Themen korrespondieren mit den Erwartungen, die die westliche Gesellschaft an Mütter richtet.

Die zentrale psychodynamische Bedeutung von Schutz und Versorgung des Babys erklärt z. B., dass Fragen des Stillens und Fütterns mit der Flasche und ein befriedigender „Erfolg“ beim Füttern in dieser Phase so übergroße Bedeutung gewinnen oder dass Mütter des nachts ins Kinderzimmer gehen, um sich zu vergewissern, dass ihr Baby noch atmet. Ängste, dass das Kind nicht genügend essen oder zunehmen wird, zu atmen „vergessen“ oder sich – weil nicht geschützt – verletzen könnte, sind „normale“ Ängste in dieser Zeit.

Diese besondere Beziehung der Mutter zu ihrem Baby ist die Voraussetzung für ihre besondere Feinfühligkeit, die sie angemessen auf seine Bedürfnisse reagieren und ihre intuitiven Kompetenzen in der vorsprachlichen Kommunikation entfalten lässt. Mütter setzen sich in dieser Phase mit Fragen auseinander wie:

- Kann ich das Baby wirklich lieben?
- Kann ich wirklich glauben und erkennen, dass es mein Baby ist?
- Kann ich mich wirklich auf ein natürliches und spontanes Spiel mit ihm einlassen?

Traditionell ist in den meisten Gesellschaften ein Unterstützungssystem vorgesehen aus einer großen Familie mit Schwestern, Tanten, Großmüttern und Begleiterinnen (z.B. Doulas), die in der Kinderpflege erfahren sind, um den Müttern ihre neuen Aufgaben zu erleichtern. Diese Funktion kann in der heutigen Kleinfamilienstruktur vom (Ehe-)Mann nur unzureichend übernommen werden, weil es ihm selbst an Erfahrung fehlt. Das Gesundheitssystem bietet mit ambulanten Hebammen oder Kinderpflegerinnen kaum wirklichen Ersatz. Welche Bedeutung die soziale Umgebung für die Mutter in dieser Phase hat, zeigt sich z.B. darin, dass sie von Kritik von Verwandten oder der eigenen Mutter emotional leicht verunsichert wird und überempfindlich aus Angst reagiert, in ihrer Mutterrolle infrage gestellt oder verdrängt zu werden.

Im Falle der Frühgeburt stellen die Trennung vom Baby, die Notwendigkeit, seine Pflege und lebenserhaltende Versorgung dem pflegerischen und ärztlichen Fachpersonal anvertrauen zu müssen, die Gefahr, die Schwestern als Konkurrenz in der Beziehung zum Baby zu erleben, und die Erfahrung von Hilflosigkeit in dem Versuch, Nähe und Schutz für das Baby zu bieten, somit die Mütterlichkeits-Konstellation in ihrem emotionalen Kern infrage.

3.1.3 Ängste und Niedergeschlagenheit nach der frühen Geburt

Ohne innerlich auf die Beziehung zum Baby angemessen vorbereitet zu sein, sind Eltern eines frühgeborenen Babys mit einem extrem kleinen und zerbrechlich wirkenden Baby konfrontiert, das ihren unbewussten Vorstellungen und Fantasien ganz und gar nicht entspricht. Sie haben Angst um sein Überleben, fühlen sich niedergeschlagen und müssen Unsicherheit über die Zukunft aushalten.

Die Wechselhaftigkeit des Zustands des Babys lässt viele Eltern diese Zeit als „emotionale Achterbahn“ erleben. Sie fühlen sich hilf- und machtlos, kämpfen nicht selten mit Selbstvorwürfen, an der Frühgeburt des Kindes schuld zu sein, Niedergeschlagenheit und Insuffizienzgefühlen (Flacking et al., 2006). Diese Gefühle sind für die übrige Familie, Freunde und Kollegen oft nur schwer nachzuvollziehen. Es handelt sich um intensive und rasche Wechsel zwischen Optimismus und Verzweiflung, Zuversicht und Angst vor einer schlechten Prognose in Abhängigkeit vom Zustand des Babys. Diese emotionalen Schwankungen sind normal und zu erwarten in einer solchen Krisensituation (vgl. Kasten). Eine Broschüre des Bundesverbandes „Das frühgeborene Kind“ e.V. vermittelt unter dem

Titel „Eltern auf der Neo-Intensivstation" Eindrücke von den Belastungen der Eltern in der akuten Phase.

Emotionale Herausforderungen für „frühgeborene Eltern"

- Innere Anpassung an die „verfrühte Elternschaft".
- Sorge um Überleben und Zukunft.
- Trauer um das erträumte gesunde Baby.
- Verunsicherung durch Trennung vom Kind.
- Gefühle der Hilflosigkeit und Ohnmacht.
- Schuldgefühle wegen evtl. Versäumnisse.
- Deprimiertheit.
- Wut und Vorwürfe.
- Verleugnung der Bedrohung.
- Überlastung durch vielfältige Anforderungen.

Die emotionale Belastung der Eltern wird oft noch verstärkt durch die Konfrontation mit der Anforderung, hochkomplexe Informationen zum Kind aufnehmen, verstehen und den Angehörigen vermitteln zu müssen. Hinzu kommen oft unsichere oder unsensible Reaktionen aus dem sozialen Umfeld. Eltern erleben, dass der Kontakt zu ihnen vermieden wird oder sie mit ständigen Nachfragen zum Befinden des Kindes überfordert werden. Einige Mütter erinnern sich:

Beispiele:

- Überleben nur durch Apparatemedizin möglich. Alle Vorstellungen von sanfter Geburt und harmonischem Wochenbett, ruhiger, liebevoller Babypflege ausgeträumt. Ringsum Hoffnung auf gesunde Kinder. Unmittelbare Nähe von zartem Leben und Tod. Andauerndes Piepsen, Alarmzeichen, Geflimmere auf Monitoren. Nicht wissen, was passiert im nächsten Augenblick, Unsicherheit, Ängste, schmerzvoller Verzicht auf körperliche Nähe mit dem eigenen Kind, Distanziertheit.
- Ich konnte nicht mehr reden. Ich wollte mein Zimmer nicht verlassen. Ich wollte schlafen, konnte aber nicht. Ich war immer den Tränen nahe. Eigentlich wollte ich keinen Besuch.

Väter erleben sich nach einer Frühgeburt des Kindes häufig ähnlich belastet wie Mütter, wenn sie dies auch meist weniger offen äußern als ihre Partnerinnen. Sie stehen vor familiären, beruflichen und emotionalen Anforderungen, die sie so gut wie möglich zu meistern versuchen. Sie versorgen neben den Besuchen in der Klinik die Geschwisterkinder, kümmern sich um den Haushalt, informieren die weitere Familie und gehen ihrer Berufstätigkeit nach (Lettgen & Jotzo, 2001).

Die Belastung der Eltern variiert mit dem Grad der Unreife und dem medizinischen Status des Kindes, den Schwierigkeiten des Beziehungsaufbaus und den Bedingungen auf der Intensivstation, aber auch mit ihrem psychosozialen Hintergrund und der Qualität der Beziehung zum Ärzte- und Pflegepersonal. Je kleiner und bedrohter die Babys sind, desto intensiver die emotionalen Reaktionen der Eltern. In einer Befragung von 130 Müttern frühgeborener Kinder standen bei fast allen Müttern von Babys in einem fragilen Zustand emotionales Aufgewühltsein, Angst um das Überleben des Kindes und Angst vor Belastungen nach der Entlassung im Vordergrund. Aber auch ein beträchtlicher Teil der Mütter derjenigen Kinder, deren Zustand stabil ist, sind emotional belastet, leiden unter der Distanz zu ihrem Kind, haben Sorgen um Entwicklungsstörungen und erleben sich unsicher mit Blick auf die Entlassung (Pederson et al., 1987). Die akute Belastung der ersten Tage schildern einige Eltern so:

Beispiele:

- Mein Kind habe ich auf normalem Wege bekommen, da mein Gynäkologe überhaupt keine Chance sah, es durchzubringen. Der Kinderarzt war da zuversichtlicher, als sie da war. Allerdings konnte er auch nur Prognosen für einen Tag geben. Als ich sie am nächsten Tag das erste Mal richtig im Brutkasten sah, bin ich ziemlich erschrocken und konnte nicht glauben, dass das mein Kind sein soll. Ich sah ein kleines Etwas unter einer Frischhaltefolie mit jeder Menge Schläuchen, Elektroden und Nadeln. Es hat mich gleich eine Schwester empfangen und mir einen Arzt geholt, der mir dann nähere Einzelheiten erzählte. Ich bin dann jeden Tag mit einem unguten Gefühl in die Kinderklinik gegangen: „Welche schlechte Nachricht erwartet mich heute wieder?“
- Die Frühgeburt kam für mich sehr überraschend und unvorbereitet, innerhalb von 18 Stunden war unser Kind geboren – zum Glück in einer entsprechend ausgerüsteten Klinik. Einen Tag später konnte ich es sehen, die Schwestern und Ärzte waren sehr herzlich. Unser Kind war für uns sofort das schönste Baby, wir besuchten es jeden Tag. Eine Woche später konnten wir es, obwohl es noch eine Atemunterstützung brauchte, bereits aus dem Brutkasten nehmen. Dann kam ein unerwarteter Rückschlag – Verdacht auf NEC – und es musste wieder beatmet werden. Sein Leben hing an einem seidenen Faden, doch die Ärzte und Schwestern machten uns Mut, sagten, er würde es schaffen, er sei ein kleiner Kämpfer, so war es auch.
- Als ich das Kind zum ersten Mal sah, war gerade große Aufregung auf der Station, alle standen um den Brutkasten meines Kindes, Grund war der Pneumothorax, der gerade behandelt wurde, das Kind war noch narkotisiert und lag völlig reglos da. Ein Ereignis, das Auswirkung auf seinen ganzen Krankenhausaufenthalt hatte, da ich von da ab jedes Mal, wenn ich zu ihm kam, dachte: „Was wird wohl heute sein?“

Meyer et al. (1995) analysierten die emotionale Belastung von 142 Müttern frühgeborener Kinder zwei Wochen nach Geburt des Babys. Sie verwendeten die „Parental Stressor Scale: Neonatal Intensive Care Unit“ (PSS:NICU; Miles, 1991) und einen Fragebogen zur Erhebung allgemeiner psychischer Belastungssymptome. Die PSS:NICU enthält 47 Fragen, die sich auf Elternerfahrungen auf der neonatologischen Intensivstation beziehen: Geräusche und optische Gegebenheiten, Anblick und Verhalten des Babys, Beziehung zum Team und Hilflosigkeit vs. Selbstvertrauen der Eltern. Hilflosigkeit und Zweifel an der eigenen Kompetenz und der Anblick des fragilen Babys bestimmten die subjektive Belastung. 28 % der befragten Mütter wiesen Symptome einer hohen psychischen Belastung auf (Depressivität, Irritabilität, Ängste, Schlaf- und Essstörungen, körperliche Beschwerden). Besonders stark belastet fühlten sich sehr junge Mütter aus instabilen Familienverhältnissen und Mütter, deren Kinder extrem unreif oder beatmungspflichtig waren.

Singer et al. (1999) befragten 95 Mütter frühgeborener Kinder mit unterschiedlichen medizinischen Risiken und die Mütter einer Kontrollgruppe zu ihrer psychischen Belastung zum Zeitpunkt der Entlassung der Kinder. Auch in dieser Studie erwiesen sich über 30 % der Mütter frühgeborener Kinder als hoch belastet. Die erlebte Belastung variierte mit der sozialen Unterstützung, die die Mütter von ihren Partnern erhielten.

Panagl et al. (2002) befragten 200 Eltern von extrem frühgeborenen Kindern zum Ende ihres Aufenthalts auf der Intensivstation. Bei jeder dritten Mutter und bei jedem siebten Vater dominierten Trauer und Depressivität als vorherrschende Stimmung. Etwa 10 % der Mütter hatten sich meist hilflos und alleingelassen gefühlt. Je größer die Hilflosigkeit der Mütter, desto größer war auch die des Vaters. Die elterliche Stimmungslage korrelierte dabei nicht mit dem medizinischen Befund der Kinder. Auch bestand eine nur sehr geringe Übereinstimmung zwischen der Selbsteinschätzung der Eltern und der Fremdeinschätzung durch Pflegepersonal und Ärzte. Insbesondere die Depressivität der Eltern wurde von diesen oft nicht wahrgenommen, es sei denn, es handelte sich um ein Kind mit hohen somatischen Risiken. Abbildung 12 gibt einen Überblick über die Art der Belastung und die Einflussfaktoren auf das elterliche Erleben.

3.1.4 Ausdrucksformen der emotionalen Belastung

Um die Eltern in dieser schwierigen Zeit begleiten und unterstützen zu können, ist es wichtig, dass die Mitarbeiter auf der Station um die Vielfalt der emotionalen Reaktionen wissen und ihre Ausdrucksformen erkennen können. Der Anblick der Winzigkeit des Babys, seine abnorme Atmung, das faltige Äußere, die blasse Hautfarbe, Schläuche, Geräte, Nadeln, Ernährungssonde erschrecken die Eltern bei den ersten Besuchen. Schock und Konfusion machen es ihnen zunächst un-

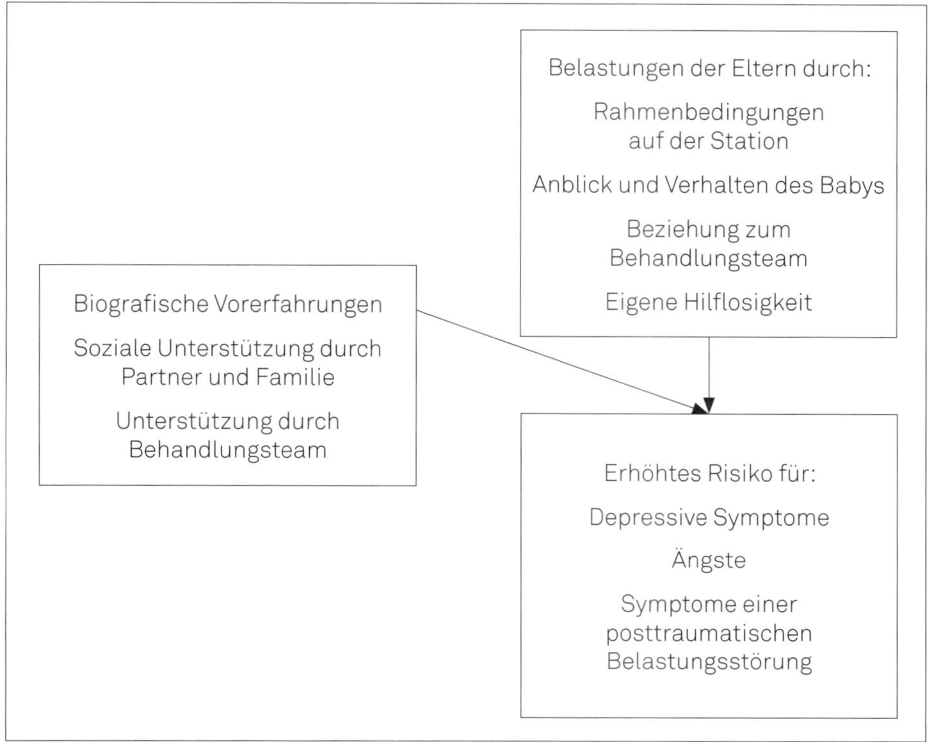

Abbildung 12: Belastung der Eltern auf der Station und Einflussfaktoren auf die psychische Stabilisierung

möglich, die Situation in ihrer ganzen Bedeutung zu verarbeiten. Dies schützt sie vor unerträglichen Emotionen, die durch die plötzliche und verfrühte Geburt entstehen und mit Todesängsten um das Kind verbunden sind.

Eltern, die voller Angst um das Baby sind, fällt die Beziehungsaufnahme zu ihrem Kind manchmal besonders schwer. Sie fühlen sich zu verletzlich, bleiben auf Distanz, in ihrem Gefühlsausdruck angespannt oder „eingefroren", sprechen schnell, wechseln rasch das Thema, gehen schnell wieder oder kommen erst gar nicht zu Besuch („Es tut mir zu weh.").

Eltern mit ausgeprägten Schuldgefühlen quälen sich mit Sätzen wie „Es ist alles meine Schuld." „Das ist die Strafe für etwas, was ich getan oder gefühlt habe." „Gute Dinge geschehen guten Leuten, schlimme Dinge geschehen schlimmen Leuten – also muss ich schlecht sein." Selbstvorwürfe, sich zu wenig geschont zu haben, zu viel Nikotin oder Alkohol zu sich genommen zu haben, Konzentration auf Vergangenes, fortwährende Suche nach einer Erklärung für das Geschehen stehen im Vordergrund. Ein teilnehmendes Nachfragen nach ihren Gefühlen ohne rasches Beschwichtigen und behutsames Hinlenken auf das, was die Eltern jetzt für ihr Baby tun können, können ihnen weiterhelfen.

Depression zeigt sich in Teilnahmslosigkeit, Wortlosigkeit, Energieverlust, Appetitmangel, häufigem Weinen („Ich kann's nicht aushalten. Ich möchte aufgeben, aber ich weiß, es geht noch."). Jedes Angebot, über ihre Gefühle zu sprechen, und Unterstützung bei der Wahrnehmung der Momente, in denen sie etwas aktiv tun können, das Baby positiv sehen und Zukunftshoffnung schöpfen können, kann das Gefühl der inneren Blockade lösen helfen.

Auch Wut ist ein mächtiges Gefühl – sei es auf die Ärzte, auf die Familie oder auf Gott. Jene Eltern haben das Gefühl, kurz vor dem Explodieren zu sein, und es tut ihnen gut, es – in Grenzen – zu „dürfen" („Das ist alles ungerecht!", oder „Irgendjemand anderes muss daran die Schuld haben."). So kann die Wut über eine Nachlässigkeit in der Behandlung des Kindes ein Ventil sein, um die eigene Hilflosigkeit in dieser Situation aushalten zu können. Manche Eltern halten allerdings jedes Zeichen von Wut zurück aus Angst vor der Reaktion des Teams, ihnen oder ihrem Kind gegenüber. Für die Mitarbeiter gilt es, sich bewusst zu machen, dass sich die Wut nicht auf sie selbst richtet. Ruhe bewahren, über die Realität sprechen, ohne etwas aus Angst vor der Wut zu verschweigen, sind angemessene Reaktionen.

Verleugnung und Abwehr können Schutzmechanismen sein, um die Krise überhaupt aushalten zu können und Zeit zu gewinnen, bis die überwältigenden Gefühle zugelassen werden können. Kurzfristig scheinen es diese Eltern dem Team leichter zu machen, indem sie Zuversicht vortäuschen, auch schwierige Situation handhaben können und sich von drohenden Konsequenzen nicht in Panik versetzen lassen. Selbstberuhigende Sätze wie „Alles wird gut werden; wir machen uns keine Sorgen. Andere Kinder waren auch langsamer, aber jetzt ist alles o.k." oder „Auch wenn das Baby eine Cerebralparese haben sollte, ist das kein Grund zur Verzweiflung; wir werden damit schon zurechtkommen" spiegeln die dahinter verborgene Hoffnung, dass alles noch gut werden wird, und zeigen, dass der Traum vom gesunden Baby noch nicht aufgegeben werden kann. Ehrlichkeit, Mitteilung der Fakten, ohne die Eltern zu sehr in die Auseinandersetzung mit den Konsequenzen zu drängen, ist ebenso wichtig wie ein sensibles Aufgreifen aller Momente, in denen andere Gefühle zugelassen werden können.

3.1.5 Risiko einer Posttraumatischen Belastungsstörung

Krisenreaktionen während der stationären Behandlungsphase sind aufgrund der akuten Bedrohung des Kindes, der Gefühle von Ohnmacht, Hilfslosigkeit und Kontrollverlust bei den meisten Müttern und Vätern zu erwarten. Sie reagieren mitunter impulsiv und desorganisiert, haben Mühe, Informationen aufzunehmen, sich in Gesprächen auf den Gegenüber einzustellen, wirken abwesend und nicht ansprechbar. Hinzu kommen Selbstzweifel, Konzentrationsprobleme, Albträume, physiologische Übererregbarkeit und aggressive Impulse, z.B. gegenüber Mitarbeitern der Intensivstation.

Während der Zeit der stationären Behandlung besteht ein erhöhtes Risiko für die Entwicklung einer postpartalen Depression. Dazu liegen mehrere Studien vor, in denen die Symptome mittels eines standardisierten Fragebogens erhoben wurden. Lefkowitz et al. (2010) ermittelten bei etwa 40 % der Mütter auf der Intensivstation Werte, die auf eine postpartale Depression hindeuten. Vigod et al. (2010) untersuchten den Verlauf von postpartalen Depressionen über die ersten acht Monate nach der Geburt. Die Rate von Depressivität hatte sich bei Müttern von reiferen Babys und Babys, die sich nach der Frühgeburt komplikationsfrei entwickelten, meist der Häufigkeit angenähert, die sich auch bei reifgeborenen Kindern findet, während die Depressivität bei Müttern von sehr unreif geborenen Kindern persistierte. Mütter erstgeborener Kinder mit geringer sozialer Unterstützung und Mütter, deren Kinder nach der Entlassung Regulationsstörungen ausbildeten, zeigten auch acht Monate nach der Geburt noch häufig Symptome einer depressiven Belastung. Das objektive Maß der gesundheitlichen Beeinträchtigung nach Geburt erwies sich dagegen nicht als signifikanter Prädiktor für den Verlauf. Diese Ergebnisse sprechen dafür, dass individuelle und soziale Ressourcen der Mütter und Belastungen in der Zeit nach der Entlassung aus der Klinik einen wesentlichen Einfluss darauf haben, ob Mütter sehr unreif geborener Kinder ihr psychisches Gleichgewicht wiederfinden.

Bei einem Teil der Mütter lässt sich auch bereits während der stationären Behandlung ein erhöhtes Risiko für die Entwicklung einer Posttraumatischen Belastungsstörung (PTBS) erkennen. Sie ist gekennzeichnet durch ein Wiedererleben des traumatischen Ereignisses (Intrusionen), Vermeidung aller Erinnerungen an das Ereignis und fortgesetzte Übererregung auch lange Zeit nach der akuten Bedrohung.

Redshaw (1997) berichtete über eine retrospektive Befragung von 420 Müttern, deren Babys aus 23 englischen Neonatalabteilungen entlassen wurden. Die postalische Befragung fand jeweils zwei Monate nach der Entlassung statt. Die Stichprobe umfasste 132 Kinder, die sehr unreif zur Welt gekommen waren. Mehr als 80 % dieser Mütter erinnerten sich zu diesem Zeitpunkt noch sehr lebhaft an den fragilen Anblick ihres Babys, etwa 40 % an die technische Ausstattung der Station und ihre eigenen emotionalen Reaktionen darauf. Die Mehrzahl der Eltern gab an, dass das Sondieren oder Absaugen des Kindes, Ultraschallaufnahmen des Kopfes, die Monitor-Verkabelung oder die regelmäßige Blutentnahme zur Überwachung immer wieder Grund zur Sorge waren.

In einer eigenen Befragung wurden 50 Mütter von sehr unreif geborenen Babys (mittleres Geburtsgewicht 1.168 g) im Durchschnitt zwei Jahre nach dem Zeitpunkt der Geburt interviewt (Sarimski, 1996a). Es handelte sich dabei überwiegend um Babys mit einem hohen biologischen Entwicklungsrisiko (Gestationsalter <30. SSW: 56 %; Beatmungspflicht >28 Tage: 30 %; intraventrikuläre Blutung III. oder IV. Grades: 36 %), von denen 26 % zum Befragungszeitpunkt in ihrer Entwicklung als deutlich, weitere 38 % als leicht verzögert eingeschätzt wurden (vgl. auch Tabelle 2).

Tabelle 2: Bestimmende Erinnerungen an die Zeit auf der NIPS (n = 50; Sarimski, 1996a)

Erinnerungen	%
Geräusche, Geruch, Technik, klinische Atmosphäre	56
Große Angst um das Baby	34
Anblick des winzigen Babys	24
Erste Begegnung mit dem Baby	24
Angst vor schlechten Nachrichten	20
Gefühle der Ohnmacht und Abhängigkeit	20
Schuldgefühle wegen der Frühgeburt	12
Fürsorglichkeit/Unterstützung durch Schwestern	10
Angst vor zukünftiger Behinderung	8
Freude über Fortschritte	6
Enge Verbundenheit mit anderen Eltern	4
Kritische Momente (z. B. Atemstillstände)	4

Gondwe und Holditch-Davis (2015) veröffentlichten eine Übersicht über 23 Studien zu Häufigkeit, Auswirkungen und prädiktiven Faktoren von posttraumatischen Belastungssymptomen bei Müttern frühgeborener Kinder. Die Autorinnen wiesen auf die beträchtliche Variabilität der Stichprobenumfänge und der Erhebungszeitpunkte in diesen Studien hin. Bei einem Drittel wurden weniger als 30 Mutter-Kind-Paare untersucht, in anderen Studien wurden bis zu 308 Mütter einbezogen (Verreault et al., 2012). Bei zehn Studien wurden die posttraumatischen Belastungssymptome während der stationären Zeit bzw. vor der Entlassung nach Hause erhoben, bei den übrigen Studien zu einem späteren Zeitpunkt. Die Symptome wurden meist mit einem spezifisch dafür konzipierten Fragebogen („Perinatal PTSD Questionnaire"), einem Fragebogen zur Beurteilung des Stresserlebens auf der Station („PSS:NICU") oder einem allgemeinen Fragebogen zur Auswirkung belastender Lebensereignisse („Impact of Events Scale") beurteilt.

Die Häufigkeit, mit der Symptome einer PTBS berichtet werden, schwankt zwischen 26 % und 77 %. Achtzehn Monate nach der Geburt zeigten 67 % der Mütter, die Pierrehumbert et al. (2003) untersuchten, klinisch signifikante Symptome einer PTBS. In einer retrospektiven Erhebung an einer deutschen Klinik gaben 77 % der Mütter solche Symptome einen Monat nach der Geburt, 49 % ein Jahr nach der Geburt und immerhin noch 17 % zwei Jahre nach der Geburt ihres Kindes an (Jotzo & Schmitz, 2002). Lefkowitz et al. (2010) stellten bei 47 % der von ihnen untersuchten Mütter (und bei 20 % der Väter) posttraumatische Belastungssymptome fest.

PTBS-Symptome sind assoziiert mit ängstlichen Gefühlen, hoher subjektiver Belastung, Schlaf- und Essproblemen sowie negativer Selbsteinschätzung. Alter und Bildungsstand der Mütter, sozio-ökonomische Bedingungen der Familie oder das Geburtsgewicht und medizinische Komplikationen der Kinder erwiesen sich nicht als signifikante Prädiktoren. Risikofaktoren für die Entwicklung posttraumatischer Belastungssymptome sind allerdings wohl unverarbeitete Verlust- und Trennungserfahrungen in der Vorgeschichte der Mutter, schwierige Schwangerschaftsverläufe durch körperliche oder psychische Belastungen, vorangegangene Frühgeburten oder zuvor glücklos verlaufene Schwangerschaften (Kersting, 2004). Die Erfahrungen im Kontext der Geburt und der Behandlung des Kindes auf der Intensivstation können dadurch bedingte, aber bisher abgewehrte emotionale Prozesse aktivieren und zusammen mit den aktuellen Ängsten um das Kind das psychische Gleichgewicht der Mütter nachhaltig erschüttern. Sie bergen die Gefahr, dass sich die Eltern innerlich von ihrem Kind distanzieren, aber auch die Chance, dass sie ambivalente Gefühle überwinden, ihre Bindungsgefühle zu dem Kind stärker werden und sie sich mit der Bedeutung dieser Ereignisse für ihr Leben auseinandersetzen.

Die Konfrontation mit den Herausforderungen, die eine Frühgeburt mit sich bringen, wird nicht immer als Belastung, sondern von einigen Eltern auch als Gelegenheit für eine persönliche Weiterentwicklung empfunden. Eine solche „posttraumatische Reifung“ zeigt sich in einer Zunahme der Bewältigungskompetenz für Herausforderungen, Intensivierung sozialer Beziehungen und Vertiefung der eigenen Lebensperspektive. Eltern frühgeborener Kinder berichten über eine stärkere Wertschätzung des Lebens, Vertiefung hilfreicher Beziehungen im sozialen Umfeld und wachsende Wertschätzung für medizinische Möglichkeiten und fachliche Unterstützung (Lettgen & Jotzo, 2001; Barr, 2011, 2016).

Auch in unserer retrospektiven Befragung von 50 Müttern zeigte sich, dass viele Mütter auch Positives in der Erfahrung der Frühgeburt sahen. Sie fühlten sich mit dem Baby, mit ihrem Partner, der Familie und Freunden stärker verbunden und hatten mehr Zutrauen als früher in ihre Fähigkeit, auch mit schweren Belastungen fertigwerden zu können (vgl. Tabelle 3).

Tabelle 3: Auswirkungen auf Persönlichkeit und Partnerschaft (n = 50; Sarimski, 1996a)

Auswirkungen	Trifft zu			
	Gar nicht	Etwas	Ziemlich	Sehr
Mein Baby ist mir durch das, was wir gemeinsam durchgemacht haben, noch viel wertvoller geworden.	2	12	26	58
Ich habe daraus gelernt, dass ich auch mit schweren Belastungen fertigwerden kann.	2	14	34	50
Diese Erfahrung hat mich gelehrt, für die Dinge dankbar zu sein, die ich im Leben habe.	4	16	26	54
Diese Erfahrung hat mich und meinen Partner näher zueinander gebracht.	12	24	26	54
Diese Erfahrung hat mir gezeigt, wie viele Personen sich um mich sorgen.	14	14	46	24
Dieses Ereignis hat unsere Familie näher zusammengebracht.	14	26	32	26
Diese Erfahrung hat mich zu einer stärkeren Persönlichkeit werden lassen, als ich zuvor war.	12	36	20	28

3.1.6 Beziehungsaufbau unter erschwerten Bedingungen

Die Umstände des ersten Beziehungsaufbaus lassen den Eltern kaum Zeit, um den Verlust des perfekten Wunschbabys zu trauern. Sie sind mit der Fragilität des Babys und seiner Unreife konfrontiert, die die Kontaktaufnahme zum Kind und die frühe Beziehungsgestaltung erschweren, müssen Unsicherheit und Angst über die zukünftige Entwicklung des Kindes aushalten, fühlen sich hilflos und ohnmächtig, weil sie die Pflege des Kindes einem professionellen Team anvertrauen müssen und es nicht selbst schützen, füttern und versorgen können. Zwei Mütter erzählen:

Beispiele:

- Vor jedem Besuch war mir übel und ich hatte Sorge, wie es meiner Kleinen wohl gehe. Als ich mein Kind zum ersten Mal sah, bin ich zu Tode erschrocken, wie klein sie noch war. Ich wollte sie erst nicht an die Brust gelegt bekommen. Ich war sehr unsicher bei der Pflege meines Kindes, da sie so zerbrechlich wirkte.
- Nicht hilfreich war die ganze Anfangszeit in der Klinik. Ich durfte mein Kind nur ein paar Minuten streicheln und sonst durfte ich nichts machen. Ich konnte nur zusehen, wie die Schwestern und Ärzte mein Kind pflegten und es „quälten". Ich hatte es schwer, eine richtige Beziehung zu ihm aufzubauen. Ich hätte gern mein Kind auch vormittags besucht, es selber gebadet und von Anfang an schon viel mehr mit ihm gemacht.

Unsicherheit der Eltern und Unreife des Babys ergänzen sich als kritische Faktoren für den Beziehungsaufbau. Kleine und sehr unreife Babys sind weniger responsiv, können weniger eindeutig zeigen, was sie mögen und wann sie eine Stimulation zu überfordern droht, sie können ihre Aufmerksamkeit schlechter regulieren und geraten durch Lageveränderungen leichter aus dem Gleichgewicht (vgl. Kapitel 2). Sie bräuchten in besonderem Maße eine sensible, gut auf ihre Bedürfnisse abgestimmte Anregung. Die Mütter werden jedoch durch die eigenen Belastungsreaktionen oder die geringe Responsivität des Babys zusätzlich verunsichert, sodass sie an ihrer Kompetenz zweifeln, den Bedürfnissen des Babys gerecht werden zu können. Viele Mütter haben denn auch das Gefühl, dass die Schwester die Bedürfnisse des Babys viel besser wahrnehmen könne, sorgen sich, dass das Kind zu ihr eine innigere Beziehung aufbauen könnte, und zweifeln sogar daran, dass das Baby sie an ihrer Stimme oder Berührung erkennen könne. Ernest Freud hat dafür den Begriff des „Whose Baby-Syndroms" geprägt.

Diese elterliche Unsicherheit spiegelt sich in der unmittelbaren Interaktion mit dem Baby wider. Anfangs sind die meisten Eltern zurückhaltend in der Kontaktaufnahme mit dem Kind. Mütter, die seltener zu Besuch kommen, bleiben im Kontakt unsicher, distanzierter, streicheln die Babys weniger und lächeln sie seltener an. Diese Unsicherheit hält oft lange an und ist auch nach der Entlassung noch festzustellen.

Die Sicherheit der Eltern wächst mit den wachsenden Möglichkeiten, Körperkontakt zu dem Baby aufzunehmen (Känguruhen) und in die Pflegehandlungen einbezogen zu werden (Umziehen, Baden, Halten und Füttern; vgl. Kapitel 2). Insbesondere die Möglichkeit, das Baby aus dem Inkubator in den Arm zu bekommen und zu halten, wird als hilfreich erlebt. Die meisten Mütter beschreiben diesen Moment als „wunderbar" und „fantastisch". Manche müssen aber lange auf diesen Moment warten.

Beispiele:

- Was dann geholfen hat? Meine erste Begegnung mit ihr, zehn Tage nach der Entbindung. Die schrittweise Einführung in die selbstständige Versorgung meiner Tochter. Das Verbundenheitsgefühl mit den anderen Müttern und deren Frühchen, die gegenseitige Freude über die jeweiligen Fortschritte unserer Kinder. Die Stunden, die ich die Kleine auf dem Arm hatte und als sie das erste Mal an der Brust trank, werde ich nie vergessen.
- Am meisten habe ich mich darüber gewundert, dass ich in den ersten sechs Wochen so gut wie keine Beziehung zu meinem Kind hatte. Als ich nach sechs Wochen im Brutkasten mein Kind zum ersten Mal auf dem Arm hatte, wurde ich von den Gefühlen nur so überwältigt; ich hätte mir sehr gewünscht, diesen Moment in einem etwas intimeren Raum erleben zu können.

3.2 Unterstützung während der stationären Zeit

Vertrauensvolle Beziehungen zu den Schwestern und Ärzten können den Eltern helfen, Sicherheit zu gewinnen. Die große Zahl der wechselnden Kontaktpersonen in der Klinik macht es den Eltern aber schwer, stabile Beziehungen zu den Mitarbeitern aufzubauen. Sie sind mit einer großen Zahl von Ärzten mit mehr oder weniger langer Berufserfahrung im neonatologischen Bereich konfrontiert, die je nach Dienstplan wechseln und in bestimmten Zeitabständen von Station zu Station rotieren. Die Schwestern des Pflegedienstes wechseln ebenfalls nach Schichtplan. Weitere Kontakte entstehen u.U. zu Sozialarbeiterin, Krankengymnastin, Stillbetreuerin oder Seelsorgerin. Unausweichlich ist mit der Vielzahl der Kontakte verbunden, dass die Eltern unterschiedliche Aussagen hören zur Bewertung von Ereignissen, Vorgehensweisen der Behandlung und Prognosen, die ihr Kind betreffen.

Beispiel:

Auf der Station war zu beobachten, dass Eltern einer gewissen Willkür ausgeliefert waren, wenn es um das Herausnehmen des Babys ging. Manche Schwestern erlaubten sehr lange, das Kind am Körper zu kuscheln, andere blockten häufig ab: „Das Kind kommt jetzt zur Erholung zurück in den Inkubator.“ Entsprechend machten die meisten Eltern die Erfahrung, dass im Schwesternteam Grüppchen existierten, gekennzeichnet durch Unterschiede in den Auffassungen zur Känguruh-Methode und in der Freundlichkeit gegenüber den Eltern.

Dennoch beschreiben die meisten Mütter auf Nachfrage die Atmosphäre auf der Station als freundlich und fühlen sich willkommen (Redshaw, 1997). Insbesondere die emotionale und praktische Unterstützung durch die Schwestern wird als hilfreich bewertet (Seideman et al., 1997). Viele Eltern erleben allerdings, dass Gespräche mit dem Arzt erst auf Nachfrage ihrerseits zustande kommen. Wenn eine gesonderte Besprechungszeit eingeräumt wird, wird sie durchweg als wertvoll beschrieben. Eine aktive Aufklärung durch den Arzt in allgemeinverständlicher Sprache berichten überwiegend die Eltern von Kindern, die beatmet werden müssen oder kritische Komplikationen erleiden. Leider sind die Erfahrungen der Eltern nicht einheitlich. Einige Beispiele werden im Folgenden aufgeführt:

Beispiele:

- Wir haben uns auf der Intensivstation sehr wohl gefühlt, wir konnten zu jeder Zeit kommen oder anrufen. Fragen wurden bereitwillig und verständlich erklärt, wir hatten das Gefühl, willkommen zu sein. Es gab auch Gesprächskreise mit betroffenen Eltern, die von Schwestern und Ärzten geleitet wurden, die sehr hilfreich waren.
- Nicht hilfreich war, dass ein Arzt es nie zuließ, dass ich dabei war, wenn meiner Tochter eine neue Infusion gelegt wurde. Das empfand ich als Ausgrenzung. Eine Schwester ließ sich dazu hinreißen, mir vorzuwerfen, dass durch die Lebhaftigkeit meiner Tochter ständig die Infusionen neu gelegt werden mussten. Das fand ich unangebracht.
- Es gab schlichtweg zu wenig Aufklärung seitens der Ärzte und Schwestern über die besonderen Anforderungen eines Frühgeborenen, keinerlei Hinweise auf Selbsthilfegruppen etc. Die Psyche der Eltern oder die Eltern an sich werden überhaupt nicht berücksichtigt, meine Meinung ist jedoch, dass es für das Kind sehr wichtig wäre, denn je besser die Eltern mit dem Kind und der Situation an sich umgehen können, desto besser wird sich auch das Kind entwickeln können.
- Als Mutter fühlte ich mich nicht ernst genommen. Die Ärzte haben so gehandelt, als ob „aus den Augen aus dem Sinn“. Haben mich mit lateinischen Begriffen bombardiert, ins kalte Wasser geschmissen und dann alleingelassen. Kein Gespräch, wie man helfen und fördern kann. Keine Unterlagen bekommen, an wen man sich wenden kann. Am meisten hätte ich psychologische Hilfe gebraucht, um alles verarbeiten zu können.

Auch in der retrospektiven Befragung, die wir bei 50 Müttern durchführten, wurden die Erfahrungen mit dem Pflegepersonal als überwiegend positiv geschildert. 64 % berichteten von einer ausgesprochen guten, beinahe freundschaftlichen und einfühlsamen Beziehung. 16 % der Mütter empfanden sich jedoch als zu wenig einbezogen in die Pflege und hatten das Gefühl, zu stören. 8 % erlebten die Schwestern zumindest teilweise als barsch und wenig einfühlsam. 68 % der Mütter beschrieben auch den Kontakt zu den Stationsärzten als vertrauensvoll, ehrlich und informativ. Auch hier gilt der positive Eindruck nicht für alle Eltern. 20 % berichteten von Verschlossenheit und Distanz der Ärzte. 18 % vermissten Zeit für Gespräche und eine hinreichend vollständige Information.

Eine Übersichtsarbeit von Ballantyne et al. (2017) spricht dafür, dass diese Ergebnisse unverändert Gültigkeit haben. Sie werteten elf, überwiegend qualitativ ausgerichtete Studien aus zu den Erfahrungen der Eltern in den verschiedenen Phasen der stationären Behandlung. Die Übersicht bezog sich auf insgesamt 435 Eltern. Durchweg äußerten die Eltern ihre Belastung und Ängste vor der Zukunft, litten unter der Distanz zum Kind, klagten darüber, dass sie sich nicht in Entscheidungsprozesse einbezogen oder adäquat informiert fühlten. Als wichtigste Unterstützung erlebten sie einen regelmäßigen engen Kontakt mit dem Behandlungsteam, das ihnen eine erste Orientierung für die zukünftige Entwicklung vermittelte, und im weiteren Verlauf dann die Unterstützung innerhalb der Familie und des Freundeskreises.

Die partnerschaftliche Unterstützung ist eine bedeutsame Kraftquelle, aber in dieser Zeit auch besonderen Herausforderungen ausgesetzt. Die jeweiligen Aufgaben in der ersten Zeit müssen „ausgehandelt" werden, Kontakte zu Ärzten und Schwestern aufrechterhalten, die Familie und Freunde über den Zustand des Babys informiert werden. Dies muss unter ungünstigen Bedingungen (wenig Raum für intime Gespräche auf der Station, Belastung durch z. T. lange Anfahrtszeiten) gelingen. Das „Leben außerhalb der Klinik" will auch erledigt werden: Haushalt, Berufstätigkeit des Vaters, evtl. vorbereitende Arbeiten für die Entlassung des Babys wie Ausstattung des Kinderzimmers, Einkäufe von Babysachen, Umbauarbeiten, die für die letzten Wochen vor der Entbindung geplant waren und nun von der zu frühen Geburt überholt wurden.

Die Rollenaufteilung zwischen Vätern und Müttern wandelt sich dabei im Verlauf der stationären Behandlungszeit. Anfangs übernehmen viele Väter eine sehr aktive Rolle, während ihre Frauen noch in der Geburtsabteilung sind, kommen häufig zu Besuch, rufen an und holen Auskünfte über den körperlichen Zustand des Kindes bei Ärzten und Schwestern ein. Sie übernehmen eine „Botenrolle" zwischen Mutter und Kind. Auf die retrospektive Frage nach ihrer Rolle und ihrem Selbstwertgefühl in dieser Zeit geben sie an, dass sie sich in dieser Zeit besonders kompetent gefühlt und rasch Sicherheit in der Kontaktaufnahme zum Baby gewonnen haben. Mit den ersten Besuchen der Mütter bei den Babys lässt sich dann häufig ein Rückzug der Väter beobachten. Sie nehmen ihre Arbeit wieder auf, kommen seltener und kürzer zu Besuch. In der Kommunikation mit den Ärzten behalten sie jedoch eine aktive Rolle und beteiligen sich an Gesprächen über die Situation und Prognose des Kindes Sie wirken dabei bemüht, durch rationale Auseinandersetzung mit den anstehenden Problemen und Trost für ihre Partnerin eine stützende, beruhigende Funktion zu erfüllen. Auch im Nachhinein beschreiben sich Väter als weniger aufgewühlt durch die Tatsache der Frühgeburt als Mütter (Affleck et al., 1991).

Das mag mehrere Gründe haben. Erstens sind Frauen unmittelbarer von den Geburtsumständen, den körperlichen Folgen einer Sectio und emotionalen Veränderungen nach der Geburt betroffen; zweitens scheinen sie sich eher mit den Folgen für Gesundheit und Entwicklung auseinanderzusetzen, die die Frühgeburtlichkeit haben wird (Affleck et al., 1991). Drittens neigen Männer generell weniger dazu, ihre emotionalen Reaktionen mitzuteilen, und bemühen sich, ihr (äußeres) Gleichgewicht aufrechtzuerhalten. Ein Vater berichtet:

Beispiel:

Man gerät mit der Geburt eines Frühchens in eine Situation, in der es keine Vergleichswerte gibt. Meist bleibt auch keine Zeit, sich darauf vorzubereiten, z.B. geistig oder in Form von Lektüre. Ich hatte das Gefühl, mich um unser Kind kümmern zu müssen (zu jeder möglichen Zeit beim Kind zu sein). Es war ein sehr hilfloses Gefühl. Darüber hinaus hatte ich das Gefühl, der ebenfalls hilflosen Mutter ein wenig psychische Stärke demonstrieren zu müssen, die eigentlich gar nicht vorhanden war. Ich sah mich in vollkommener Abhängigkeit der Ärzte und des Pflegeteams, ich hatte auf nichts Einfluss.

Retrospektiv bezeichneten auch in unserer Befragung 38 % der Eltern die Gespräche innerhalb der weiteren Familie und 32 % die Unterstützung durch Freunde als besonders hilfreich. Nur 16 % erlebten diese als wenig einfühlsam. Wiederum finden sich im Folgenden einige Beispiele:

Beispiele:

- Eine Freundin kam in die Klinik und war einfach nur da. Sie wusste selbst nichts zu sagen und musste mit den Tränen kämpfen, aber sie kam, war da und brachte ein Buch für mich mit, nichts für das Kind. Das war wichtig für meine Selbstbestätigung, denn ich war voller Trauer und Tränen. Außerdem war meine Mutter immer da, wenn ich sie brauchte und wenn sie für mich kämpfen musste. Mein Kind war mir eine große Hilfe, wenn wir gekänguruht haben. Er gab mir Halt und Hoffnung für uns beide in dieser Zeit.
- Nicht hilfreich waren damals Freunde und Bekannte, die unsere Extremsituation nicht zur Kenntnis nehmen wollten, nicht akzeptierten, dass uns der tägliche Klinikbesuch wichtiger war, als Feste zu feiern, denen Gespräche lästig waren oder die sogar Angst zeigten.

36 % fanden Gespräche mit anderen betroffenen Eltern sehr hilfreich:

Beispiele:

- Am hilfreichsten schienen mir damals die Gespräche mit anderen Müttern, deren Kinder schon etwas „älter“ waren. Ich habe viel über Frühgeborene gelesen, das hat mich teils beruhigt, teils beunruhigt. Viele Schwestern waren eine große Stütze, da sie viel Geduld hatten mit mir. Von meinen Bekannten erhielt ich wenig Unterstützung, die meisten waren mit der Situation überfordert, bis auf eine Freundin. Gebraucht hätte ich

psychische Betreuung schon in der Klinik und ein ausführliches Beratungsgespräch über Therapiemöglichkeiten nach dem Klinikaufenthalt.
- Wir waren vier bis sechs betroffene Mütter, die sich gegenseitig Mut gemacht haben. Außerdem hatte ich meine Schwester und meine Eltern, die mit mir täglich telefoniert haben. Mein Mann hat mir viel im Haushalt abgenommen, damit ich den ganzen Tag in die Klinik konnte.
- Mitleid u. Ä. konnte ich nicht brauchen. Am meisten gebraucht hätte ich jemanden, der mir die Zeit in der Klinik erleichtert hätte, durch Hilfe im Haushalt und die Möglichkeit, regelmäßig zu essen. Unterstützung und Beratung beim Stillen.

3.3 Gelingen des Bewältigungsprozesses

Neben der fachlichen und sozialen Unterstützung hängt das Gelingen des Bewältigungsprozesses für diese potenziell traumatisierende Situation von individuellen Bewältigungskräften der Eltern ab. Ihre Reaktionen sind sehr unterschiedlich und von ihren persönlichen Vorerfahrungen geprägt (vgl. Abbildung 13).

Eine der umfangreichsten Studien zu den Bewältigungsreaktionen von Eltern frühgeborener Babys stammt von der Arbeitsgruppe um Affleck et al. (1991). Ihre Ergebnisse haben bis heute Gültigkeit. Affleck et al. (1991) begleiteten 114 Familien von den ersten Tagen nach der Geburt bis zum Alter von 18 Monaten. Es handelte sich um frühgeborene Babys (mittleres Gestationsalter 30,7 Wochen, Geburtsgewicht 1.520 g), die im Durchschnitt fast zwei Monate in stationärer Betreuung waren. Von den ursprünglich angesprochenen 157 Familien beteiligten sich 73 % über den gesamten Zeitraum, meist Familien aus der sozialen Mittelschicht, während alleinerziehende Mütter und Familien farbiger Herkunft unterrepräsentiert waren (ca. 15 %). Zwei Drittel der Kinder waren sehr unreife Babys (Geburtsgewicht <1.500 g) mit einem hohen Anteil von Kindern mit BPD (40 %) und schwerer Asphyxie (27 %). 13 % hatten im Alter von 18 Monaten einen mentalen Entwicklungsquotienten <80, 20 % eine bedeutsame motorische Entwicklungsstörung.

Zu verschiedenen Zeitpunkten vor der Entlassung sowie sechs und 18 Monate nach der Entlassung wurden ausführliche Interviews durchgeführt sowie Fragebogenerhebungen, wobei sich in mehr als der Hälfte der Familien auch die Väter beteiligten. Die Themen des Interviews bezogen sich auf die Gründe der Frühgeburtlichkeit, die Wahrnehmung der Bedrohung des Babys, der eigenen Einflussmöglichkeiten, der Erwartungen und Sorgen um die Zukunft sowie der persönlichen und sozialen Bewältigungsanstrengungen. Bei den Interviews nach der Entlassung wurde zusätzlich nach den Erinnerungen und emotionalen Nachwirkungen der krisenhaften Erfahrung gefragt.

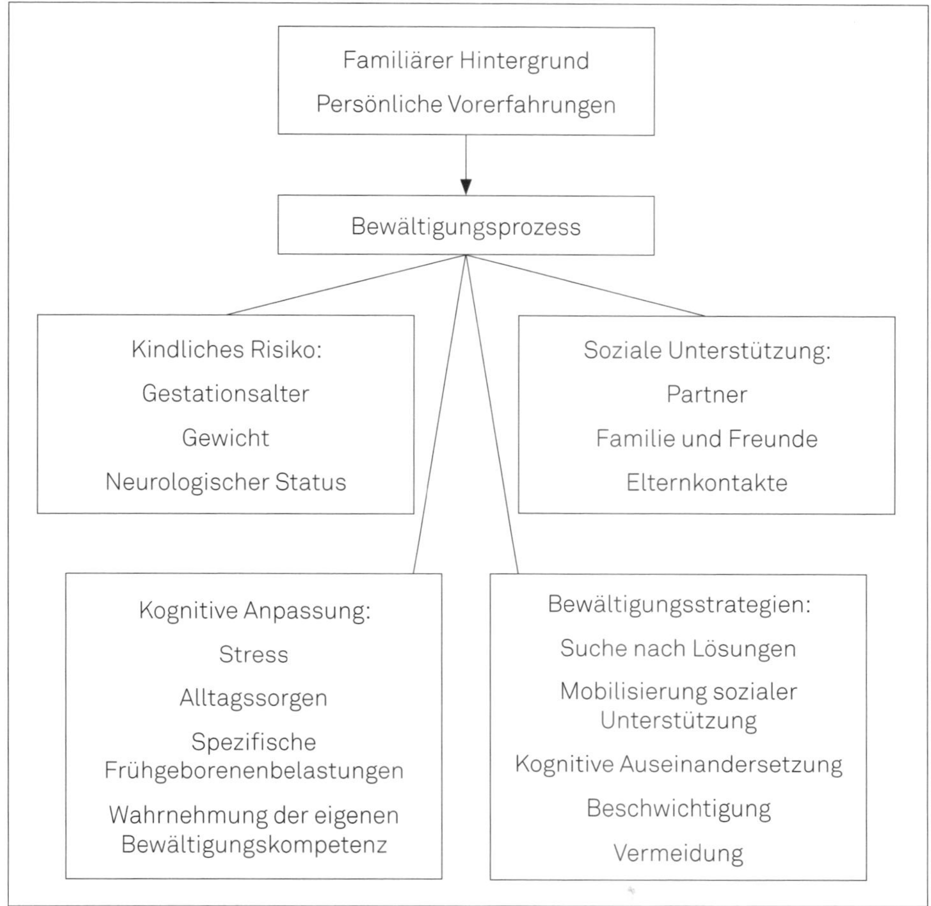

Abbildung 13: Einflussfaktoren auf den Bewältigungsprozess der potenziell traumatisierenden Erfahrung der Frühgeburt

Fragebögen richteten sich auf die elterlichen Bewältigungsformen („Ways of Coping Checklist“), die Nachwirkungen der traumatischen Erfahrung („Impact of Event Scale“), die Wahrnehmung sozialer Unterstützung und die psychische Belastung der Eltern. Die Entwicklungsmerkmale der Kinder wurden in einer Skala zu medizinischen Komplikationen und (im Alter von 18 Monaten) zur Entwicklung (Bayley Scales of Infant Development) erhoben.

Drei Viertel der Mütter beschäftigten sich zumindest bis zum Zeitpunkt der Entlassung mit der Frage, warum gerade sie die Frühgeburt getroffen habe. 10 % sahen sie als schicksalhaft an, 25 % als gottgegeben. Über die Hälfte sah in medizinischen Faktoren (Schwangerschaftskomplikationen, Infektionen u.Ä.) die Ursache. 44 % sahen eine hauptsächliche Ursache jedoch in ihrem eigenen Verhalten (körperliche Überanstrengung, ungesunde Lebensweise, mangelnde Vorsicht), ein Drittel der Mütter auch in psychischem Stress. 15 % machten dem Gynäkologen oder einem anderen Arzt Vorwürfe, dass er die Bedrohung des Kindes nicht erkannt oder die Frühgeburtlichkeit nicht verhindert habe.

Bis zum Zeitpunkt der Entlassung verloren die Selbstvorwürfe aber an psychologischem Gewicht. Dazu trug vor allem die wiederholte Versicherung, dass sie die Frühgeburt nicht selbst verschuldet haben, durch Fachleute, Freunde und Verwandte bei. Schuldvorwürfe von Ärzten wirkten dagegen länger nach. Viele dieser Mütter beschrieben ihre Beziehung zu den Ärzten während der stationären Zeit als unbefriedigend und ihr Zutrauen zu den Ärzten, aber auch ihr Selbstvertrauen als dauerhaft erschüttert. Auch eineinhalb Jahre nach der Entlassung hatten viele von ihnen ihr psychisches Gleichgewicht noch nicht wiedergefunden.

Nach den Ergebnissen der Arbeitsgruppe um Affleck et al. (1991) suchte etwa die Hälfte der Mütter während des stationären Aufenthalts nach Möglichkeiten, selbst wieder einen gewissen Einfluss auf die Entwicklung des Babys zu gewinnen. Ein Viertel fand zu einer kooperativen Zusammenarbeit mit dem Team. 20 % der Mütter äußerten sich jedoch sehr kritisch über die fehlende Bereitschaft der Mitarbeiter, sie über Behandlungsmaßnahmen zu informieren oder in Entscheidungsprozesse einzubeziehen, und erlebten eine Intensivierung des Gefühls, bedrohlichen Entwicklungen hilflos gegenüberzustehen.

In der gleichen Untersuchung zeichnete sich ab, dass die Art und Weise, wie die Mütter die Frühgeburt in ihre eigene Biografie einordneten, für das persönliche Wohlbefinden im Verlauf eine große Bedeutung hatte. So sagten viele Mütter, dass sie die Beziehung zum Partner, den anderen Familienmitgliedern und Freunden gestärkt habe oder sie persönlich habe reifen lassen. Nur 15 % sahen überhaupt nichts Gutes in dieser Erfahrung. Unter ihnen waren besonders viele, die sich auch später sehr belastet fühlten. Auch der Vergleich mit anderen betroffenen Kindern und ihren Eltern trug offenbar zur Entlastung bei. Besonders in der ersten Zeit der stationären Versorgung half es offensichtlich vielen Müttern, sich bewusst zu machen, dass es anderen noch schlechter ging als dem eigenen Baby. Etwa 25 % meinten zudem, dass die Entwicklung günstiger verlaufen sei, als sie hätte verlaufen können. Mütter, die solche Vergleichsprozesse anstellten, fühlten sich in der Regel weniger bedrückt.

Bei Entlassung aus der Klinik schätzte die Mehrheit der Mütter die Chance für einen günstigen Entwicklungsverlauf hoch ein. Nur 24 % äußerten Zweifel, ob ihr Kind sich normal entwickeln wird. Allerdings wirkte sich eine starke Erwartung, den Entwicklungsverlauf nun selbst beeinflussen zu können, nicht unbedingt positiv aus. Wenn die Kinder eineinhalb Jahre alt waren, fühlten sich die Mütter, die sich mit hohen Erwartungen an sich selbst „unter Druck" gesetzt hatten, eher erschöpft und belastet; dies galt unabhängig davon, ob die Kinder tatsächlich zu diesem Zeitpunkt Entwicklungsstörungen aufwiesen oder nicht.

Die Angaben der Mütter zeigten auch, dass sie sehr unterschiedliche Strategien verwendeten, um ihre emotionale Belastung zu bewältigen. Je ein Drittel berichtete aktive Bewältigungsstrategien (z. B. „das Baby jeden Tag besuchen“, „sich innerlich auseinandersetzen mit dem, was wichtig ist im Leben und für die Zukunft“), Mobilisierung von Unterstützung durch Partner, Familie und Freunde sowie die Suche nach spezifischen Informationen (z. B. die Ärzte fragen, entsprechende Bücher lesen) als Weg, mit der Situation fertigzuwerden. Andere versuchten, sich emotional zu beruhigen, indem sie die Bedrohung minimierten oder an optimistischen, zuversichtlichen Überzeugungen, dass alles gut werden werde, festhielten („Verleugnung“ und „Beschwichtigung“). Ebenso viele versuchten, sich abzulenken, um ihr inneres Gleichgewicht zu stabilisieren. Es zeigte sich, dass aktive Bewältigungsstrategien eher von Müttern verfolgt wurden, die bereits ein oder mehrere Kinder hatten. Junge oder erstgebärende Mütter vermieden eher die Auseinandersetzung mit der Bedrohung, fühlten sich aber zum Entlassungszeitpunkt nicht wirklich besser. Das heißt, die vermeidenden Strategien waren nicht dienlich, um die emotionale Belastung zu reduzieren.

Auf lange Sicht schienen die verschiedenen Strategien aber unterschiedlich wirksam, um das innere Gleichgewicht nach der krisenhaften Erfahrung wieder herzustellen, wenn dauerhafte Entwicklungsstörungen eintraten. Diejenigen Mütter, die während des stationären Aufenthalts die Konfrontation mit der realen Bedrohung des Babys und der Krise eher vermieden hatten, beschrieben sich sowohl zum Entlassungszeitpunkt wie auch sechs Monate später als stärker belastet. Diejenigen Mütter, die am Anfang eher aktive Problemlöseversuche gemacht hatten, unternahmen nach Entlassung sehr viel, um ihre Kinder zu fördern, fühlten sich eineinhalb Jahre später aber umso stärker belastet, wenn die Entwicklung nicht altersgemäß verlaufen war.

Diejenigen Mütter dagegen, die sich trotz dauerhafter Entwicklungsprobleme des Kindes gut im Gleichgewicht fühlten, hatten sich von Anfang an bemüht, die bedrohliche Krise in ihre Biografie zu integrieren, d. h. ihr „eine Bedeutung zu geben“, und soziale Unterstützung zu mobilisieren. Sie erlebten die soziale Unterstützung als Hilfe, die dazu beitrug, „mein eigenes Selbstbewusstsein zu stärken“, „mich praktisch zu entlasten, um bei meinem Kind sein zu können“ und „mich über meine Gefühle reden zu lassen“. Die Mütter, die mit der erlebten Unterstützung unzufrieden waren, erwiesen sich als dauerhaft unsicher, fühlten sich belasteter nach der Entlassung und hatten weniger Zutrauen in ihre eigenen Fähigkeiten. Unzufriedenheit mit der sozialen Situation erwies sich somit neben dem Vermeiden der inneren Auseinandersetzung mit der traumatischen Erfahrung als Risikozeichen, wenn das Kind tatsächlich von einer dauerhaften Behinderung bedroht ist (vgl. Kasten).

Risiken für das Gelingen des Bewältigungsprozesses bei drohender Entwicklungsbeeinträchtigung

- Wiederkehrende Vorwürfe an Ärzte u. a.
- Verleugnung und Verdrängen der Bedrohung statt biografischer Verarbeitung und/oder Vergleich mit anderen betroffenen Kindern.
- Anhaltende Zweifel daran, die Entwicklung und das Wohlergehen des Kindes selbst beeinflussen zu können.
- Unzufriedenheit mit oder geringe Mobilisierung von sozialer Unterstützung.

Auch in unserer retrospektiven Befragung wurde die aktive Auseinandersetzung mit der bedrohlichen Erfahrung („sich klar werden, was wichtig ist im Leben") und die erlebte soziale Unterstützung von den meisten Eltern als wichtigste Bewältigungsreaktionen erinnert (vgl. Tabelle 4; Sarimski, 1996a). Nur sehr wenige Eltern, die hier befragt wurden, erinnerten sich an vermeidende oder verdrängende Strategien aus der Anfangszeit. Tendenziell fühlten sich diejenigen Mütter emotional weniger im Gleichgewicht, die in der stationären Zeit die Auseinandersetzung mit der realen Bedrohung zunächst vermieden hatten („ich wünsche mir, die Situation würde irgendwie vorbeigehen", „ich mache mir die Situation so leicht wie möglich und vermeide es, mich sehr ernsthaft damit zu beschäftigen").

Sowohl in der Untersuchung von Affleck et al. (1991) als auch in unserer retrospektiven Befragung zeigten sich Unterschiede in den Bewältigungsformen zwischen Müttern und Vätern. Mütter sahen mehr als Väter die Möglichkeit, die Entwicklung des Kindes durch ihre soziale Beziehung und Anregung bereits während des stationären Aufenthalts positiv zu beeinflussen, und mobilisierten öfter soziale Unterstützung als Väter. Diese neigten häufiger zur Verleugnung der Bedrohung und konzentrierten sich sehr auf aktive Lösungsansätze für die anstehenden Probleme, versuchten „das Beste daraus zu machen". Sie versuchten eher, durch eine ruhige und gelassenere Sichtweise zu einer Stabilisierung des familiären Gleichgewichts beizutragen. Die Paare empfanden die Unterschiedlichkeit der Bewältigungsformen teils als bedrohlich, teils als hilfreich. 70 % der Mütter und Väter gaben an, dass ihre Partnerschaft durch die Krise gestärkt worden sei.

Tabelle 4: Bewältigungsreaktionen von Müttern frühgeborener Babys (im Rückblick nach durchschnittlich zwei Jahren; n = 50; Angaben in %; Sarimski, 1996a)

Damals traf zu	gar nicht	etwas	ziemlich	sehr
Ich versuche, mir klarzumachen, was wichtig ist im Leben.	4	10	12	68
Ich spreche mit jemandem, um mehr über die Situation herauszufinden.	2	14	20	62
Ich versuche, es zu akzeptieren und das Beste daraus zu machen.	2	10	36	52
Ich habe Fantasien und Wünsche, wie sich die Dinge zum Besseren wenden könnten.	10	24	38	28
Ich wünsche mir, die Situation würde irgendwie vorübergehen.	16	34	14	34
Ich überlege mir verschiedene Lösungen für das Problem.	22	26	20	30
Ich mache so weiter, als ob nichts wäre.	86	10	2	0
Ich mache mir die Situation so leicht wie möglich und vermeide es, mich ernsthaft damit zu beschäftigen.	86	8	2	0

3.4 Psychologische Beratung der Eltern

3.4.1 Indikation zur Beratung

Die emotionale Verunsicherung, die mit der stationären Behandlung und unsicheren Zukunft des Babys einhergeht, macht die Eltern prinzipiell besonders empfänglich für Beratungsangebote, um ihre Bewältigung der kritischen Situation zu erleichtern. Aus der Unterschiedlichkeit der Bewältigungsversuche der Eltern und ihrer subjektiven Zufriedenheit mit der sozialen Unterstützung während der stationären Zeit ergibt sich jedoch ein individuell unterschiedlicher Bedarf an psychologischer Beratung. Dies ist zu respektieren. Wenn eine Beratung ihnen aufgedrängt würde, würde ihr Zutrauen in die eigenen Fähigkeiten zur Bewältigung und ihr Selbstvertrauen geschwächt. Viele Eltern verfügen über beeindruckende individuelle und soziale Bewältigungskräfte für Krisensituationen. Eine „Psychopathologisierung“ von Eltern-Kind-Beziehungen nach einer Frühgeburt und eine Deklaration aller Eltern frühgeborener Kinder als beratungsbedürftig ist nicht angebracht.

Bloßes Vertrauen auf die Zeit und „Selbstheilungskräfte“, wenn das Kind erst einmal zu Hause ist und sich gut entwickelt, oder die – für praktische Fragen der Alltagsbewältigung oft sehr hilfreiche – Unterstützung, die sie von den Kinderärzten in der Praxis erhalten können, wird angesichts des erhöhten Risikos für die Entwicklung depressiver Störungen oder posttraumatischer Belastungssymptome der psychischen Situation vieler Eltern nicht gerecht. Es bedarf vielmehr eines Konzepts für die psychologische Beratung, das sich an den individuellen Bedürfnissen der Eltern orientiert.

Ein psychologisches Erstgespräch auf der Station hat das Ziel, die individuellen Bewältigungsformen der Eltern in ihrem biografischen Zusammenhang zu verstehen und die Bewältigungskräfte der Familie zu stärken. Es erlaubt dem Psychologen, die frühe Phase der Entwicklung der Eltern-Kind-Beziehung und der elterlichen Stabilität einzuschätzen und eine Fortsetzung der Beratung anzubieten, wenn er beides als gefährdet ansieht. Den Eltern erlaubt es, die Persönlichkeit und Arbeitsweise des Psychologen kennenzulernen und sich klarzuwerden, ob sie eine solche Beratung annehmen und sich dem Berater anvertrauen möchten. In vielen Einzelfällen zeigt sich, dass die Beratung, wenn ein solches Vertrauensverhältnis entsteht, als sehr hilfreich erlebt und intermittierend fortgesetzt wird.

Wenn die Eltern ein solches Beratungsangebot zunächst ablehnen, kann dies unterschiedliche Gründe haben:

- Subjektiv ausreichende Zufriedenheit mit den Gesprächsmöglichkeiten mit Schwestern, Ärzten, Verwandten und Freunden,
- mangelndes Vertrauen in die Hilfsmöglichkeiten eines professionellen Beraters, der die spezifische Lebenssituation nicht aus eigenem Erleben kennt,
- Schutz vor der Konfrontation mit eigenen Ängsten und Zweifeln in Zeiten akuter Bedrohung des Babys,
- Gleichsetzung der Annahme von Beratung mit dem Eingeständnis persönlichen Unvermögens, mit der Situation fertigzuwerden,
- Gleichsetzung der Annahme psychologischer Beratung mit psychiatrischer Behandlungsbedürftigkeit.

Angesichts der besonderen Situation der Eltern, deren Wahrnehmung persönlicher Kontrolle über ihre Lebensentwicklung durch die unerwartet frühe Geburt zutiefst erschüttert ist, ist die vorläufige Ablehnung unbedingt zu respektieren. In einem Stationsklima, das beziehungsorientierter Pflege eine hohe Bedeutung beimisst, werden Schwestern und Ärzte immer Gelegenheit haben, erneut auf die Unterstützung durch eine psychologische Beratung hinzuweisen. Das gilt besonders dann, wenn die Eltern auf der Station anderen Eltern begegnen, die ihre Erfahrungen mit der Beratung weitergeben und damit Schwellenängste überwinden helfen können.

Wenn nicht die Möglichkeit zu einem psychologischen Erstgespräch mit allen Eltern sehr unreif geborener Kinder auf der Station besteht, bedarf es der Auswahl, welchen Eltern ein psychologisches Beratungsangebot gemacht werden soll. Deshalb ist es wichtig, dass sich das Stationsteam zu einem möglichst frühen Zeitpunkt einen Eindruck über die psychische Situation der Eltern macht und Informationen zur Vorgeschichte der Eltern einholt, um psychische Vorbelastungen und verfügbare soziale Unterstützung einzuschätzen.

Ein Hinweis auf einen dringenden Beratungsbedarf gibt die Häufigkeit und Dauer, mit der die Eltern zu Besuch kommen. Eine niedrige Besuchsfrequenz kann dadurch bedingt sein, dass den Eltern die finanziellen Möglichkeiten zur Anreise fehlen oder zu Hause mehrere Geschwisterkinder zu versorgen sind. Sie kann aber auch ein Zeichen sein, dass die Eltern die Konfrontation mit der bedrohlichen Situation nicht anders zu bewältigen vermögen, als sie möglichst zu vermeiden. Spannungszeichen in der Kommunikation mit dem Team, z. B. häufige Forderungen nach Gesprächen, Klagen über mangelnde Kompetenz einzelner Teammitglieder, oder sehr ängstliches, zurückhaltendes Verhalten der Eltern während der Besuche können ebenfalls als Ausdruck der Verunsicherung und Verzweiflung der Eltern gedeutet werden. In diesen Fällen sollte eine psychologische Beratung angeboten werden.

Diese Entscheidung sollte von allen Mitgliedern des Stationsteams gemeinsam im Rahmen der Visite gefällt werden und die Beobachtungen aller Schwestern und Ärzte zur Belastung der Eltern und der Qualität ihrer Beziehung zum Kind einbeziehen. Sie darf nicht als isolierte, vom Stationsgeschehen abgegrenzte Maßnahme angesehen werden, sondern muss eingebunden sein in ein umfassendes Bemühen von Schwestern und Ärzten, den Eltern durch verlässliche und verständliche Informationen, empathische Offenheit für ihre Sorgen, frühe Einbeziehung in die Pflege und Unterstützung von Körperkontakt und Stillen des Babys Sicherheit zu geben. Der psychologische Berater muss seinerseits die Mitarbeiter der Station über die Ziele und Inhalte der Beratung informieren, ohne das besondere Vertrauensverhältnis von Berater und Eltern zu verletzen.

3.4.2 Einschätzung des Beratungsbedarfs – Diagnostik

Wenn die personellen Möglichkeiten zu einem persönlichen Erstgespräch mit allen Eltern sehr unreif geborener Kinder nicht ausreichen, können auch standardisierte Fragebögen eine Entscheidungshilfe geben, welchen Eltern ein psychologisches Beratungsangebot gemacht werden soll. Der Einsatz von Fragebögen in Akutkliniken ist allerdings weitaus ungewohnter als bei Behandlungseinrichtungen chronisch Kranker. Auf Eltern wirkt es zunächst befremdlich, in Zeiten krisenhafter

Bedrohung ihres Babys auf so unpersönliche Weise über ihre Wahrnehmungen und Sorgen Auskunft zu geben.

Der Einsatz von Fragebögen ist daher nur zu empfehlen, wenn sie in ein familienorientiertes Betreuungskonzept eingebettet sind. Der Zeitpunkt ihres Einsatzes muss auf die individuelle Situation von Eltern und Kind abgestimmt werden. Ihre Aussagekraft muss relativiert werden, wenn die Selbsteinschätzungen der Eltern und die Beobachtungen der Stationsmitarbeiter zur Elternbelastung in deutlichem Widerspruch stehen.

Als Orientierungshilfe zur Einschätzung der elterlichen Belastung hat sich die „PSS:NICU“ (Miles, 1991) in vielen Einrichtungen und wissenschaftlichen Untersuchungen bewährt (Miles et al., 1993). Sie unterscheidet zwischen Belastungen durch den fragilen Anblick des Babys, die Umgebungsbedingungen auf der Station, die Gefühle der Hilflosigkeit und Unsicherheiten im Beziehungsaufbau zum Kind und im Kontakt mit den Mitarbeitern sowie der Einschätzung der subjektiven Zufriedenheit der Eltern mit der sozialen Unterstützung, die sie erhalten (Beispielitems vgl. Kasten).

Beispielitems aus der Parental Stressor Scale: Neonatal Intensive Care Unit (PSS:NICU; Miles et al., 1991)

Kreuzen Sie auf dem Fragebogen bitte die Zahl an, die am besten beschreibt, wie belastend die jeweilige Erfahrung für Sie ist. Die Zahlen markieren die folgenden Stufen: 1 = „überhaupt nicht belastend“ bis 5 = „sehr belastend“.

Es folgt eine Liste verschiedener Aspekte des Geräusch- und Lichtpegels auf der NIPS. Wir möchten Ihre Einschätzung kennenlernen, wie belastend diese für Sie sind.

1. Die Gegenwart der Monitore und anderer Geräte. 1 2 3 4 5
2. Die konstanten Geräusche der Monitore und Geräte. 1 2 3 4 5
3. Die plötzlichen Monitoralarme. 1 2 3 4 5
4. Die anderen kranken Babys im Raum. 1 2 3 4 5

Es folgt eine Liste von Eindrücken, die das Aussehen und Verhalten Ihres Babys beschreiben könnten, wenn Sie zu Besuch auf der NIPS sind, und einige Behandlungsmaßnahmen, die Sie bei Ihrem Baby beobachten.

1. Die unnatürliche Hautfarbe meines Babys (z. B. Blässe). 1 2 3 4 5
2. Die ungewöhnliche oder abnorme Atmung meines Babys. 1 2 3 4 5
3. Dass mein Baby über eine Sonde ernährt wird. 1 2 3 4 5
4. Das schwache Erscheinungsbild meines Babys. 1 2 3 4 5
5. Die ruckartigen und unruhigen Bewegungen meines Babys. 1 2 3 4 5
6. Dass mein Baby nicht wie andere Babys zu schreien vermag. 1 2 3 4 5
7. Dass mein Baby an ein Beatmungsgerät angeschlossen ist. 1 2 3 4 5

Ein weiterer Bereich, nach dem wir Sie fragen möchten, ist Ihr Eindruck von Ihrer Beziehung zu Ihrem Baby und Ihrer elterlichen Rolle. Wenn Sie die folgenden Situationen oder Gefühle erlebt haben, geben Sie bitte an, wie belastend sie für Sie sind.

1. Nicht zu wissen, wie ich meinem Baby in dieser Zeit helfen kann.	1	2	3	4	5
2. Von meinem Baby getrennt zu sein.	1	2	3	4	5
3. Mein Baby nicht selbst füttern zu können.	1	2	3	4	5
4. Nicht selbst für mein Kind sorgen zu können (Umziehen, Baden).	1	2	3	4	5
5. Keine Zeit mit meinem Baby allein verbringen zu können.	1	2	3	4	5

Furman und O'Riordan (2006) veröffentlichten einen Fragebogen, der das Erleben der frühen Eltern-Kind-Beziehung in den Mittelpunkt stellte. Die einzelnen Items beziehen sich auf die Sorge der Eltern um das Kind (z.B. „aktuelle Sorge um die künftige Entwicklung des Babys“), auf die Reaktionen des Kindes auf die elterlichen Kontaktangebote (z.B. „hat begonnen, mich zu bemerken oder auf mich zu reagieren“, „dreht sich in Richtung auf meine Stimme“) und das Erleben der Trennung vom Kind (z.B. „ich sorge mich darüber, wie es dem Baby geht, wenn ich gegangen bin“, „ich denke ständig an das Kind, wenn ich nicht bei ihm bin“). In einer Untersuchung von 119 Müttern sehr unreif geborener Babys erwies sich der Fragebogen als reliables Instrument zur Einschätzung der Qualität der frühen Beziehungsentwicklung.

3.4.3 Einzel- und Paarberatungsgespräch

Als Einstieg in die psychologische Beratung entwickelten Meyer et al. (1993) einen Leitfaden für ein „Klinisches Interview mit Eltern von gefährdeten Säuglingen“ (CLIP, vgl. Kasten), um die Geschichte der Eltern zu Schwangerschaft, Geburt, ihre Wahrnehmung des Babys, der gegenwärtigen Situation und ihre Gedanken und Gefühle zur Zukunft zu erheben. Dieser Leitfaden kann als Grundlage für die Einschätzung der elterlichen Belastung und die Entwicklung ressourcenorientierter, individuell abgestimmter Lösungsvorschläge dienen.

Der halbstrukturierte Leitfaden erlaubt es, die Erfahrungen der Eltern in einer überschaubaren Form zu strukturieren, ohne die Möglichkeit zu nehmen, flexibel auf individuelle Themen einzugehen. Selbstverständlich können die Reihenfolge und die Zeit, die für die einzelnen Themenbereiche verwendet wird, von Fall zu Fall variieren. Es wird von der individuellen Situation abhängen, wie viel Raum die einzelnen Themen beanspruchen und welche den Eltern zum jeweiligen Zeitpunkt besonders wichtig sind.

Themen der psychologischen Beratung (CLIP; Meyer et al., 1993)

- Gegenwärtiger Zustand des Babys.
- Rückblick auf Schwangerschaft und Geburt.
- Erster Beziehungsaufbau zum Baby.
- Reaktion auf NIPS und Beziehung zu Schwestern und Ärzten.
- Beziehung zur Familie/Erfahrung sozialer Unterstützung.
- Erinnerung an die Bewältigung früherer Krisenerfahrungen.
- Zukunftssorgen über den Zeitpunkt der Entlassung hinaus.

Keren et al. (2003) verwendeten dieses Interview in einer Untersuchung bei 47 Müttern sehr unreif geborener Kinder vor der Entlassung. Gleichzeitig videografierten sie die Mutter-Kind-Interaktion in einer Pflegesituation und baten die Mütter, Fragebögen zu ängstlichen und depressiven Symptomen auszufüllen. Es zeigte sich in Korrelations- und Regressionsanalysen eine relativ hohe Übereinstimmung der Aussagen der Mütter im CLIP mit ihrer Sensibilität für kindliche Signale und ihrer Zuwendung zum Kind in der beobachteten Interaktion. Mütter, bei denen im CLIP ein hohes Maß an Bereitschaft zur Übernahme der Mutterrolle unter diesen besonderen Umständen erkennbar war, passten sich in der Interaktion sensibel an die Bedürfnisse des Babys an und äußerten weniger depressive Symptome. Diese Ergebnisse sprechen dafür, dass sich mittels des klinischen Interviews valide Einschätzungen über den Unterstützungsbedarf der Mütter und das Risiko von belasteten Eltern-Kind-Interaktionen machen lassen.

Das Gespräch mit den Eltern nach dem Leitfaden des „Klinischen Interviews für Eltern gefährdeter Säuglinge“ (CLIP) kann bereits zu einer Stabilisierung der psychischen Situation der Eltern beitragen. Das Erzählen der gemeinsamen Geschichte der perinatalen Erfahrung gegenüber einem empathischen Berater – oft zum ersten Mal überhaupt – hilft den Eltern, das kognitive Verständnis für die Situation des Kindes und die Ursachen der Frühgeburt wie auch die affektive Dimension der Enttäuschung der Erwartungen zu ordnen. Die Formulierung der „Geschichte der zu frühen Geburt“ im Dialog mit einem Berater kann helfen, das traumatische Geschehen in die eigene Biografie einzuordnen und sich des Wertes emotionaler Beziehungen und sozialer Unterstützung bei seiner Bewältigung neu bewusst zu machen. Auf diese Weise wird das „Erzählen der Geschichte“ selbst zum Teil ihrer Bewältigung.

Das Beratungsgespräch schafft eine stützende Beziehung zu den Eltern. Es erlaubt die Verbalisierung von Gedanken und Gefühlen, statt die Eltern einseitig in die Rolle von Zuhörern fachlicher Informationen zu versetzen. Es erweitert die Perspektive von der Konzentration auf das Baby auf die Familie und ihre Anpassung an die besondere Herausforderung. Schließlich vermittelt es einen Eindruck von den individuellen Stärken und Bedürfnissen der Eltern, auf die sich weiterhelfende Empfehlungen und Problemlösungen beziehen müssen.

Das Beratungsgespräch sollte an einem ruhigen Platz außerhalb der Intensivstation stattfinden, sobald der Zustand des Babys stabil ist. Es eignet sich jedoch nicht für eine Krisenintervention zu einer Zeit, in der der Zustand eines Kindes kritisch und sein Überleben unsicher ist.

Das Beratungsgespräch kann mit Müttern oder Vätern einzeln oder gemeinsam durchgeführt werden. Manchmal fällt es Eltern leichter, ihre Gefühle in der Einzelberatung zu verbalisieren. Im andern Fall wird es dem Paar möglich, ihre emotionale Auseinandersetzung gemeinsam zu konsolidieren – oft mit dem Gefühl, erstmals einander die ambivalenten oder verborgenen Gefühle mitzuteilen, gegenwärtige oder künftige Konflikte anzusprechen oder gemeinsame Vorbereitungen für die Zeit nach der Entlassung zu beginnen.

Zu Beginn sollte nach der elterlichen Sicht des gegenwärtigen Zustandes des Babys gefragt werden. So wird deutlich, wie gut sie sich informiert fühlen, was sie als Hauptproblem für die Gesundung und Entwicklung des Kindes ansehen und welche Kriterien sie für einen Fortschritt haben. Einige Eltern werden dabei mehr körperliche Aspekte wie die Beatmungsnotwendigkeit des Kindes oder seine Unreife betonen, andere sich eher um die Grundlage einer emotional sicheren Beziehung zwischen ihnen und dem Baby sorgen, die sie durch die Trennung gefährdet sehen. Viele Eltern beschreiben den Zustand des Kindes in der Form, die sie von den Klinikmitarbeitern kennengelernt haben, d.h. nach Kriterien wie Sauerstoffbedarf, Gewicht, Häufigkeit von Apnoen oder sogar Blutgaswerten. Ein Vergleich mit den Angaben der Schwestern und Ärzte zum Zustand des Babys erlaubt eine erste Einschätzung, wie realistisch die Wahrnehmungen der Eltern sind.

Ein Rückblick auf den Verlauf der Schwangerschaft (gewünschte Schwangerschaft, Belastungen während jener Zeit, Vorzeichen der zu frühen Geburt) erlaubt es, die mit der verfrühten Geburt womöglich verbundenen und bislang unausgesprochenen Schuldgefühle und zwiespältigen Gefühle gegenüber dem Kind, die Enttäuschung über die Umstände der Geburt und die Sorge um das Überleben des Kindes auszusprechen. Die meisten Eltern beschreiben die Umstände der Geburt sehr detailliert. In diesem Abschnitt des Gesprächs wechselt der Fokus vom Baby auf die Eltern selbst und zeigt ihnen, dass ihre eigenen Erlebnisse und Belastungen sehr wichtig genommen werden. Der Rückblick auf die Schwangerschaft ist bedeutsam für das Bedürfnis der Eltern nach Konsolidierung ihrer Gefühle.

Die Erinnerung an den ersten Kontakt zum Baby und die Beschreibung, wie sie die Beziehung zu ihm erleben, welche frühen Eigenschaften sie ihm zuschreiben und welche Signale von Aufmerksamkeit und Nähe sie wahrnehmen, kann ihr Zutrauen in die eigene Bedeutung als Eltern stärken. Die Kohärenz ihrer Erzählung spiegelt die Qualität ihrer Bindung zu ihrem Baby wider. Beschreibungen des Babys als „Kämpfer“, „fragil und empfindlich“ o.Ä. können sehr aufschlussreich sein. Der Dialog über die kindlichen Signale, mit denen es ihnen zeigt, was es mag oder nicht mag, verstärkt ihr Verständnis für die besondere Sensibilität des Kindes und die Notwendigkeit, es vor Reizüberforderungen zu schützen.

Die Frage, welche Erfahrungen sie mit sich selbst, miteinander, mit ihren Verwandten, Freunden und mit den Mitarbeitern der Station in dieser Krisensituation gemacht haben, kann helfen, sich die persönlichen Stärken und die soziale Unterstützung bewusst zu machen, die ihnen zur Bewältigung zur Verfügung stehen. Oft beschreiben die Eltern an dieser Stelle wichtige Ereignisse im Zusammenhang mit dem ersten Kontakt zur Station, dem ersten Füttern oder Erfahrungen in Zeiten akuter Bedrohung des Kindes. Hier ist es auch wichtig, ausdrücklich nach negativen Erfahrungen zu fragen, um zu zeigen, dass sie angesprochen werden dürfen.

Im Verlauf des Beratungsgesprächs verändert sich der Fokus. Während zunächst das empathische Zuhören beim Mitteilen des erlebten Geschehens, des Traumas der zu frühen Geburt, im Mittelpunkt steht, richtet es sich mehr und mehr auf das Entdecken der Stärken der Eltern, die es ihnen möglich gemacht haben, bis zu diesem Zeitpunkt die Situation zu meistern und eine erste Beziehung zu ihrem noch sehr unreifen Baby aufzubauen. Die gemeinsame Exploration dieses Weges schützt den Berater davor, die Bewältigungsversuche der Eltern vorschnell zu bewerten. Die konsistente Betonung der Stärken der Eltern unterstützt ihre Zuversicht, dass sie die Herausforderung mit ihren eigenen Kräften werden meistern können. Das aktive Nachfragen des Beraters macht deutlich, dass er sich um das Verständnis der individuellen Wahrnehmung der Eltern bemüht; was er aufgreift und in „Lösungsstrategien" zu übersetzen versucht, gibt den Bewältigungsversuchen der Eltern eine Struktur für die nächste Zeit und macht ihnen bewusst, dass sie selbst den „Schlüssel" in der Hand halten, wie die schwierige Zeit überstanden werden kann.

Eine besonders wichtige Frage bei jedem lösungsorientierten psychotherapeutischen Vorgehen ist die Frage nach den „Ausnahmen". Gerade in Krisensituationen gilt es, Unterschiede im Erleben der Eltern aufzuspüren in dem Grad, in dem sie sich deprimiert, hilflos oder aufgewühlt von Ängsten und Sorgen gefühlt haben, festzuhalten, was sie bereits selbst versucht haben, oder von welchen Umständen diese Unterschiede abhingen, und dann zu bestärken, was sich bewährt hat. An dieser Stelle kann es auch weiterführen, die gegenwärtige krisenhafte Herausforderung mit früheren Lebenserfahrungen zu verbinden. Wenn es gelingt, die Eltern zur Bewältigung früherer schlimmer Ereignisse in ihrem Leben zurückzuführen, können sie wieder Zugang finden zu den Fähigkeiten, die ihnen bereits einmal geholfen haben. Wenn solche Vorerfahrungen nicht aufgespürt werden können, bleibt die Möglichkeit, die gegenwärtige Situation mit schwierigen Lebensereignissen zu verknüpfen, die eine andere bedeutsame Person zu meistern hatte, um sich stellvertretend an ihrem Bewältigungsweg zu orientieren. Das Ziel ist, am Schluss eine Botschaft zu formulieren, „mehr von dem zu machen, was wirkt", um in einem nachfolgenden Gespräch die Veränderung im Erleben der Situation bewusst zu machen und damit Zuversicht in die eigenen Bewältigungskräfte zu mobilisieren.

Das führt schließlich zu der Frage, welche Zukunftserwartungen sie für das Baby und sich selbst haben, wie sie die künftige Entwicklung des Kindes einschätzen, welche Risiken und welche Hilfen für eine gesunde Entwicklung (Beobachtung durch den Kinderarzt, Diagnostik und Therapie an Sozialpädiatrischen Zentren oder Frühförderstellen) sie bereits kennen. In diesen Kontext gehört die Aufklärung über Besonderheiten der Entwicklung frühgeborener Kinder (Verlauf gemäß dem korrigierten Alter, Variationsbreite und individuelle Unterschiedlichkeit, Kompensation anfänglicher Disharmonien der Entwicklung) und über praktische Hilfen für die Zeit unmittelbar nach der Entlassung (z. B. Kontakte zu anderen Eltern frühgeborener Kinder, sozialpädagogische Hilfen, ambulante Kinderpflege, Haushaltshilfe in besonderen Lebenssituationen).

Die empathische Haltung des Beraters spiegelt sich wider in seinem Bemühen, den Eltern zuzuhören, sich auf das einzulassen, was sie sagen, und auf dieser Basis mit ihnen gemeinsam zu planen, was helfen kann. Er achtet dabei insbesondere auf die Kohärenz von verbalen Aussagen und non-verbalen Signalen, auf Konflikte in dem, was sie mitteilen, und die Gefühle, die von den Eltern vermieden werden oder die sie zu überwältigen drohen. Leugnung einer ernsten Bedrohung des Babys, wiederkehrendes Ansprechen von eigener Schuld oder Vorwürfe an das Kind (z. B. „Sie lehnt mich ab, wenn ich sie begrüßen möchte", „Sie lässt sich nur von den Schwestern beruhigen"), sind Hinweise auf Bewältigungsprobleme, die es in einem nachfolgenden Gespräch aufzugreifen gilt. Zunächst geht es darum, Zweifel an der eigenen Fähigkeit, den Bedürfnissen des Babys jetzt und später gerecht werden zu können, aufzulösen und Vertrauen in soziale Unterstützung zu mobilisieren.

3.4.4 Erfahrungen mit Elterngruppen

Gruppengespräche mit Eltern frühgeborener Kinder sind eine Alternative zur Einzelberatung. Minde et al. (1980) berichteten als erste über den Verlauf von Gesprächsgruppen, die von einer Kinderkrankenschwester und einer Mutter, die innerhalb des letzten Jahres selbst ein frühgeborenes Kind zur Welt gebracht hatte, geleitet wurden. Die Gruppensitzungen fanden einmal pro Woche statt und dauerten 90 bis 120 Minuten. Die Gruppe sollte den Eltern helfen, den täglichen Ablauf auf Station, die technischen und pflegerischen Prozeduren und die Bedürfnisse des frühgeborenen Babys besser zu verstehen und sich mit anderen betroffenen Eltern auszutauschen. Im weiteren Verlauf zeigte sich, dass die Mütter der Gesprächsgruppe ihr Kind häufiger besuchten als eine Vergleichsgruppe. In Interaktionsbeobachtungen zum Zeitpunkt der Entlassung, drei und zwölf Monate später zeigten sich ebenfalls positive Auswirkungen. Die Mütter entwickelten mehr Zutrauen in ihre eigenen Fähigkeiten und Bewältigungskräfte und zeigten mehr Sicherheit und positive Zuwendung vs. Einschränkungen beim Füttern und beim Spiel mit dem Baby.

Preyde und Ardal (2003) untersuchten die Wirkung der Teilnahme an Elterngruppen auf die elterliche Belastung, die mittels standardisierter Fragebögen erhoben wurde. Auch hier zeigte sich ein geringeres Stressniveau der Mütter gegenüber einer Kontrollgruppe; sie äußerten weniger ängstliche und depressive Symptome.

Vonderlin (1999) berichtete über ähnliche Erfahrungen mit Elterngesprächsgruppen in Deutschland. Sie verglich die subjektiv erlebte Belastung, soziale Unterstützung und Selbstsicherheit sowie die Einschätzungen des kindlichen Temperaments bei 30 Eltern, die an solchen Gesprächsgruppen teilgenommen hatten, mit den Einschätzungen anderer Eltern frühgeborener Kinder. Im Verlauf der Gruppenteilnahme nahm die erlebte Belastung ab und die Zufriedenheit mit sozialer Unterstützung zu. Das kindliche Verhalten wurde positiver bewertet als durch die Eltern der Kontrollgruppe, d.h. sie erlebten ihr Kind als weniger schwierig und leichter zu beruhigen. Sie konnten offensichtlich die Verhaltensformen ihres Kindes besser einschätzen und sicherer damit umgehen. Auf die Frage, was sie als am wichtigsten in der Gruppe erlebten, gaben die meisten Eltern an, neue Einsichten gewonnen und aus den Erfahrungen anderer gelernt zu haben.

Elterngesprächsgruppen stellen somit eine wertvolle Hilfe zur kognitiven Auseinandersetzung mit der Frühgeburt dar. Dazu müssen sie früh angeboten werden und in ihrem Informationsangebot über das hinausgehen, was die Eltern von Schwestern und Ärzten erfahren haben. Die Weitergabe eigener Erfahrungen zum Verlauf jenseits der Entlassung durch eine Mutter, die Erfahrung mit einer Frühgeburt hat, hat sich bewährt. Eine gemischte Gruppenzusammensetzung aus neu betroffenen Eltern und einer größeren Zahl kontinuierlich teilnehmender Eltern älterer Kinder erschwert es dagegen, den Bedürfnissen der neuen Eltern nach aktuell für sie bedeutsamen Informationen gerecht zu werden. Wenn die regelmäßig teilnehmenden Eltern überwiegend Kinder mit dauerhaften Entwicklungsproblemen haben, kann die Elterngruppenteilnahme die Zuversicht der „neuen" Eltern dämpfen.

Eine über die kognitive Auseinandersetzung hinausgehende emotionale Entlastung durch Ansprechen von Schuldgefühlen, Vorwürfen, Niedergeschlagenheit und Ängsten wird von den Eltern unterschiedlich geschätzt. Ein Teil empfindet es als beruhigend, dass es anderen Eltern ähnlich geht. Das Gespräch darüber gibt ihnen Kraft. Andere Eltern fühlen sich durch die Thematisierung der Gefühle eher zusätzlich verunsichert und suchen mehr nach praktischen Ratschlägen. Auch hier gilt es, die individuellen Strategien, mit der Situation fertig zu werden, zu respektieren und nicht auf einer Teilnahme an der Gruppe zu bestehen.

Die Akzeptanz von Angeboten für Elterngesprächsgruppen hängt auch davon ab, wie sie in ein psychosoziales, beziehungsorientiertes Gesamtkonzept auf der Station eingebettet werden. Eltern fällt die Teilnahme leichter, wenn die Gruppe regelmäßig, als Teil der Routine in angenehmer Atmosphäre stattfindet und von Schwestern und Ärzten ausdrücklich begrüßt wird.

3.4.5 Wirksamkeit psychologischer Beratungsangebote auf der Station

Zur Wirksamkeit psychologischer, familienorientierter Beratungsangebote während der stationären Behandlung liegt eine Reihe von Evaluationsstudien vor. Meyer et al. (1994) verbanden psychologische Beratungsgespräche auf der Basis des „Klinischen Interviews für Eltern gefährdeter Säuglinge" (CLIP) mit einer Sensibilisierung für die spezifischen Signale und Verhaltensformen der Babys in Versorgungssituationen. Die Beratung der Eltern umfasste drei bis 17 Sitzungen in einem Zeitraum von zwei bis acht Wochen bis zur Entlassung des Kindes. Die Beratung konzentrierte sich auf Fragen der elterlichen Anpassung an die besonderen Herausforderungen, der Familienorganisation, der besonderen Bedürfnisse des Kindes bei der Pflege und der Vorbereitung auf die Entlassung nach Hause. Zur Beurteilung der Effekte wurde eine Interaktionsbeobachtung beim Füttern aufgezeichnet. Die Eltern füllten darüber hinaus Fragebögen zu ihrer Belastung (z. B. PSS:NICU), depressiven Symptomen und Einschätzung der familiären Beziehungen aus.

Die Stichprobe umfasste 18 Mütter von sehr frühgeborenen Kindern und eine Kontrollgruppe. Es zeigten sich signifikante positive Effekte der Intervention auf die erlebte Belastung der Mütter und die Zuversicht in die eigenen Fähigkeiten. Die Zahl der Mütter mit klinisch bedeutsamen depressiven Symptomen sank von 39 % auf 11 %, während sie in der Kontrollgruppe anfangs bei 31 % lag und bei Entlassung bei 44 %. In der Interaktionsbeobachtung zeigten sich die Mütter der Interventionsgruppe sensibler beim Füttern, berührten das Kind mehr, zeigten ihm mehr positive Zuwendung und sprachen es öfter an.

Jotzo und Poets (2005) berichteten in einer deutschen Studie über eine psychologische Beratung zur Traumaprävention in den ersten Tagen nach der Geburt. Die Effekte wurden in einer Interventionsgruppe von 25 Müttern und einer Kontrollgruppe gleichen Umfangs analysiert. Dazu füllten die Mütter am Ende des stationären Aufenthalts Fragebögen zu Auswirkungen der bedrohlichen Ereignisse („Impact of Event Scale") und Symptomen einer Posttraumatischen Belastungsstörung (PTBS) aus. Die Mütter der Interventionsgruppe berichteten signifikant weniger solcher Symptome (Intrusionen, Vermeidung, allgemeiner Übererregung; vgl. Abbildung 14). Der Anteil der Mütter mit posttraumatischen Belastungssymptomen betrug in der Interventionsgruppe 36 %, in der Kontrollgruppe, die keine

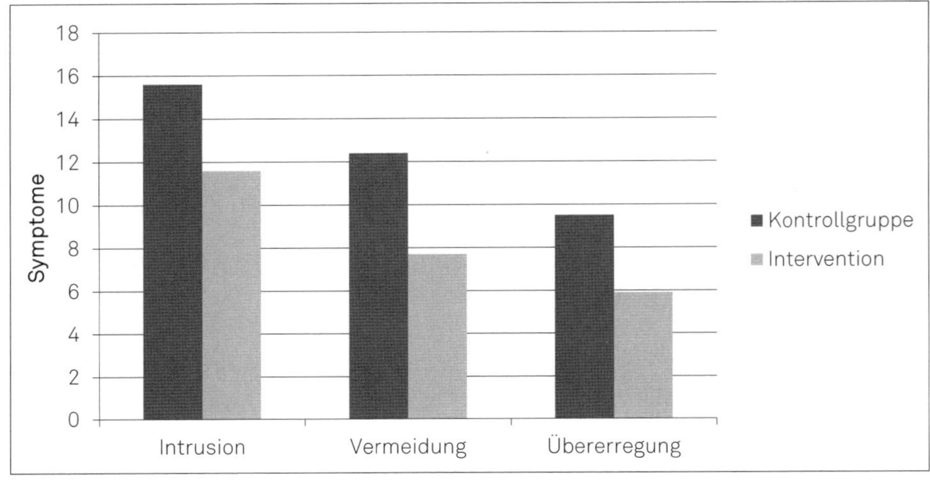

Abbildung 14: Posttraumatische Belastungssymptome nach präventiver Traumantervention bzw. in einer Kontrollgruppe (Jotzo & Poets, 2005)

psychologische Unterstützung erhalten hatte, jedoch 76 %. Auch diese Ergebnisse sprechen somit für die Wirksamkeit einer früh einsetzenden psychologischen Beratung bei Müttern sehr unreif geborener Kinder.

Shaw et al. (2013) evaluierten die Effektivität eines Beratungskonzepts, das auf Prinzipien der kognitiven Verhaltenstherapie beruhte. Die Stichprobe umfasste 62 Mütter von frühgeborenen Kindern (Gestationsalter 25 bis 34 Wochen) und eine Kontrollgruppe. Mit sechs Sitzungen im stationären Setting – verteilt über drei bis vier Wochen – sollte eine Reduzierung posttraumatischer Belastungssymptome und depressiver Symptome erreicht werden. Die Beratung umfasste eine Aufklärung über posttraumatische Belastungssymptome und unterstützte die Eltern bei der Verbalisierung ihrer Belastung und ihrer Erfahrungen auf der Station, der kognitiven Umstrukturierung von irrationalen Ängsten und dem Einsatz von Entspannungstechniken. Im Vergleich zur Kontrollgruppe zeigten sich signifikante positive Effekte sowohl vier bis fünf Wochen nach der Geburt als auch zu einem späteren Zeitpunkt, als das Kind sechs Monate alt war.

Während diese Ergebnisse für die Wirksamkeit psychologischer Interventionen sprechen, gingen andere Autoren der Frage nach, ob die Vermittlung von Informationen zur Entwicklung frühgeborener Kinder und zu ihren Bedürfnissen allein schon dazu beiträgt, die Belastung der Eltern zu reduzieren. Browne und Talmi (2005) überprüften dies in einer Gruppe von 84 Müttern frühgeborener Kinder. Es handelte sich dabei um Kinder mit einem durchschnittlichen Geburtsgewicht von mehr als 1.500 g und einer durchschnittlichen Gestationsdauer von ca. 31 Wochen. Es wurden drei Gruppen gebildet.

In der ersten Gruppe wurde eine kurze direkte Interaktionsberatung (angelehnt an das NIDCAP-Konzept, vgl. Kapitel 2.2.2) durch eine Fachkraft durchgeführt, in der zweiten wurden Elternbroschüren und Demonstrationsvideos zu diesem Zweck verwendet. Die Evaluation erfolgte über Fragebögen zur erlebten Belastung („Parenting Stress Index", Abidin, 1995) und zum Wissen über Verhaltensmerkmale frühgeborener Kinder, die die Mütter einen Monat nach Entlassung ausfüllten. Zusätzlich wurde zu Hause eine Füttersituation videografiert. Die Mütter beider Interventionsgruppen berichteten weniger Stress und hatten mehr Kenntnisse über spezifische Bedürfnisse von Frühgeborenen als die Mütter einer Kontrollgruppe; ihre Mutter-Kind-Interaktion wurde von unabhängigen Beobachtern günstiger beurteilt. Dabei ergaben sich keine Unterschiede zwischen den Müttern, die eine direkte Anleitung erhalten hatten, und den Müttern, die die Informationen lediglich über Broschüren und Filme erhalten hatten.

Auch das „Creating Opportunities for Parent Empowerment" (COPE) verfolgt das Ziel, die Eltern über spezifische Verhaltensmerkmalen frühgeborener Kinder und Möglichkeiten zur Unterstützung durch sensible Gestaltung der Interaktion mit Hinweisen zur Umsetzung in der Praxis zu informieren. Die Autoren setzten dazu vor allem auf audio-visuelle und schriftliche Materialien. An einer randomisierten Kontrollgruppenstudie nahmen 246 Mütter von unreif geborenen Kindern (mittleres Gestationsalter 31 Wochen, mittleres Geburtsgewicht 1.661 g) teil. Zur Evaluation wurden der erlebte Stress auf der Station (PSS:NICU), ängstliche und depressive Symptome sowie die Selbsteinschätzung der eigenen Rolle erhoben. Außerdem wurde die Mutter-Kind-Interaktion durch unabhängige Beobachter beurteilt.

Die Mütter, die vor der Entlassung an COPE teilgenommen hatten, äußerten zwei Monate später weniger ängstliche und depressive Symptome. Auch hinsichtlich der Qualität der Interaktion zeigten sich sowohl bei den Müttern als auch den Vätern positive Effekte (Melnyk et al., 2008). Solche Ergebnisse sprechen dafür, dass sich Interventionen, die sich auf die Sensibilisierung für die Belastungssignale frühgeborener Kinder während der stationären Zeit richten, über eine Verbesserung der Eltern-Kind-Interaktion positiv auf die Affektregulation und frühe Kommunikation in der Eltern-Kind-Dyade auswirken können.

Die Untersuchungsgruppen in diesen Studien bestanden überwiegend aus Müttern von Kindern mit leichtem Entwicklungsrisiko. Hier scheinen somit auch Interventionen nützlich, die sich auf die Vermittlung von Informationen beschränken, während bei Eltern mit höherer Belastung umfassende und längerfristig angelegte Beratungen angezeigt sind. Allerdings muss darauf hingewiesen werden, dass die Evaluationsergebnisse dazu nicht einheitlich sind. In einer Intervention, die eng an das COPE-Konzept angelehnt war, ließen sich bei 121 Müttern sehr unreif geborener Kinder (Geburtsgewicht unter 1.500 g) keinerlei positive Effekte auf die Sensibilität der Mütter in der Interaktion, ihre erlebte Belastung, ängstliche und depressive Symptome nachweisen (Zelkowitz et al., 2011).

Holditch-Davis et al. (2014) gingen der Frage nach, ob sich Känguruh-Pflege oder eine Unterstützung der Eltern bei einer sensiblen Kontaktaufnahme mit dem Kind

(u. a. durch Massage) nicht nur auf die körperliche Entwicklung der Kinder, sondern auch auf das psychische Wohlbefinden der Mütter positiv auswirkt. Es handelte sich um eine randomisierte Kontrollgruppenstudie, an der 240 Mütter von sehr unreif geborenen Kindern (mittleres Gestationsalter 27 Wochen) teilnahmen. Die Mütter wurden während der stationären Behandlung sowie zwei, sechs und 12 Monate nach Entlassung gebeten, Fragebögen zu ängstlichen und depressiven Symptomen sowie posttraumatischen Stresssymptomen auszufüllen. Im Alter von zwei und sechs Monaten wurden auch Videoaufzeichnungen der Mutter-Kind-Interaktion ausgewertet.

Die Ergebnisse bestätigten die positiven Auswirkungen der Känguruh-Pflege und der sensiblen Stimulation auf die Schlaf-Wach- und Aufmerksamkeitsregulation sowie die soziale Beteiligung der Babys am Mutter-Kind-Dialog. Die Känguruh-Pflege hatte dabei stärkere Effekte als die Anleitung zur Baby-Massage und führte zu einer rascheren Reduzierung der mütterlichen Sorge um das Baby während des stationären Aufenthalts. Beide Interventionen trugen zu einer geringeren Belastung der Mütter im weiteren Verlauf im Vergleich zur Kontrollgruppe bei. Hinsichtlich der mütterlichen Interaktionsmerkmale zwei und sechs Monate nach der Entlassung fanden sich dann keine konsistenten Effekte zugunsten der Interventionsgruppe.

Kurze Interventionen, die den Eltern-Kind-Kontakt unterstützen und die Eltern für die besonderen Verhaltenssignale frühgeborener Babys sensibilisieren, scheinen einen unmittelbaren Effekt auf die Qualität der Eltern-Kind-Interaktion bei Entlassung, aber keinen nachhaltigen Effekt auf die erlebte Belastung zu haben. Van der Pal et al. (2008) orientierten sich mit ihrem Elternangebot eng an dem NIDCAP-Konzept zur Sensibilisierung für die spezifischen Verhaltensmerkmale und Bedürfnisse frühgeborener Kinder (vgl. Kapitel 2.2.2). Die Stichprobe umfasste 128 frühgeborene Kinder. Sie fanden keinen eindeutigen Effekte auf die Temperamentsmerkmale der Kinder und die Elternbelastung – gemessen mit dem „Parenting Stress Index" – oder Merkmalen der Eltern-Kind-Interaktion bei Entlassung im Vergleich zu einer Kontrollgruppe.

Steinhardt et al. (2015) verglichen in einer Stichprobe von 50 sehr unreifen Kindern die Mutter-Kind-Interaktion am Ende des stationären Aufenthalts in zwei Perinatalzentren. In einem der beiden Zentren hatten die Eltern eine systematische familienorientierte Unterstützung und Anleitung durch speziell fortgebildetes Pflegepersonal im Umfang von neun Stunden erhalten. Es fanden sich signifikante positive Effekte auf die Qualität der Interaktion bei der Auswertung von Videoaufzeichnungen. Die Mütter, die zur ersten Gruppe gehörten, zeigten mehr Sensibilität in der Interaktion, die Kinder vermochten ihre Aufmerksamkeit besser zu regulieren und zeigten weniger Zeichen von Stress.

Die Forschungsergebnisse zur Wirksamkeit von Interventionen während der stationären Zeit auf die erlebte Belastung der Eltern lassen noch keinen eindeutigen

Schluss zu, unter welchen Bedingungen eine Unterstützung des Eltern-Kind-Kontakts und eine Sensibilisierung der Eltern für die kindlichen Verhaltenssignale ausreichend ist und unter welchen Bedingungen eine intensive psychologische Intervention angezeigt ist.

Hynan et al. (2013) diskutierten angesichts des erhöhten Risikos von Symptomen einer Depression oder Posttraumatischen Belastungsstörung das Für und Wider eines Screenings auf der Station. Ein solches Screening setzt die Verfügbarkeit eines entsprechenden psychologischen Beratungsangebots auf der Station selbst voraus. Die Autoren empfehlen ein ausführliches Erstgespräch zur Einschätzung der psychischen Situation der Eltern, wie es im folgenden Kapitel vorgestellt wird, bei allen Müttern, deren Kinder ein Geburtsgewicht unter 1.000 g haben, eine lange Zeit auf der NIPS verbleiben und/oder beatmet werden müssen. Zusätzlich halten sie es für angezeigt, wenn psychische Vorerkrankungen oder Traumatisierungen der Mütter bekannt sind, es sich um jugendliche Mütter handelt, um Mütter aus Armutslagen oder Mütter, die über wenig soziale Unterstützung verfügen.

3.5 Interdisziplinäre Kooperation in der Nachsorge

Auf jeden Fall sollte die Unterstützung der Eltern mit einer systematischen Begleitung nach Entlassung verbunden werden. Zwei Modellprojekte in Deutschland zeigen, wie die Entlassungsvorbereitung und Nachsorge von unreif geborenen Kindern so gestaltet werden kann, dass die Eltern eine wirksame Unterstützung bei der Gestaltung der Eltern-Kind-Interaktion zu Hause und bei der Bewältigung der vielfältigen emotionalen und praktischen Herausforderungen erhalten. Beide zeichnen sich dadurch aus, dass die Weiterbetreuung von Kind und Eltern durch den niedergelassenen Kinderarzt mit einer regelmäßigen Kontrolle der neurologischen und psychologischen Entwicklung der Kinder und Beratung der Eltern zu den Fragen verbunden wird, vor die sie sich im häuslichen Alltag gestellt sehen.

An der Augsburger Kinderklinik wurde in den 1990er Jahren der sogenannte „Bunte Kreis“ gegründet. Dieses Nachsorgekonzept beruhte auf dem Case-Management-Gedanken, d.h. einer auf den jeweiligen Fall orientierten, interdisziplinären Koordination der Betreuung über fachliche und institutionelle Grenzen hinweg. Verschiedene Berufsgruppen bündeln die Hilfen, um passende Unterstützungskonzepte für die einzelnen Familien zu finden. Das Nachsorgekonzept ist nicht auf frühgeborene Kinder beschränkt, sondern wurde für die nachklinische Betreuung bei schweren Krankheiten entwickelt und hat mittlerweile an vielen Standorten Nachahmer gefunden (Porz et al., 2005).

Dazu werden Kinderkrankenschwestern zu „Case-Managern“ ausgebildet, sodass sie in der Lage sind, bereits während der stationären Behandlung die Wahrnehmung der Eltern für die Bedürfnisse des Kindes zu fördern, die Eltern-Kind-Bindung zu stärken, die Eltern auf die Entlassung des Kindes nach Hause vorzubereiten und sie dann im Rahmen von Hausbesuchen in der Pflege und Entwicklungsförderung zu beraten und ein soziales Netzwerk zur Unterstützung zu knüpfen. Dieser Ansatz soll zu einer besseren Abstimmung aller Behandlungsmaßnahmen – sowohl im medizinisch-therapeutischen wie auch im psychosozialen und sozialrechtlichen Bereich – beitragen. Zur Vernetzungsaufgabe der Case-Managerin gehört die Kontaktaufnahme und Einbeziehung von Frühförderstellen, wenn eine Indikation zur Entwicklungsförderung und Elternberatung besteht, die über das hinausgeht, was die Kinderkrankenschwestern selbst an Unterstützung anbieten können.

Die Finanzierung von Nachsorgeangeboten dieser Art ist seit 2004 im Rahmen des SGB V (§ 43, Abs. 2) möglich. Die sozialmedizinische Nachsorge der Krankenkassen ist jedoch auf eine Maximalzahl von 20 Stunden während eines Zeitraums von 12 Wochen beschränkt. Die meisten Nachsorgeeinrichtungen, die nach dem Konzept des „Bunten Kreises" arbeiten, sind daher auf Spendenmittel angewiesen, um den Familien eine Nachsorge so lange anzubieten, wie sie sie tatsächlich benötigen.

Als zweites Modellprojekt entwickelte sich aus einem lokalen Pilotprojekt in München an der Kinderklinik des Harlachinger Krankenhauses ein bayernweites Modell niedrigschwelliger, frühzeitiger, interdisziplinärer Betreuung von Familien mit Früh- und Risikogeborenen (Harl.e.kin-Nachsorge; Höck, 2009). An 13 Standorten wurde jeweils eine feste Kooperation zwischen einem Perinatalzentrum und einer interdisziplinären Frühförderstelle vereinbart (Höck & Mampe-Keller, 2015).

Den Familien werden Hausbesuche durch Schwestern aus dem Perinatalzentrum und eine Mitarbeiterin des mobilen Dienstes der regionalen Frühförderstelle angeboten. Die Schwestern sind den Eltern bereits aus dem stationären Bereich vertraut. Die Beratungsinhalte orientieren sich an den individuellen Bedürfnissen der Eltern. Zur Unterstützung gehört auch die Begleitung der Eltern zum Hausarzt, zu Therapeuten und Institutionen, wenn dies nötig ist, und eine ausführliche Telefonberatung in „Alltagskrisen". Das Konzept der „Harl.e.kin-Nachsorge" verbindet auf diese Weise die Elemente des Case-Managements und die Hilfen einer ambulanten Kinderkrankenpflege mit der Förderung der frühen Eltern-Kind-Interaktion durch die entwicklungspsychologische Beratung, die zur Fachkompetenz der Frühförderstelle gehört.

Das Projekt wird zentral koordiniert von der Arbeitsstelle Frühförderung Bayern. Die Finanzierung erfolgt mit Unterstützung des Bayerischen Sozialministeriums. Bei etwa 75 % der Kinder, die in dieses Nachsorgekonzept einbezogen wurden, handelt es sich um frühgeborene Kinder. Bei den meisten Familien ist diese jedoch mit elterlichen Indikationen (soziale oder emotionale Belastung, schwieriger Kontaktaufbau zum Kind, Unsicherheit und Ängste) kombiniert. In anderen

Fällen wurde die Aufnahme in das Nachsorgeprojekt z. B. mit einer schweren körperlichen Erkrankung des Kindes begründet (Höck & Mampe-Keller, 2015).

4 Beziehungsentwicklung in der Zeit nach der Entlassung

Einige Beispiele zeigen, wie unterschiedlich die Eltern den weiteren Verlauf ihrer Geschichte schildern:

Fallbeispiel: Eltern von Sven

Die Eltern von Sven (28. SSW, 1.030 g, leichte Hirnblutung, jetzt zwei Jahre alt mit altersgemäßer, unproblematischer Entwicklung) erinnern die Rahmenbedingungen auf der Station als störend („ständiges Gepiepse der Überwachungsgeräte, fehlende Privatsphäre"), jedoch eine ausgezeichnete Unterstützung durch die Schwestern, Ärzte, Familie, Freunde und Kollegen. Im Rückblick glauben sie, das Beste aus der Zeit gemacht zu haben und sich bewusst geworden zu sein, was wirklich wichtig sei im Leben. Nach der Entlassung sei Sven nicht schwierig zu füttern und zu beruhigen gewesen, habe aber gar nicht gern schmusen wollen. Als belastend haben sie insbesondere die Krankengymnastik empfunden, auch den Meinungsstreit verschiedener Ärzte über ihre Notwendigkeit und Form. Auch heute denken sie noch oft an diese Zeit zurück, besonders, wenn sie an der Klinik vorbeikommen, zum Kinderarzt müssen, von anderen Babys mit ähnlicher Geschichte hören oder Berichte in den Medien sehen. Heute haben sie den Eindruck, mit der Erziehung gut zurechtzukommen, obwohl Sven recht ablenkbar sei und noch wenig allein spielen könne. Sorgen macht ihnen allenfalls sein geringes Durchsetzungsvermögen gegenüber anderen Kindern.

Fallbeispiel: Mutter von Tim

Tims Mutter (25. SSW, 490 g, fünf Monate Klinikaufenthalt ohne schwere Komplikationen, jetzt 2;8 Jahre alt mit leichter Entwicklungsverzögerung) fühlte sich ebenfalls in der langen stationären Zeit gut vom Team unterstützt. Sie hat sich von Anfang an sehr mit der bedrohlichen Perspektive auseinandergesetzt und viele Gespräche geführt, auch mit anderen betroffenen Eltern. Nach der Entlassung war Tim sehr unruhig, schwierig zu füttern, infektanfällig und wachte nachts oft auf. Heute wirkt die Erinnerung weit weg, wird aber immer wieder wach, z. B. wenn sie von Frühgeborenen hört. Die besonderen

Bedürfnisse ihres Kindes, ausgeprägte Überaktivität und Essprobleme, bedeuten eine starke Einschränkung für das Familienleben und lassen ihr wenig Zeit.

Fallbeispiel: Eltern von Thomas

Die Eltern von Thomas (26. SSW, 870 g, jetzt 14 Monate alt mit leichter Entwicklungsverzögerung) erinnern sich, dass sie ihn „immer wie ein normal geborenes Baby angesehen und auch so behandelt haben und nie daran gedacht hätten, dass er irgendwelche Schäden haben könnte". Ihre Reaktion auf die Frühgeburt beschreiben sie als „immer offen und optimistisch sein, nicht alles schwarzsehen". Auch heute haben sie „wenig Zeit zum Nachdenken, weil Thomas ein sehr aktiver Junge ist". Essen, Schlafen und Alltag werden als weitgehend unproblematisch geschildert.

4.1 Frühe Eltern-Kind-Beziehungen und ihre Störungen

Die weitere Entwicklung der Beziehung zwischen dem frühgeborenen Baby und seinen Eltern ist vom Gelingen des frühen Beziehungsaufbaus und der Bewältigung der Belastungen durch diesen besonderen Anfang abhängig. Mit dem Tag der Entlassung nach Hause sind jedoch die Zweifel an der eigenen Bewältigungsfähigkeit nicht gelöst. Unsicherheiten im Umgang mit Alltagsproblemen und Unsicherheit in Bezug auf die Zukunftsperspektive bleiben bestehen. Es zeigt sich, dass für viele Eltern eine Begleitung der weiteren Beziehungsentwicklung angezeigt ist. Sie muss auf die individuellen Bedürfnisse der Eltern und den Verlauf der Beziehungsentwicklung abgestimmt werden und hat das Ziel, die Ressourcen der Eltern und ihre intuitiven Kompetenzen zu stärken.

Aus der Entwicklungsforschung wissen wir, dass frühe Eltern-Kind-Beziehungen von unterschiedlichen Bedingungen abhängen und auf verschiedenen Ebenen beschrieben werden können (vgl. Abbildung 15). Sie dienen uns als Fokus unserer diagnostischen Beobachtungen, wenn ein Kind nach der Entlassung weiterbegleitet oder erstmals vorgestellt wird. Die erste Ebene umfasst die konkreten, beobachtbaren Interaktionen zwischen dem Kind und seinen beiden Eltern. Beziehung ist aber nicht beobachtbare Interaktion allein, sondern umschließt die Integration in die jeweils individuell erinnerte Geschichte der vorherigen Interaktionen und die jeweils subjektive Interpretation der Interaktion. Diese bilden die innere Repräsentation der Beziehung, die beeinflusst ist von Fantasien, Hoffnungen, Ängsten, familiär tradierten Mustern, biografisch bedeutsamen Erfahrungen, gegenwärtigen Belastungen und vielen anderen Faktoren. Dass die Beziehung unbewusst konstruiert wird aus dem konkreten Geschehen und den Erinnerungen und Be-

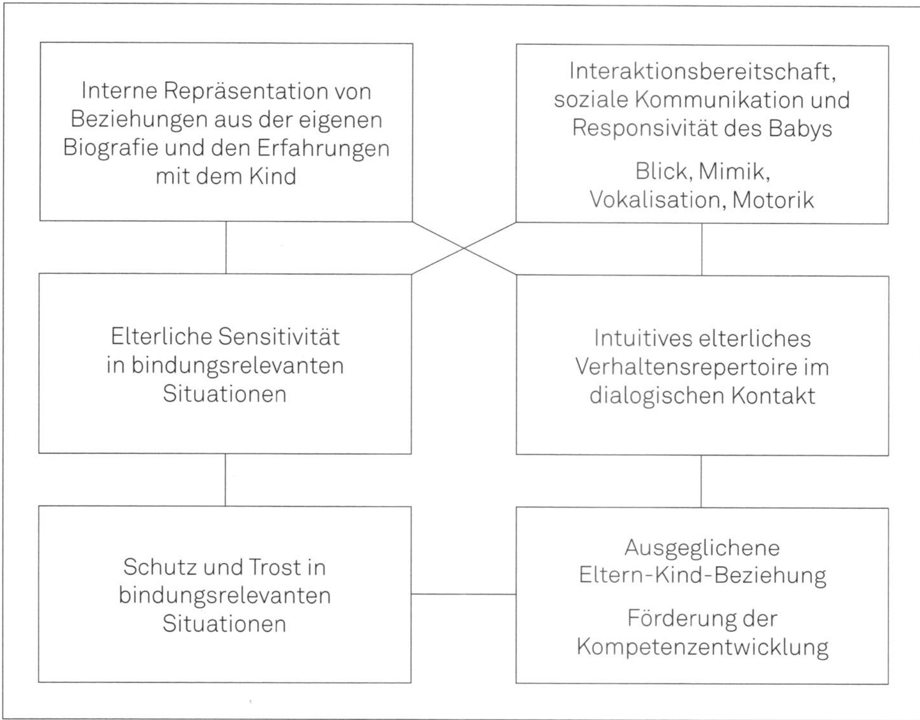

Abbildung 15: Einflussfaktoren auf frühe Eltern-Kind-Beziehungen und Bindungsentwicklung

wertungsschemata, die biografisch geprägt sind, gilt für beide Partner der Beziehung – Mutter/Vater und Baby (Stern, 1998). Für ein interaktions- und psychodynamisch orientiertes Beratungskonzept eignet sich dieses Modell als Bezugsrahmen.

Die kognitiven, kommunikativen und sozialen Fähigkeiten des Kindes und die intuitive elterliche Kommunikation mit dem Baby stellen dabei komplementäre Systeme dar. Das Baby ist vom ersten Lebenstag an ein autonomes Wesen mit eigenen Entwicklungskräften und -bedürfnissen. Die Eltern unterstützen es bei seiner Eigenregulation. Das Beziehungssystem hat dabei eine doppelte biologische Funktion. Es dient dazu, das Kind vor Gefahren zu schützen, indem es sein Bindungsverhalten in Zeiten der Gefahr aktiviert und Nähe zum Erwachsenen herstellt, und die Integration von Erfahrungen fördert, d.h. Prozesse des Kompetenzerwerbs und Lernens. Die biologischen Bedürfnisse des Säuglings beschränken sich nicht auf Pflege, Ernährung, Schutz und emotionale Sicherheit, sondern schließen von Geburt an die Bedürfnisse nach Vertrautwerden mit dem Unbekannten, nach Erkundung und Exploration, nach Selbstwirksamkeit in Bezug auf die soziale und gegenständliche Umwelt, Integration seiner Erfahrungen und Kommunikation mit seinen vertrauten Bezugspersonen ein. Kind und Eltern bringen anlagebedingte, intuitive Voraussetzungen für die Abstimmung des Beziehungssystems aufeinander und die Entwicklung ihrer Beziehung mit. Dazu gehört einerseits die Interaktions- und Integrationsbereitschaft des Kindes, andererseits das elterliche vorsprachliche Kommunikationsrepertoire zur Ausgestaltung der Beziehung (Papousek, 1994).

Die moderne Säuglingsforschung hat gezeigt, dass das Baby dazu mit einem erstaunlichen Repertoire angeborener Fähigkeiten aus Blickverhalten, Mimik, Vokalisation und Motorik ausgestattet ist, die es zur Aufmerksamkeitsregulation, Handlungssteuerung, Reaktion und Informationsverarbeitung einsetzt. Zur störungsfreien Entfaltung, Ausreifung, Einübung und Differenzierung seiner zunächst noch eingeschränkten selbstregulatorischen Kompetenzen ist es jedoch auf eine komplementäre Hilfe durch seine Bezugspersonen angewiesen. Verhaltensmikroanalysen der vorsprachlichen Kommunikation haben gezeigt, dass Eltern ihrerseits dazu ein intuitives Repertoire von spezifischen Verhaltensmustern (Ammensprache, Grußreaktion), förderlichen Angeboten (einfache Anregungsmuster, Wiederholung mit spielerischer Variation, Nachahmung und Modelle zur Nachahmung) und Anpassungen in der Verhaltensdynamik (Intensität und Zeitstruktur mit Tempo, Rhythmus und Pausen) mitbringen (Papousek, 1994). Ihr Verhalten ist sensibel und responsiv auf die kindlichen Verhaltenssignale abgestimmt.

Die elterlichen Verhaltensbereitschaften sind universell angelegt und werden ohne bewusste Kontrolle intuitiv gesteuert. Sie kompensieren die anfängliche Unreife des Kindes und unterstützen seine Reifungs- und Anpassungsprozesse, sodass das Kind erfolgreich mit seinen Eltern Kontakt aufnehmen, kommunizieren und seine Erfahrungen mit der Umwelt integrieren kann. Die vorsprachliche Kommunikation stellt somit ein Zusammenspiel der selbstregulatorischen Kompetenzen des Säuglings und der intuitiv koregulatorisch wirksamen Kompetenzen der Eltern dar, das eine entwicklungsfördernde und protektive Funktion hat.

Obwohl diese Verhaltensbereitschaften bei allen Müttern und Vätern angelegt sind, ist die Art und Weise, wie Eltern ihre Beziehung zum Kind gestalten, individuell unterschiedlich. Sie wird mitbestimmt von ihren biografischen Erfahrungen. Frühe Erfahrungen mit den eigenen Eltern werden integriert in ein System von Verhaltensweisen und inneren Vorstellungen, das als „internales Arbeitsmodell" für die Gestaltung von Beziehungen in das Erwachsenenalter übernommen wird.

Die empirische Untersuchung unterschiedlicher Typen von Bindungsbeziehungen erfolgte dabei zunächst über Beobachtungen des Verhaltens von Mutter und Kind in der „Fremde-Situation", einer kurzen standardisierten Sequenz von Spiel-, Trennungs- und Wiedervereinigungsepisoden (Ainsworth et al., 1978), bei Kleinkindern. Für die empirische Untersuchung der inneren Repräsentation von Beziehungen bei Jugendlichen und Erwachsenen entwickelten Main und Goldwyn (1994) das sogenannte „Adult Attachment Interview". Es besteht aus einem halbstrukturierten Interview zu frühen Erfahrungen mit den Bindungspersonen in der eigenen Kindheit und zur Verarbeitung unterstützender, zurückweisender und vernachlässigender Erfahrungen.

In diesen Studien ließ sich zeigen, dass Mütter von sicher gebundenen Kleinkindern ein sehr sensibles Verhalten zeigen. Für die Kinder sind sie in herausfordernden Situationen, wie sie durch die kurze Trennung in der Fremdesituation provoziert werden, emotional erreichbar. Sie geben ihnen die nötige Sicherheit zum Erkunden der Umwelt und finden das rechte Maß zwischen Freiraum und Grenzsetzung in der jeweiligen Entwicklungsphase. Diesen Müttern gelingt es, die Signale des Kindes zu erkennen, auf seine Bedürfnisse einzugehen und die Beziehung ausgeglichen zu gestalten.

Das beobachtbare Bindungsverhalten des Kindes kann jedoch auch durch Vermeidung, Ambivalenz oder Desorganisation charakterisiert sein. Darin spiegeln sich unterschiedliche Beziehungserfahrungen wider. Bei Müttern von Kindern, deren Bindungsverhalten in der Fremde-Situation durch Vermeiden von Nähe und Kontakt gekennzeichnet ist, ist die Beziehung zum Kind durch Abwehrprozesse und innere Distanz zwischen Mutter und Kind gestört. Kinder, die ambivalent sind zwischen dem Wunsch nach Nähe und dem Aufkommen von Wut und Ärger, haben oft erlebt, dass ihre Mütter nicht zuverlässig und vorhersagbar auf ihre Signale und Bedürfnisse nach Autonomie eingehen. Diese Mütter fühlen sich in der Beziehungssituation zu ihrem Kind unsicher und ohne sichere affektive Verbindung. Bei Müttern, deren Kinder schließlich ein desorganisiertes kontrollierendes Bindungsverhalten zeigen, finden sich häufig traumatische Erfahrungen (Gewalt oder Missbrauch) in der eigenen Kindheit. Sie sind dadurch in ihrer Beziehungsfähigkeit gestört und zeigen wenig Zärtlichkeit im Umgang mit dem Kind, fühlen sich hilflos und unsicher. Diese verschiedenen Formen sicherer und gestörter Eltern-Kind-Beziehungen finden sich nicht nur in der beobachtbaren Interaktion von Mutter und Kind, sondern ebenso bei Beobachtungen von Vater-Kind-Interaktionen, bei Jugendlichen und bei Erwachsenen.

Die Entwicklung einer sicheren Bindung des Kindes zu seinen Bezugspersonen wird somit vor allem von der Sensibilität dieser Bezugspersonen für die Signale und Bedürfnisse des Kindes in Situationen bestimmt, in denen es Trost oder Schutz braucht. Ein sensibles Verhalten der Eltern ist aber nicht nur für die Entwicklung einer sicheren emotionalen Bindung des Kindes wichtig. Sensibilität in der Wahrnehmung der Bedürfnisse und Signale des Kindes und die Bereitschaft, sich responsiv auf seine Interaktionsbereitschaft einzustellen, sind auch wesentliche Voraussetzungen für das Gelingen ausgeglichener Dialoge im gemeinsamen Spiel und für die Förderung der kognitiven, kommunikativen und sozialen Kompetenzen der Kinder.

Eine ausgeprägte Sensibilität der Eltern für die Bedürfnisse des Kindes kann als Schutzfaktor für die kindliche Entwicklung wirken, wenn ihre biologischen Voraussetzungen beeinträchtigt sind. Die Beschreibung des Beziehungssystems lässt aber ebenso erkennen, dass eine Einschränkung der Sensibilität und eine Blockade der intuitiven Kompetenzen der Eltern im Zusammenwirken mit Schwierigkeiten des Kindes bei der Affekt- und Aktivitätsregulation einen Teufelskreis sich negativ verstärkender gegenseitiger Einflüsse in Gang setzen können mit dem Ergebnis einer zunehmend weniger gut aufeinander abgestimmten Eltern-Kind-Beziehung.

Die Störung äußert sich aufseiten des Kindes dann in Unzugänglichkeit, Passivität, Vermeidung oder Überreiztheit. Harmonische spielerische, ausgeglichene Sequenzen im Dialog sind selten oder fehlen völlig. Damit einher gehen überregulierende, d.h. überstimulierende oder überfürsorgliche Verhaltensmuster der Eltern oder ein unsicherer Rückzug aus der Interaktion. Ihre Beiträge zum Dialog mit dem Baby sind entweder nicht angemessen auf den Zustand der Interaktionsbereitschaft des Kindes und seine Signale abgestimmt oder unangepasst, indem die Signale des Kindes verzerrt oder falsch interpretiert werden (Papousek, 1996).

4.2 Risiken für die Beziehungsentwicklung bei Frühgeborenen

Eine Reihe von Forschungsbefunden weist darauf hin, dass es bei frühgeborenen Kindern häufiger zu Problemen bei der Abstimmung der wechselseitigen Interaktion im alltäglichen Dialog kommt. Die Responsivität frühgeborener Kinder auf elterliche Interaktionsangebote ist reduziert, die Kinder sind passiver, leichter irritierbar und rascher überfordert. In Folge ihrer Reifungsverzögerung reagieren die Kinder auf Reizangebote langsamer, benötigen stärkere Reize, um aufmerksam zu werden, werden andererseits schneller in ihren Verarbeitungsmöglichkeiten überfordert und können sich schlechter wieder selbst beruhigen.

Eine größere Passivität und geringere Aufmerksamkeitsspanne hatten schon Minde et al. (1985) in einer Studie bei 20 sehr unreifen Babys und einer Kontrollgruppe im Alter von ein und zwei Monaten beobachtet. Muller-Nix et al. (2004) und Korja et al. (2008) bestätigten diesen Befund bei Spielbeobachtungen, die sie zu verschiedenen Zeitpunkten im Laufe des ersten Lebensjahres bei sehr frühgeborenen Kindern durchführten. Die Kinder sind leichter irritierbar, initiieren seltener Spiel- und Dialogangebote, senden weniger klare Signale über ihre sozial-emotionalen Bedürfnisse und haben Schwierigkeiten in der emotionalen Regulation (Olafsen et al., 2012; Bilgin & Wolke, 2015).

Eine geringe Interaktionsbereitschaft, geringere Responsivität auf Spiel- und Dialogangebote und schlechte Beruhigbarkeit frühgeborener Kinder spiegelt sich auch in den Elternäußerungen, wenn sie auf die erste Zeit nach der Entlassung zurückblicken.

Beispiel:

Er wäre am liebsten rund um die Uhr auf meinem Arm gewesen, dort hat er am besten und längsten geschlafen, kaum hatte man ihn ins Bettchen gelegt, ist er aufgewacht und hat geschrien. Ansonsten denke ich, war es auch nicht viel anders als ein anderer Säugling, außer dass man merkte, dass das Kind erst einmal nach dem langen Krankenhausaufenthalt eine Basis brauchte.

Dies ist bei gesunden frühgeborenen Babys nach der Entlassung aus der Klinik zu beobachten, gilt aber umso mehr für Kinder, die durch eine Hirnblutung, Periventrikuläre Leukomalazie oder Neugeborenenkrämpfe eine Schädigung erlitten haben, die ihre Entwicklung beeinträchtigt. Eine zusätzliche Hör- oder Sehbehinderung erschwert ebenso die Eltern-Kind-Interaktion wie Probleme der motorischen Koordination bei der Kopfkontrolle, der posturalen Stabilität oder beim Greifen. So analysierten z.B. Garcia-Coll et al. (1988, 1992) die Reponsivität von Kindern mit Hirnblutung leichten oder schweren Grades auf visuelle, auditive, taktile und soziale Reize. Sie reagierten auf diese Reize viel langsamer als eine Kontrollgruppe und waren schwerer zu beruhigen, wenn sie irritiert waren. Die Mutter eines Kindes aus der 26. SSW (780 g, 5 Monate Klinikaufenthalt, Hydrocephalus, Hirnblutung) berichtet:

Beispiel:

Mein Kind war sehr geräuschempfindlich, äußerst schreckhaft und reagierte allem Neuen gegenüber sehr ängstlich. Zuerst äußerten sich diese Dinge im „Überstrecken". Heute wird das Kind manchmal noch immer steif in den Beinen und klammert. Das Kind war anfangs „recht einfach" zu handhaben. Es hat fast keine Reaktionen gezeigt. Es hat sich kaum mal geäußert. Auch die Mahlzeiten hat es glatt vergessen.

Dass die frühen Erfahrungen mit der Umwelt über den Zeitpunkt der Entlassung aus der Klinik nachwirken, zeigen Äußerungen von Eltern wie die folgende:

Beispiel:

Wenn es schlief, war es nicht wachzukriegen. Beim Wickeln auf dem Wickeltisch gab es nur Gebrüll, aus Angst, man würde wieder etwas Unangenehmes an ihm tun wie in der Klinik. Er war sehr verschmust und wollte viel Nähe auf dem Arm wie beim Känguruhen in der Klinik. Bei „Klack"-Geräuschen, die dem Öffnen der Inkubatortür ähnelten, erschrak er immer.

Einige Eltern reagieren auf die eingeschränkte Interaktionsbereitschaft und erhöhte Irritabilität der Kinder mit intensiver stimulierenden bzw. kontrollierenden Aktivitäten, und neigen dazu, die eingeschränkten kommunikativen Kapazitäten der Kinder zu überfordern. Ein Stil der intensivierten, jedoch unzureichend auf die Belastbarkeit des Kindes abgestimmten Stimulation kann als kompensatorisches Elternverhalten verstanden werden, birgt aber das Risiko einer dauerhaften, sich gegenseitig verstärkenden Fehlanpassung in der Beziehungsgestaltung. Andere Eltern ziehen sich aus dem Kontakt zurück, wenn das Kind eine positive Resonanz vermissen lässt und stattdessen ausweichend reagiert.

Ein Interaktionsmuster, das durch stärkere Lenkung und Stimulation gekennzeichnet ist, lässt sich bereits sehr früh beobachten. Eine stärkere Anregung durch Ansprache, aber weniger Berührung und affektive Zuwendung stellten Minde et al. (1985) bereits bei ihren Beobachtungen der Mutter-Kind-Interaktion im Alter von einem oder zwei Monaten fest. Schmücker et al. (2005) analysierten die Interaktion von 79 sehr unreifen Babys und einer Kontrollgruppe mit ihren Müttern im Alter von drei Monaten. Danach kam es bei den frühgeborenen Kindern seltener zu Blickkontakt und mimischer Resonanz. Muller-Nix et al. (2004) und Forcada-Guex et al. (2006) beobachteten in einer Freispiel-Situation eine geringere Sensitivität der Mütter und eine stärkere Kontrolle der Interaktion. Sie analysierten Videoaufzeichnungen der Interaktionen von 47 Müttern frühgeborener Kinder und einer Kontrollgruppe.

Spezifische Merkmale in der Interaktionsgestaltung lassen sich bei Eltern frühgeborener Kinder nicht nur in den ersten beiden Lebensjahren beobachten. Jaekel et al. (2012) stellten sie auch bei einer Nachuntersuchung sehr unreif geborener Kinder und ihren Müttern fest, als die Kinder sechs und acht Jahre alt waren. Sie spiegeln sich auch in der Erziehungshaltung wider. Die Eltern frühgeborener Kinder neigen dazu, ihr Kind – unabhängig von den objektiven Gefährdungen der Entwicklung – als besonders vulnerabel anzusehen. Miles und Holditch-Davis (1995) beschrieben einen kompensatorischen Erziehungsstil, der gekennzeichnet ist durch eine Intensivierung von Bemühungen, das Kind zu schützen, seine Entwicklung zu fördern und Grenzsetzungen weniger streng zu handhaben. Aus einer solchen Haltung kann sich leicht ein überprotektives Erziehungsverhalten entwickeln, das die Lerngelegenheiten der Kinder zur altersgerechten Selbstständigkeit einschränkt (Allen et al., 2004; Horwitz et al., 2015).

Zwei Metaanalysen von Studien, in denen die Sensibilität und Responsivität von Müttern frühgeborener Kinder mit den Interaktionsmerkmalen von Müttern reifgeborener Kinder verglichen wurden, bestätigten Unterschiede in den Interaktionsmustern zwischen Müttern früh- und reifgeborener Kinder, zeigten jedoch auch, dass sich Mütter frühgeborener Kinder in dieser Hinsicht nicht immer von der Vergleichsgruppe unterscheiden. Korja et al. (2012) stellten 18 Studien zur Mutter-Kind-Interaktion bei Frühgeburt zusammen, Bilgin und Wolke (2015) werteten 34 Studien aus. Beide Übersichten zitierten mehrere Studien, in denen sich kein signifikanter Unterschied zwischen dem Verhalten von Müttern früh- bzw. reifgeborenen Kindern feststellen ließ. Dies galt unabhängig vom Grad der Unreife, dem Alter der Kinder, in dem die Interaktion beobachtet wurde, oder dem

Zeitpunkt der Veröffentlichung der Studie (vor bzw. nach 2000). Individuelle und soziale Hintergrundfaktoren scheinen die Entwicklung der Eltern-Kind-Interaktion zu beeinflussen (vgl. Kapitel 4.4).

Auch hinsichtlich der Sensibilität und Responsivität in bindungsrelevanten Situationen scheinen sich Mütter frühgeborener Kinder nicht von Müttern reifgeborener Kinder zu unterscheiden. Korja et al. (2012) analysierten acht Studien dazu. Die Mehrzahl der Studien zur Bindungsqualität wurden in den 1980er Jahren mit Kindern mit einem Geburtsgewicht unter 2.500 g durchgeführt. In sieben Studien entsprach die Verteilung der Bindungsmuster der Verteilung, die aus Studien mit reifgeborenen Kindern aus sozialen Mittelschichten bekannt ist.

Allerdings fanden sich Hinweise auf ein erhöhtes Bindungsrisiko bei Kindern mit ausgeprägten medizinischen Risiken. Sehr unreif geborene Kinder wurden von Brisch et al. (2005) untersucht. Auch Brisch et al. (2005) fanden bei den 70 Kindern, die sie im Fremde-Situations-Test beobachteten, bei 65 % ein sicheres Bindungsmuster und bei 24 % ein unsicher-vermeidendes Bindungsmuster. In ihrer Studie zeichneten sich jedoch neurologische Störungen als Risikofaktor für die Ausbildung unsicherer Bindungsmuster ab. Udry-Jorgensen et al. (2011) fanden ebenfalls häufiger unsichere Bindungsmuster bei Kindern, die in der Perinatalzeit größere medizinische Probleme hatten. Ein prädiktiver Zusammenhang ergab sich auch zum Interaktionsstil der Mütter. Unsichere Bindungsmuster fanden sich häufiger bei Kindern von Müttern, die bei Interaktionsbeobachtungen nach der Entlassung einen zwanghaft-kontrollierenden Interaktionsstil gezeigt hatten.

Die Qualität von Eltern-Kind-Interaktionen im Rahmen des stationären Aufenthalts scheint eine gewisse Vorhersagekraft für die weitere Entwicklung der Eltern-Kind-Interaktion zu haben. Gerstein et al. (2015) videografierten die Interaktion von 130 Müttern und frühgeborenen Kindern beim Füttern auf der Station. Die Interaktion beim Füttern und Spiel wurde dann erneut aufgezeichnet, als die Kinder vier, neun, 16 und 24 Monate alt waren. Mütter, bei denen sich vor der Entlassung nach Hause eine ausgeprägte affektive Zuwendung zum Kind beobachten ließ, zeigten z. B. bei den Beobachtungen im Alter von neun Monaten signifikant weniger insensibles und intrusives Interaktionsverhalten. Reifegrad und neonatale Komplikationen hatten dagegen keinen nachweisbaren Zusammenhang auf die Qualität der späteren Interaktion.

Auswirkungen auf die Entwicklung der Kinder

Offenbar stellt die Frühgeburt – zumindest, wenn keine zusätzlichen medizinischen Komplikationen vorliegen, – kein spezifisches Risiko für die Entwicklung der Bindung des Kindes zu seiner Mutter dar. Dagegen besteht ein erhöhtes Risiko, dass sich im Spiel und Alltag Interaktionsmuster ausbilden, die die kindliche Entwicklung hemmen können. Die Qualität der Interaktion ist von besonderer Bedeutung für die Entwicklung von Fähigkeiten zur Selbstregulation bei unreif geborenen Kindern, die wiederum ein wichtiger Prädiktor für die kognitive und sozial-emotionale Entwicklung darstellt. Dies zeigt sich in einer longitudinal angelegten Studie von Poehlmann et al. (2011, 2012), die 153 Mutter-Kind-Dyaden von den ersten Wochen auf der Intensivstation bis zum Alter von drei Jahren begleiteten.

Sie analysierten die Zusammenhänge zwischen der Reaktionsbereitschaft des Kindes auf Stimuli in Laborsituationen, den Einschätzungen des kindlichen Temperaments durch die Eltern, der Qualität der Eltern-Kind-Interaktion im Spiel mit neun Monaten und der späteren Entwicklung von Verhaltensauffälligkeiten der Kinder sowie ihrer Fähigkeit, ihre Handlungen gemäß verschiedener Aufgabeninstruktionen zu kontrollieren („effortful control"). Wenn Kinder leicht irritierbar waren und das Interaktionsverhalten ihrer Eltern durch Frustration, Kritik und andere negative Affekte gekennzeichnet war, entwickelten die Kinder mit höherer Wahrscheinlichkeit externalisierende Verhaltensauffälligkeiten. Wenn das Interaktionsverhalten der Eltern durch stark lenkende Eingriffe gekennzeichnet war, entwickelten sie häufiger internalisierende Auffälligkeiten. Wenn sie von ihren Müttern wenig positive Zuwendung und Kommunikation im Alter von neun Monaten erlebt hatten, waren sie im Alter von zwei Jahren deutlich weniger in der Lage, ihr Verhalten zu regulieren. Im Alter von drei Jahren zeigten sich darüber hinaus Zusammenhänge zum kognitiven Entwicklungsstand der Kinder. Bei Kindern, die im ersten Lebensjahr leicht irritierbar waren, erwies sich die Qualität des elterlichen Interaktionsverhaltens mit neun Monaten – positive affektive Zuwendung und geringes Maß intrusiver, steuernder Verhaltensweisen – als signifikanter Prädiktor für den kognitiven Entwicklungsstand.

Die Befunde dieser longitudinal angelegten Studie sprechen dafür, dass frühgeborene Kinder in den ersten Lebensjahren bei der Entwicklung ihrer Selbstregulationsfähigkeiten in besonderem Maße auf eine sensible Unterstützung durch die Eltern angewiesen sind. Kinder, die leicht irritierbar sind, sind besonders vulnerabel für die Entwicklung von Verhaltensauffälligkeiten und kognitive Entwicklungsverzögerungen (Gueron-Sela et al., 2015). Wenn die Eltern ihren Kindern aufgrund eigener psychischer Belastungen eine solche sensible Unterstützung nicht in ausreichendem Maße geben können, erschwert das die Ausbildung altersgemäßer Fähigkeiten zur Selbstregulation. Die Abbildung 16 illustriert die komplexen Entwicklungszusammenhänge.

Dass häufig, aber nicht immer eine stärkere Lenkung seitens der Mütter und geringere Qualität der Abstimmung aufeinander beobachtet wird, spricht dafür, dass die Sensibilität und Responsivität von Müttern frühgeborener Kinder nicht allein durch die kindlichen Verhaltensantworten gesteuert, sondern von der psychischen Stabilität der Mütter bzw. ihrer aktuell erlebten Belastung mitbestimmt wird, die die Mobilisierung ihrer intuitiven elterlichen Verhaltensbereitschaften hemmen kann.

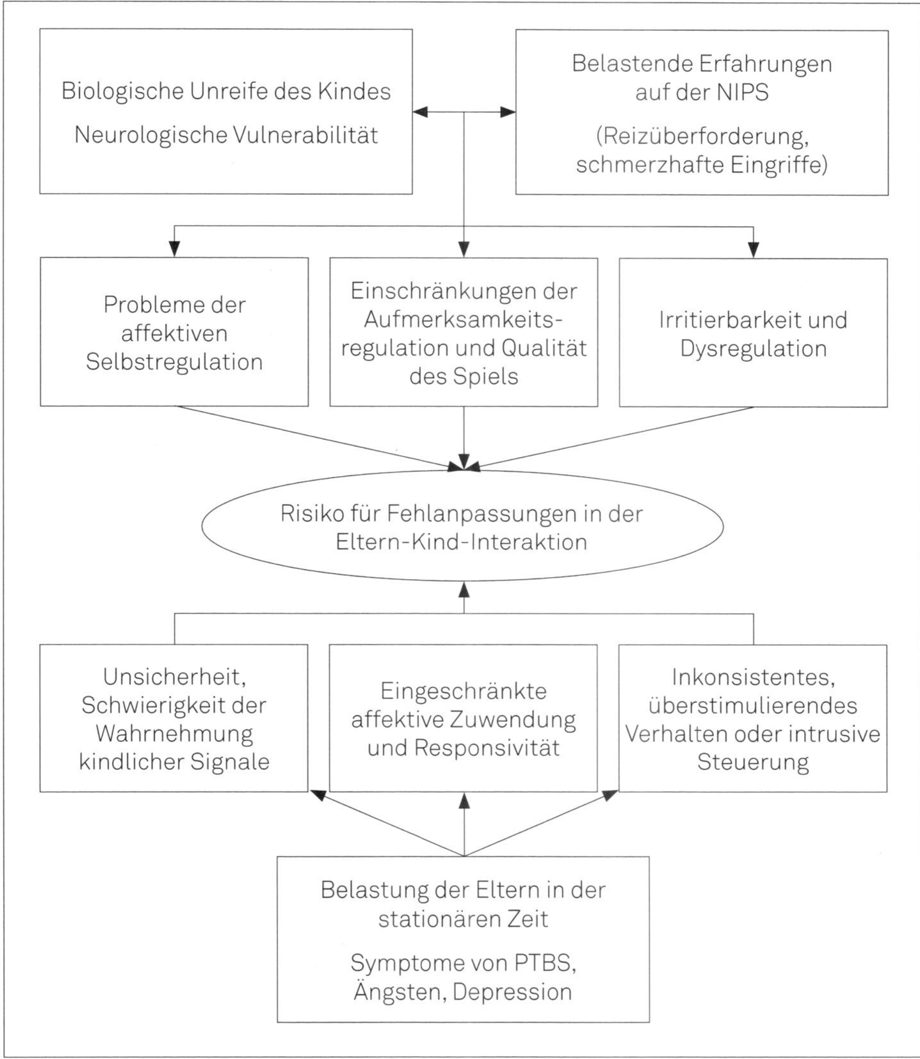

Abbildung 16: Einflussfaktoren aufseiten des Kindes (oben) und der Eltern (unten) bei der Entstehung von Fehlanpassungen in der Eltern-Kind-Interaktion nach unreifer Geburt

4.3 Belastungen der Eltern in der Zeit nach der Entlassung

4.3.1 Erinnerungen an die Zeit nach der Entlassung

Nach der Entlassung fühlen sich Eltern keineswegs uneingeschränkt froh, dass die stationäre Zeit hinter ihnen liegt. Sie bleiben unsicher, was die Zukunftsperspektive anbelangt, haben Zweifel an ihrer Kompetenz, die Herausforderungen zu meistern, und fühlen sich erschöpft durch die lange Zeit, in der sie ihr Kind auf der Station mit zu betreuen versuchten. Die körperliche Situation der Kinder bleibt in vielen Fällen instabil durch häufige Atemwegserkrankungen und allgemeine Infektionen. Als weitere Belastung kommt der Termin- und Therapiedruck hinzu, wenn Krankengymnastik oder Frühförderung indiziert ist.

In unserer retrospektiven Befragung zu den Erinnerungen aus der ersten Zeit nach der Entlassung gaben – unabhängig vom Grad der Frühgeburtlichkeit – 32 % der Mütter an, dass ihr Baby Trinkschwierigkeiten hatte, 26 % beschrieben es als leicht irritierbar und unruhig, 18 % berichteten, dass es sehr viel Hilfe zum Einschlafen gebraucht habe (Sarimski, 1996b). Einige Elternberichte spiegeln die Schwierigkeiten des Übergangs wider.

Beispiele:

- Das abrupte Ende der Beziehung zu den Mitarbeitern auf Station war für uns schwer auszuhalten – ich fühlte mich mehrere Monate sehr alleingelassen und auf mich gestellt.
- Wir hatten am Anfang zu Hause eine schreckliche Zeit, weil er fast 24 Stunden am Stück schrie – es war sehr schwer, weil er so schwierig zu handeln war ... Ich fühlte mich total isoliert, weil niemand da war, an den ich mich wenden konnte.
- Nachdem ich elf Wochen auf der Frühgeborenenstation als eine Zeit in relativer Geborgenheit erlebte, fühlte ich mich nach der Entlassung meiner Tochter „ins kalte Wasser geworfen", unverstanden und allein mit meinen Sorgen, Problemen, Ängsten und Nöten. Ich empfand mein Kind als äußerst anstrengend, schwierig, schwer lenkbar. Noch heute schmerzt es mich, wenn Mütter gleichaltriger Kinder erstaunt fragen: „Wie, das kann sie noch nicht?" Dabei hat meine Tochter sich sowohl geistig als auch körperlich wirklich sehr gut entwickelt und je älter sie wird, umso leichter fällt es mir, auf sie einzugehen.
- Mein Kind war äußerst lebhaft. Es brauchte ständig Beschäftigung und viele optische und akustische Reize. Es war nie zu beruhigen oder abzulenken, wenn es schrie. Von Anfang an hatte es einen ausgeprägten Willen.

Die Mutter eines jetzt neun Monate alten Babys aus der 29. SSW berichtet:

Beispiel:

Mein Kind war ein „zartes Sensibelchen", sehr aufmerksam und empfindsam. Ich empfand mein Kind aber nicht als schwierig und hatte subjektiv keine Probleme mit ihm. Er hatte immer Hunger – die Angst, nicht genug zu bekommen oder vergessen zu werden, machte das Füttern in den ersten Monaten schwierig.

In den ersten Wochen zu Hause lebten wir sehr zurückgezogen; wir wollten unserem Kind eine ruhige, gleichmäßige Umgebung schaffen, da es leicht irritierbar war und auf Unruhe extrem reagierte. Es brauchte sehr viel Liebe und Zuwendung, manchmal trug ich es stundenlang im Arm durch das Haus. Allmählich fasste es immer mehr Vertrauen und wir konnten es nach und nach einigen Belastungen aussetzen, wie Besuche machen, einkaufen, verreisen. Er erwies sich als sehr kontaktfreudig und unternehmungslustig, was ich immer stärker ausnutzte. Dass es ein „anderes, besonderes" Kind ist, wurde mir nur dadurch deutlich, dass sich andere Menschen erstaunt über seine Zartheit äußerten, und dass es weiterhin Krankengymnastik braucht. Das erste Problem löste ich dadurch, dass ich ihn immer jünger machte und vermied, mit fremden Menschen über die Frühgeburt zu reden. Das zweite wurde tatsächlich ein Problem, da inzwischen eine weniger gute Diagnose über seine „Bewegungsstörung" vorlag. Auch wurde ich zwischen konkurrierenden Therapien hin- und hergerissen.

Die Eltern des jetzt 2;9 Jahre alten, extrem unreif geborenen Tim (25. SSW, 490 g) erzählen:

Beispiel: Tim

Während des fast sechsmonatigen Krankenhausaufenthalts waren wir sehr zuversichtlich, dass dann zu Hause alles besser laufen würde. Die Fahrerei ins Krankenhaus würde wegfallen, täglich eine bzw. mehrere Besuchsfahrten. Als Tim dann nach Hause kam, waren wir zuerst sehr glücklich und zufrieden über das Erreichte. Doch schon nach kurzer Zeit ergaben sich neue Probleme, ganz andere als im Krankenhaus. Er musste alle drei Stunden gefüttert werden, rund um die Uhr. Alle anderen Arbeiten im Haushalt, die bereits während der Krankenhauszeit völlig zu kurz kamen, konnten jetzt auch nicht zufriedenstellender erledigt werden. Er ging vor, die beiden anderen Kinder, die ganze Hausarbeit litten darunter.

In der Folgezeit kam es laufend zu Erkrankungen von Tim. Die Arztbesuche, Therapien (Ergotherapie, Krankengymnastik, Sehbehinderten-Frühförderung) verschafften uns einen vollen Terminkalender. Nahezu jeden Tag war ein Termin wahrzunehmen. Hinzu kam, dass bei manchen Problemen der Facharzt, der Kinderarzt und auch die Ärzte der Neugeborenenstation, die ihn und seine zurückliegenden Komplikationen kannten, zu unterschiedlichen Bewertungen kamen. Wir fühlten uns oft überfordert und sehr ratlos. Wir wollten ja nur das Beste für Tim.

Eine gewisse Angst begleitete uns vor jeder entwicklungsneurologischen Untersuchung. Die Entwicklungsrückstände wurden uns in aller Breite aufgezeigt. Wir hatten den Eindruck, dass gerade bei diesem Kind die Entwicklungsverzögerungen äußerst genau hinterfragt wurden. Der Tatsache der extremen Frühgeburt bei Tim wurde zu wenig Rechnung getragen. Insbesondere diese aufgezeigten Entwicklungsdefizite und auch der erzeugte Druck der Therapeuten (KG, Ergo) machte uns schwer zu schaffen. Bei jedem erlangten Entwicklungsschritt wurde dann gleich wieder ganz zielstrebig auf den nächsten Schritt hingearbeitet und so das Kind und wir als Eltern permanent unter Druck gesetzt.

Die Erinnerungen an die bedrohlichen Erlebnisse sind auch viele Monate nach der Entlassung für viele Mütter noch sehr präsent. In unserer retrospektiven Befragung von 50 Müttern beschrieben 60 % der Mütter auch zwei Jahre später noch sehr lebendige und bedrängende Erinnerungen an die erste Zeit der zu frühen Geburt und stationären Behandlung (vgl. Tabelle 5). Vielfältige Auslöser wie frühe Fotos des Babys, Berichte in den Medien über „Frühgeburt", von anderen Babys mit ähnlicher Geschichte zu hören oder sie zu treffen, rühren an das erlebte Geschehen. Mehr als 20 % der Mütter räumten ein, dass sie glauben, sich noch nicht genügend mit dem Erlebten auseinandergesetzt zu haben. Die Stärke der Erinnerungen schien unabhängig vom biologischen Risiko der Kinder aus der Anfangszeit. Sie korrelierte aber mit der individuell erlebten psychischen Belastung zum Befragungszeitpunkt. Mütter, die angaben, dass sie Erinnerungsauslöser eher vermeiden, oder berichteten, dass sie noch oft von der Anfangszeit träumen, fühlten sich stärker belastet (Sarimski, 1996b).

Tabelle 5: Nachwirkungen der Erinnerungen bis heute (Angaben in %; n = 50, Sarimski, 1996b)

	Trifft zu	
Nachwirkungen	**Ziemlich**	**Sehr**
Jede Erinnerung daran lässt wieder intensive Gefühle hervorbrechen.	30	30
Ich denke noch oft ungewollt daran.	30	20
Ich bin noch immer emotional sehr stark beteiligt, ohne mich genügend damit auseinandergesetzt zu haben.	8	14
Ich habe das Gefühl, als ob es nicht geschehen oder nicht real wäre.	6	6
Ich habe Mühe, ein- oder durchzuschlafen, weil mir so viele Bilder und Gedanken in den Sinn kommen.	8	2
Ich träume davon.	6	2

Unsicherheiten über die zukünftige Entwicklung bei sehr unreif geborenen Babys begleiten die Eltern oft noch lange Zeit nach der Entlassung, ohne dass apparative, entwicklungsneurologische oder entwicklungspsychologische Untersuchungen sie gänzlich entkräften können. Wenn eine Entwicklungsbehinderung droht, gelten die sicher geglaubten Leitlinien der normalen Entwicklung nicht. Es entstehen weit gefächerte Ängste von der Frage, ob das Kind zur gleichen Zeit wie andere sitzen lernen wird, bis zu der Frage, ob es überhaupt jemals wird laufen oder sprechen können, zur Schule gehen, heiraten, einem Beruf wird nachgehen können – Fähigkeiten, die andere Eltern als garantiert voraussetzen, ohne sich dessen bewusst zu sein. Stern (1998) spricht von einem „repräsentationalen Vakuum". Mechanismen der Verdrängung, indem das Baby als gänzlich ungefährdet und die normale Entwicklung als gesichert angesehen wird, oder der Fehlanpassung, indem es anhaltend als fragil und abhängig wahrgenommen wird über die Zeit hinaus, in der dies tatsächlich zutrifft, sind daher verständlich.

4.3.2 Erlebte Unterstützung

In der retrospektiven Befragung äußerten sich 50 Mütter und 20 Väter auch über das, was ihnen in jener Zeit am meisten geholfen hatte. Die meisten Eltern benannten den Kinderarzt und die Krankengymnastin, je ein Fünftel der Mütter und Väter die Kontakte zu anderen betroffenen Eltern. Sechs Mütter erlebten die praktische Unterstützung durch Freunde und Verwandte sowie ihre Gesprächsbereitschaft als hilfreich, fünf Mütter und zwei Väter nannten ausdrücklich die eigenen Eltern bzw. Schwiegereltern als Kraftquelle.

Beschwichtigende, verständnislose Äußerungen von Freunden und Verwandten wurden von sieben Müttern und zwei Vätern als nicht hilfreich erinnert. Vier Mütter klagten über unangebrachte Ratschläge von verschiedenen Seiten, drei Mütter und zwei Väter über verunsichernde Nachuntersuchungen beim Kinderarzt. Fünf Mütter vermissten besonders den Austausch mit anderen betroffenen Eltern, ebenso viele eine Entlastung im Haushalt.

Beispiel:

Hilfreich war, dass meine Schwiegermutter einen Teil meiner Wäsche übernahm und gelegentlich für uns kochte. Meine Eltern unterstützten uns eher in materieller Hinsicht. Nicht hilfreich waren die vielen klugen Sprüche aus meinem Umfeld. Die besitzergreifende Art meiner Mutter. Ihre oft unangebrachten und unsinnigen Ratschläge. Die vorherrschende Meinung meines Umfeldes: Jetzt, wo das Kind zu Hause ist, ist doch alles in Ordnung. Das allgemeine Unverständnis meines Umfeldes meinen ganz persönlichen Sorgen, Ängsten und Unsicherheiten gegenüber. Am meisten gebraucht hätte ich jemanden, der mir mehr Sicherheit und Selbstvertrauen hätte geben können.

Besonders schwierig wurde die Situation, wenn es an partnerschaftlicher Unterstützung fehlte und die Zukunftssorgen aufgrund einer immer deutlicher werdenden Behinderung des Kindes wuchsen.

Beispiel:

Mein Kind war sehr unruhig aufgrund der Bauchkoliken und hatte einen ungünstigen Schlaf-Wach-Rhythmus. Meine Schwiegereltern haben mir sehr geholfen, indem sie mir viele Dinge des täglichen Lebens abnahmen. Mein Mann vergrub sich mehr und mehr in die Arbeit und war zu Hause nur aggressiv und trank. Gewünscht hätte ich mir die Hilfe eines Lebenspartners, um über die Situation und die täglichen Probleme und zukünftigen Probleme zu sprechen. Plötzlich „Betroffener“ zu sein, ist am schwierigsten. So was passiert nur anderen - nicht mir. Ich fühle mich nun als Mitglied einer Randgruppe (Eltern und behindertes Kind). Ich bewerte oftmals die Reaktion der anderen zu hoch, bin depressiv und empfindlich, möchte, dass alles gut wird, damit mein Kind nicht seelisch verletzt wird, wenn es merkt, dass es „anders“ ist. Ich wünsche mir so sehr, dass es gesund wird, dass ich nicht zu großen Druck auf es ausübe, es zeitweise überfordere und es reagiert mit Krankheit.

Plötzlich war klar, dass wir nie wieder eine normale Familie sein würden, sondern für den Rest unseres Lebens mit einem körperlich und geistig behinderten Kind zurechtkommen mussten. Das Ergebnis war, dass mein Mann sich völlig von dem Baby abwendete und ich ihn nun wie eine alleinerziehende Mutter aufziehen muss.

Auf die Frage, ob ihnen eine psychologische Beratung geholfen hätte, äußern sich mehrere Mütter in unserer retrospektiven Untersuchung deutlich positiv:

Beispiele:

- Ich denke, ich hätte sehr von psychologischer Beratung profitiert, und selbst jetzt noch - mein Baby ist zehn Monate alt und ist mal in der Klinik, mal draußen - wäre sie wichtig. Ich glaube, ich habe es noch nicht gepackt und finde es extrem schwierig, überhaupt darüber zu reden, ohne in Tränen auszubrechen.
- Psychologische Beratung hätte auf jeden Fall geholfen. Ich habe sie dann erst später selbst gesucht, als die Zwillinge ein Jahr alt waren. Ohne die Beratung hätten wir uns bestimmt scheiden lassen und der behinderte der beiden Zwillinge wäre ins Heim gekommen. Ich denke, psychologische Beratung sollte von den ersten Wochen der Klinikzeit an für beide Elternteile in einer solchen Situation verfügbar sein.

4.4 Individuelle Bewältigung der Belastung

4.4.1 Verlauf der psychischen Belastungssymptome

Die unsichere Entwicklungsprognose des Kindes und zusätzliche Anforderungen in seiner Betreuung (z. B. durch regelmäßige physiotherapeutische Übungen, Fütter- oder andere Regulationsprobleme) bewirken, dass sich viele Mütter frühgeborener Kinder auch nach der Entlassung des Kindes nach Hause als stärker belastet erleben als die Mütter reifgeborener Kinder.

Schappin et al. (2013) werteten in einer Metaanalyse 38 Studien aus, die sich auf 3.025 Eltern frühgeborener Kinder bezog. Die elterliche Belastung wurde in den meisten Fällen – zu verschiedenen Entwicklungszeitpunkten – mit der PSS:NICU bzw. dem Parenting Stress Index erhoben. Es fanden sich durchweg erhöhte Belastungswerte im Vergleich zu Eltern reifgeborener Kinder. Die durchschnittlichen Effektstärken waren jedoch relativ niedrig. Mütter äußerten dabei in der Regel etwas höhere Belastungen als Väter; lediglich hinsichtlich der Belastung, die durch Probleme der Kommunikation mit dem Stationsteam bedingt war, fanden sich keine Unterschiede.

Einen deutlichen Einfluss auf die Ergebnisse hatte das Erscheinungsjahr der jeweiligen Studie. Die Belastungswerte nahmen seit den 1980er Jahren, in denen die ersten Studien veröffentlicht wurden, ab. Das deutet darauf hin, dass die Veränderungen der Qualität der Versorgung in der stationären Phase, die seither zu beobachten sind, einen positiven Effekt auf die elterliche Belastung haben. Andererseits wird aus der Metaanalyse deutlich, dass der Verlauf der individuell erlebten Belastung sehr variabel ist.

Die subjektiv erlebte Belastung ist unmittelbar nach der Entlassung der Kinder am höchsten. Je niedriger Geburtsgewicht und Gestationsalter des Kindes sind und je ausgeprägter die medizinischen Risiken im stationären Verlauf sind (z. B. erkennbar an der Dauer der Beatmung oder Hirnblutungen), desto höher ist das Belastungsniveau der Mütter zu diesem Zeitpunkt (Holditch-Davis et al., 2009; Schappin et al., 2013). Es nimmt aber bei den meisten Müttern in den ersten drei Lebensjahren ab und unterscheidet sich zu diesem Zeitpunkt dann nicht mehr von der durchschnittlichen Belastung, die Mütter reifgeborener Kinder berichten (Singer et al., 1999; Meijssen et al., 2011).

Welche Einflussfaktoren hier eine Rolle spielen, wurde in zahlreichen Studien untersucht. Singer et al. (1999) stellten in ihrer longitudinal angelegten Studie fest, dass die Belastung bei einem Drittel der Mütter von unreif geborenen Kindern mit einer Bronchopulmonalen Dysplasie und anderen medizinischen Risiken auch mit drei Jahren noch unverändert hoch war. Miles et al. (2007) erhoben depressive Symptome und mütterliche Belastungen und Sorgen um das Kind in regelmäßigen, etwa dreimonatigen Abständen von der Zeit kurz nach der Geburt bis zum Alter von 27 Monaten. 63 % der Mütter wiesen bei der ersten Erhebung klinische Symptome einer depressiven Störung auf. Diese klangen bis zum Alter von sechs Monaten ab, blieben danach aber weitgehend stabil. Mütter, die sich bereits während der stationären Behandlung mehr Sorgen um ihre Beziehung zum Kind, ihre Kompetenz zur Bewältigung der Herausforderungen und die Entwicklung des Kindes machten, und Mütter von Kindern, bei denen im weiteren Verlauf erneute Krankenhausaufnahmen erforderlich waren, zeigten auch im Alter von 27 Monaten ein signifikant erhöhtes Niveau depressiver Symptome. Spinelli et al. (2013) befragten 125 Mütter frühgeborener Kinder im Alter von vier, 24 und 36 Monaten. Mütter, die mehr depressive Symptome bei Entlassung äußerten und deren Kinder mehr medizinische Risiken aufwiesen, schilderten sich auch im weiteren Verlauf als stärker belastet.

Offenbar spielt auch die Art der kognitiven Auseinandersetzung mit dem bedrohlichen Ereignis und die erlebte soziale Unterstützung eine Rolle. Evans et al. (2012) befragten die Mütter von 127 Kindern bis zu zwei Jahre nach der Geburt nach psychischen Belastungssymptomen und u. a. nach ihrer Zufriedenheit mit der Partnerschaft, der Unterstützung, die sie nach der Entbindung erlebt hatten und der allgemeinen Art und Weise, wie sie mit kritischen Lebensereignissen umgingen. In einer Regressionsanalyse waren diese Faktoren für 38 % der Varianz in der Ausprägung der individuellen Belastung verantwortlich. Der wichtigste Einflussfaktor war dabei die persönliche Neigung, unangenehme Erfahrungen zu leugnen, statt sich mit ihnen aktiv auseinanderzusetzen.

4.4.2 Zusammenhänge zwischen psychischer Belastung und Interaktionsqualität

Mütterliche Depressivität und Ängste beeinflussen die Beziehungsentwicklung. Zelkowitz et al. (2009) führten eine prospektive Studie durch, bei denen 56 Mütter und ihre sehr früh geborenen Kinder von der stationären Entlassung bis zum Alter von zwei Jahren begleitet wurden. Zu diesem Zeitpunkt wurde die Interaktion im Spiel videografiert. Ängstliche Mütter reagierten im Alter von zwei Jahren in der Interaktion mit ihren Kindern weniger sensitiv und gaben ihnen weniger Struktur. Die Kinder zeigten weniger eigene Initiative im gemeinsamen Spiel und hatten Schwierigkeiten, ihre Aufmerksamkeit mit den Müttern auf ein gemeinsames Thema abzustimmen.

Den Zusammenhang zwischen postnataler Depression der Mütter und der Qualität der frühen Mutter-Kind-Interaktion untersuchten Shah et al. (2013). Sie analysierten bei 123 Kindern die Mutter-Kind-Interaktion im Alter von vier, neun, 16 und 24 Monaten und beurteilten den Entwicklungsstand sowie Verhaltensauffälligkeiten der Kinder und depressive Symptome der Mütter im Alter von drei Jahren. Die Kinder, deren Mütter sich in den Interaktionsbeobachtungen weniger sensitiv und konsistent, stattdessen stärker kontrollierend und überstimulierend verhalten hatten, hatten im Alter von drei Jahren den niedrigsten Entwicklungsstand und zeigten mehr Verhaltensauffälligkeiten.

Ein erhöhtes Risiko für die Entwicklung von Beziehungsstörungen bei Müttern frühgeborener Kinder mit den Symptomen einer postpartalen Depression lässt sich auch aus den Ergebnissen einer longitudinal angelegten Studie von McManus und Poehlmann (2012) ablesen. Sie konnten einen direkten Zusammenhang zwischen der Ausprägung von Symptomen einer postnatalen Depression im Alter von vier Monaten und dem weiteren Verlauf der kognitiven Entwicklung der Kinder nachweisen. Dieser Effekt konnte bei leichter ausgeprägten depressiven Symptomen in gewissem Maße ausgeglichen werden, wenn die Mütter über ein hohes Maß an Unterstützung in ihrer Umwelt verfügten.

Auch posttraumatische Belastungssymptome sind mit geringerer Sensibilität der Mütter und Schwierigkeiten einer angemessenen Strukturierung in der Mutter-Kind-Interaktion assoziiert. Muller-Nix et al. (2004) und Forcada-Guex et al. (2011) beobachteten die Interaktion bei 47 Müttern frühgeborener Kinder im Alter von 18 Monaten. Bei etwa 30 % der Dyaden (aber 68 % einer Kontrollgruppe von reifgeborenen Kindern) war ein gut aufeinander abgestimmtes Muster zu beobachten. Bei ebenso vielen Paaren in der Gruppe der frühgeborenen Kinder zeigte sich ein ungünstiges Muster, bei dem die Mütter ein hohes Maß an Kontrolle über die Interaktion ausübten. Dieses Muster war signifikant häufiger zu beobachten bei Müttern, die ausgeprägte Symptome einer posttraumatischen Belastungsstörung berichteten.

Petit et al. (2016) erhoben in drei französischen Kliniken bei 100 Müttern frühgeborener Kinder (mit niedrigem medizinischem Risiko) posttraumatische Belastungssymptome sowie ängstliche und depressive Symptome sechs Monate nach Geburt der Kinder sowie die Qualität der Mutter-Kind-Interaktion, als die Kinder zwölf Monate alt waren. Auch in dieser Studie fanden sich signifikante Zusammenhänge. Posttraumatische Belastungssymptome, nicht aber der Grad der medizinischen Risikobelastung der Kinder waren mit einer weniger gut aufeinander abgestimmten Mutter-Kind-Interaktion sechs Monate später assoziiert.

Ähnliche Zusammenhänge lassen sich erkennen, wenn man die Qualität der Beziehung der Mütter zu ihren Kindern über das „Working Model of the Child Interview“ erhebt und mit der beobachtbaren Interaktion vergleicht. Mütter – frühgeborener wie auch reifgeborener Kinder – mit unbeteiligten oder gestörten Bindungsmustern zeigten weniger positive affektive Zuwendung und Kommunikation in der Interaktion mit ihren Kindern, die dyadische Abstimmung gelang ihnen weniger gut (Korja et al., 2010).

Alle diese Befunde unterstreichen die Bedeutung der Verarbeitung der potenziell traumatisierenden Erfahrung für die Interaktionsqualität im weiteren Verlauf. Shah et al. (2011) befragten die Mütter von 74 frühgeborenen Kindern zu ihren Reaktionen auf die Frühgeburt und depressiven Symptomen, beobachteten die Mutter-Kind-Interaktion im Alter von neun Monaten und beurteilten die kindliche Bindung im Alter von 16 Monaten. Ein standardisiertes Interview zu „Reaktionen auf die Frühgeburt" (vgl. Kapitel 5) erlaubte eine Einschätzung, ob eine Auflösung der traumatisierenden Erfahrung gelungen war. Dies war offensichtlich bei zwei Dritteln der Stichprobe der Fall. Anzeichen einer noch nicht gelungenen Verarbeitung waren dagegen mit einem signifikant erhöhten Risiko assoziiert, dass die Kinder ein unsicheres Bindungsmuster entwickelten. Das Gelingen des Verarbeitungsprozesses und die Qualität der Eltern-Kind-Interaktion erwiesen sich dabei als unabhängige Prädiktoren der Bindungsqualität der Kinder.

5 Pädagogisch-psychologische Aufgaben in der Nachsorge

Aus der Zusammenfassung der Ergebnisse von Entwicklungsstudien ergibt sich, dass mit einer Frühgeburt ein erhöhtes Risiko für die Ausbildung von Problemen in allen Entwicklungsbereichen einhergeht. Die Forschungsergebnisse zur Entwicklung der Eltern-Kind-Beziehung und zu psychischen Beeinträchtigungen von Eltern frühgeborener Kinder während und nach der stationären Betreuung zeigen, dass ein erheblicher Bedarf an pädagogisch-psychologischer Unterstützung besteht.

5.1 Entwicklungskontrolle

Zu den pädagogisch-psychologischen Aufgaben in der Nachsorge frühgeborener Kinder gehört die Entwicklungskontrolle, die Unterstützung der Eltern bei der Ausbildung realistischer Erwartungen an die Entwicklung der Kinder, die Unterstützung harmonischer Eltern-Kind-Beziehungen im Spiel und die Entwicklung individuell angepasster Problemlösungen bei kindlichen Regulationsschwierigkeiten.

An vielen Perinatalzentren wurden deshalb in den letzten Jahren spezielle Sprechstunden für die Eltern von frühgeborenen Kindern eingerichtet, mit denen die Nachbetreuung durch den niedergelassenen Kinderarzt ergänzt werden soll. Sie bieten die Möglichkeit, den Entwicklungsverlauf systematisch zu kontrollieren und frühzeitig eine Frühförderung bei kognitiven, sprachlichen und sozial-emotionalen Auffälligkeiten einzuleiten. Frühförderstellen und Sozialpädiatrische Zentren sind dabei vom ersten Lebensjahr des Kindes an wichtige Kooperationspartner bei Kindern, deren Entwicklung gefährdet ist. Insbesondere Frühförderstellen haben die Möglichkeit, die Förderung für diese Kinder und die Beratung ihrer Eltern in mobiler Form anzubieten. Diese Hausfrühförderung stellt gerade für viele hoch belastete Eltern und ehemals frühgeborene Kinder eine wesentliche Entlastung dar.

Bei der Beurteilung des Entwicklungsverlaufs von unreif geborenen Kindern gilt es, ihre Fähigkeiten nicht mit Kindern gleichen Lebensalters und den dafür in den

Entwicklungstests vorgesehenen Normwerten zu vergleichen. Sie sollte stattdessen zumindest bis zum Ende des zweiten Lebensjahres auf der Grundlage des korrigierten Alters vorgenommen werden. Das bedeutet z. B., dass die Kompetenzen bei einem sehr unreif geborenen Kind, das in der 28. SSW zur Welt gekommen ist, bei einer Untersuchung im Alter von einem Jahr mit den Kompetenzen von neun Monate alten Kindern (d. h. dem um drei Monate reduzierten, korrigierten Alter) verglichen werden.

Eine solche Alterskorrektur ist nicht nur für die fachliche Beurteilung einer Entwicklungsverzögerung und eines möglichen Förder- oder Behandlungsbedarfs wichtig, sondern auch ein wesentlicher Bestandteil der Entwicklungsberatung der Eltern. Sie müssen ihre Erwartungen in der Interaktion mit ihren Kindern auf das korrigierte Alter einstellen. Eine Orientierung an den Erfahrungen bei Kindern gleichen Lebensalters würde das Kind überfordern und die Eltern unnötig in Sorge um eine drohende Entwicklungsstörung ihres Kindes versetzen.

Neurologische Nachuntersuchung und Entwicklungsdiagnostik der kindlichen Fähigkeiten müssen ergänzt werden um eine diagnostische Einschätzung der Eltern-Kind-Beziehung. Um dem komplexen System der Eltern-Kind-Beziehungen gerecht zu werden, bedarf es dazu eines mehrdimensionalen Ansatzes. Er umfasst ein psychodynamisch orientiertes Elterngespräch, fakultativ unterstützt durch einen standardisierten Fragebogen zur Elternbelastung, und eine Beobachtung der Eltern-Kind-Interaktion. Daraus ergeben sich die Entscheidungen über die Indikation zur weiterführender psychologischer Beratung und Ansatzpunkte für die therapeutische Unterstützung.

5.2 Einschätzung der Beziehungsqualität

5.2.1 Elterngespräche und belastungsorientierte Fragebögen

Für das Elterngespräch empfiehlt sich eine erweiterte und modifizierte Version des „Working Model of the Child Interview“ (Zeanah et al., 1997; vgl. Kasten). In der ursprünglichen Fassung handelt es sich um ein etwa einstündiges Interview zur Geschichte der Eltern mit ihrem Baby und Wahrnehmung der Beziehung zu ihrem Kind. Die Mutter oder der Vater werden gebeten, ihre emotionalen Reaktionen während der Schwangerschaft und (verfrühten) Geburt, ihre Erinnerungen an die ersten Wochen während der stationären Behandlung des Babys, ihre Beziehung zu ihrem Kind, die gegenwärtigen Verhaltensmerkmale des Kindes sowie die gegenwärtig wahrgenommenen oder für die Zukunft befürchteten Schwierigkeiten und ihre Belastung in verschiedenen Alltagssituationen zu beschreiben. Falls die psychotherapeutische Beratung bereits während der stationären Zeit begonnen wurde, kann im Interview natürlich auf die Themen verzichtet werden, die sich auf die Zeit vor der Entlassung beziehen.

Leitfragen des psychotherapeutischen Beratungsgesprächs (adaptiert nach dem „Working Model of the Child Interview", Zeanah et al., 1997)

- Emotionale Reaktionen während der Schwangerschaft und Geburt.
- Erinnerungen an die ersten Wochen während der stationären Behandlung.
- Wahrgenommene gegenwärtige Verhaltens- und Persönlichkeitsmerkmale des Kindes.
- Wahrgenommene Merkmale der eigenen Beziehung zum Kind.
- Wahrgenommene Schwierigkeiten und Belastungen in Alltagssituationen.
- Zukunftssorgen und -wünsche.
- Bewältigungsressourcen und Lösungsansätze.

Im Gegensatz zur konventionellen Anamneseerhebung geht es weniger um das, was das Kind zu einer bestimmten Zeit gekonnt oder nicht gekonnt hat, sondern wie die Eltern das Kind wahrgenommen haben und wahrnehmen. Spezifische Nachfragen richten sich auf Situationen, in denen die Eltern die Interaktion mit dem Baby als schwierig erleben, auf Assoziationen, welchem Elternteil oder welchen anderen Personen das Kind in den Augen der Eltern evtl. ähnelt (Fantasien, „Gespenster im Kinderzimmer", transgenerationale Wiederholungen), und welche Wünsche sie haben, was anders werden möge.

Für die Beurteilung der Eltern-Kind-Beziehung sind dabei neben den inhaltlichen Aussagen und wiederkehrenden Themen in der Erzählung qualitative Merkmale bedeutsam, wie erzählt wird und von welchem affektiven Ton die Erzählungen gefärbt sind (vgl. Kasten). Die Fokussierung auf diese qualitativen Merkmale der Erzählung der Eltern trägt der Erfahrung Rechnung, dass sich in der Art, wie über Beziehungen erzählt wird, die innere Repräsentation der Beziehung zum Kind widerspiegelt.

Merkmale der Erzählweise als Kriterien der Beziehungsdiagnostik (adaptiert nach Zeanah et al., 1997)

Erzählweise:

- Vielfalt der Wahrnehmungen und der Individualität des Babys.
- Offenheit für Veränderungen.
- Kohärenz (Reflexivität) der Beschreibungen.
- Intensität der Beteiligung an der Beziehung.
- Sensibilität (Verständnis für die Bedürfnisse des Kindes und seine Perspektive).
- Akzeptanz/Ablehnung des Kindes und der Erziehungsaufgabe.

- Wahrgenommene Schwierigkeit des Kindes und Belastung in der Beziehung.
- Irrationale Ängste um den Verlust des Kindes.

Affektiver Ton:
- Freude, Stolz, Gleichgültigkeit, Ängstlichkeit.
- Ärger, Enttäuschung, Schuldgefühle.

Erzählungen, die die Beziehung zum Kind und seine Individualität in klaren Worten beschreiben, Verständnis für seine Erfahrungen widerspiegeln, angemessene Erwartungen an die kindliche Entwicklung, emotionale Beteiligung in der Beziehung, Wertschätzung, Stolz oder Freude an der Beziehung, aber wenig Ängstlichkeit, Ärger, Enttäuschung und Gleichgültigkeit ausdrücken, zeigen eine ausgeglichene Beziehung und Sicherheit der Eltern im Umgang mit dem Baby.

Erzählungen, die emotionale Distanz, geringe Beteiligung an der Beziehung, fehlende Wahrnehmung der Individualität des Kindes und Gleichgültigkeit (oder Lächerlichmachen des Kindes und seiner Gefühle) ausdrücken, spiegeln eine distanzierte, unbeteiligte Beziehung und innere Unsicherheit wider.

Erzählungen, die wenig realitätsbezogen wirken und den Eindruck erwecken, dass der Erwachsene mehr mit sich selbst beschäftigt ist, unangemessene Erwartungen an das Kind hat, seinem Verhalten böswillige Absichten („launisch", „kleines Monster") unterstellt und die Erzählung von einer hohen emotionalen Beteiligung, Enttäuschung über die frühe Geburt, Ängstlichkeit um und/oder Ärger über das Kind geprägt sind, sind Zeichen einer gestörten Beziehung und ungelösten Traumatisierung durch das zurückliegende Geschehen.

Empirische Untersuchungen haben die Stabilität und prädiktive Validität des WMCI für die spätere Klassifikation des kindlichen Beziehungsverhaltens in der Fremde-Situation bei gesunden Kindern, Kindern mit Fütter- oder Schlafproblemen und bei frühen Eltern-Kind-Beziehungsstörungen nachgewiesen (Benoit et al., 1997). Es erwies sich auch als geeignet, um die Auswirkungen einer Frühgeburt auf die Wahrnehmung der Beziehung der Mütter zu ihren Kindern zu beurteilen (Meijssen et al., 2011).

Abgeschlossen wird das Erstgespräch durch Fragen nach früheren emotionalen Belastungen (Verlusterfahrungen u. Ä.) und eigenen Erfahrungen, was bei der Bewältigung dieser Belastungen geholfen hat, um die Ressourcen an persönlichen Bewältigungskräften und sozialer Unterstützung abschätzen zu können. Der Berater macht durch diese Nachfrage deutlich, dass er sich um das Verständnis der individuellen Wahrnehmung und Bewältigungswege der Eltern bemüht und keine vorschnellen Empfehlungen aussprechen wird. Angesichts der besonderen Bedeutung der Beziehung zu den eigenen Eltern als potenzieller „Kraftquelle" zur Bewältigung der aktuellen Belastung durch die Frühgeburt bietet es sich an dieser Stelle an, Fragen nach Erinnerungen an eigene Kindheitserfahrungen, Unterstützung, Zurückweisung oder Vernachlässigung in der Beziehung zu den eigenen Eltern einzufügen. Die Antworten spiegeln ihre Erfahrungen mit sozialen Beziehungen und ihr Vertrauen auf emotionale Unterstützung wider.

Wenn die gegenwärtige Alltagssituation als sehr schwierig und belastet erlebt wird, kann dann die Frage nach positiven Ausnahmen gestellt werden, d.h. nach den Momenten, in denen die gegenwärtige Beziehung zum Kind als harmonisch und befriedigend erlebt wird, um festzustellen, von welchen Umständen diese Unterschiede abhängen. Ebenso wie die Frage nach der Bewältigung früherer Herausforderungen lenkt der Berater so die Aufmerksamkeit auf die eigenen Bewältigungskräfte und weckt oder stärkt die Zuversicht in die eigenen Fähigkeiten, die Schwierigkeiten zu meistern.

Fakultativ kann die Befragung der Eltern durch einen standardisierten Fragebogen ergänzt werden, der Aufschluss über die erlebte Belastung und ihre Schwerpunkte gibt. Dazu eignet sich die deutsche Version des Parenting Stress Index, das „Eltern-Belastungs-Inventar" (EBI; Tröster, 2011). Dieser Fragebogen umfasst 48 Items. 20 Items beziehen sich auf den „Kindbereich" und Fragen nach Belastungen, die durch kindliche Hyperaktivität/Ablenkbarkeit, Stimmungsschwankungen, schwer akzeptierbares Verhalten, forderndes Verhalten oder geringe Anpassungsfähigkeit des Kindes bedingt sind. Im „Elternbereich" wird mit 28 Items nach Belastungen gefragt, die die Bindung zum Kind betreffen, das Gefühl sozialer Isolation, Zweifel an der elterlichen Kompetenz, depressive Stimmungen, körperliche Beschwerden, erlebte persönliche Einschränkungen und Beeinträchtigungen der Beziehung zum Partner. Die entstehenden Skalenwerte können zu Summenwerten für den Kindbereich und den Elternbereich sowie einen EBI-Gesamtwert zusammengefasst werden. Es liegen Normwerte für mütterliche Einschätzungen bei Kindern im Alter von einem bis sechs Jahren vor.

5.2.2 Beobachtung der Eltern-Kind-Interaktion

Es schließt sich eine Beobachtung der Eltern-Kind-Interaktion zur Beurteilung der Interaktionsbereitschaft und Regulationsfähigkeiten des Kindes sowie der Ausprägung der intuitiven Kompetenzen der Eltern und ihrer Abstimmung auf die kindlichen Aufmerksamkeitssignale an. In den ersten Lebensmonaten kann eine solche Beobachtung beim Stillen/Füttern, bei Zwiegesprächen mit dem Säugling im Babysitz oder beim Wickeln mit anschließendem Spiel stattfinden. Es empfiehlt sich, diese Beobachtung zu videografieren.

Die klinische Beurteilung der Qualität der Eltern-Kind-Interaktion konzentriert sich aufseiten des Kindes auf seine Interaktions- und Integrationsbereitschaft sowie die Blickzuwendung zur Bezugsperson, aufseiten der Eltern auf die Ausprägung des Repertoires elterlicher intuitiver Kompetenzen und die Abstimmung auf den kindlichen Zustand. Der Interaktionsstil kann als stimulationsarm, inadäquat, überregulierend oder angemessen beurteilt werden. Ein überregulierender Interaktionsstil ist gekennzeichnet durch zudringliche Stimulation, den Versuch, das Baby „bei Laune zu halten“ oder überfürsorgliches Elternverhalten. Inadäquates Verhalten der Eltern zeigt sich in mangelnder Abstimmung der Distanz und Dynamik auf die kindliche Interaktionsbereitschaft, geringe Responsivität gegenüber Dialogbeiträgen des Kindes und fehlendem Eingehen auf Signale des Kindes, mit denen es Missbehagen oder Belastung ausdrückt.

Eine nützliche Hilfe für den Praktiker ist eine Beobachtungsskala, die Ziegenhain et al. (2016) unter dem Titel „Lernprogramm Baby-Lesen“ für Fachkräfte entwickelt haben, die mit Säuglingen arbeiten. Das Programm enthält eine Sammlung von Videobeispielen zur Demonstration unterschiedlicher Interaktionsqualitäten. Die Beurteilungskriterien sind einfach zu handhaben und können in der Beratung der Eltern frühgeborener Kinder als Orientierung dienen.

Bei Kindern ab Ende des ersten Lebensjahres kann ein standardisiertes Vorgehen zur Beurteilung der Eltern-Kind-Interaktion im Spiel gewählt werden. Trotz der unbestrittenen Bedeutung der Eltern-Kind-Interaktion für die kindliche Entwicklung und die Planung von Interventionen in einem familienorientierten Konzept der Frühförderung gibt es bisher im deutschen Sprachraum kein Beobachtungsinventar für derartige Fragestellungen. Einzelne Ratingverfahren für die Beurteilung der emotionalen Responsivität von Eltern und der affektiven Abstimmung auf das Kind wurden für Forschungsarbeiten übersetzt und verwendet, haben sich in der Praxis aber (noch) nicht durchgesetzt. Dazu gehört z. B. der CARE-Index (Crittenden, 2005).

Eine deutsche Version eines amerikanischen Verfahrens, das unter dem Titel „Parenting Interactions with Childen – Checklist of Observations Linked to Outcomes“ (PICCOLO; Roggman et al., 2013) die zentralen Kriterien entwicklungsförderlichen Verhaltens in der Altersgruppe unter drei Jahren zu erfassen vermag, ist in Vorbereitung. Es wurde aus der Begleitforschung zu Frühförderprojekten bei Kindern mit sozialen Risiken und Behinderungen entwickelt.

Als Grundlage für die Beurteilung der Eltern-Kind-Interaktion empfehlen die Autoren eine Beobachtungsdauer von zehn Minuten, bevorzugt unter häuslichen Bedingungen, und ein kombiniertes Angebot von Spielmaterialien: Bilderbücher, Spielsachen, die zu explorativem und konstruktivem Spiel anregen (z. B. einfache Puzzles, Bausteine, Formenkiste), sowie Miniaturobjekte für einfache Symbolspiele (z. B. Puppengeschirr, Puppe oder Stofftiere, Spielzeugautos). Eine Videoaufzeichnung erleichtert die Beurteilung und spätere Nutzung zur Beratung der Eltern, ist aber für die Durchführung nicht unbedingt erforderlich.

Für die Beurteilung der vier Beobachtungsdimensionen sind jeweils sieben bis acht Merkmale definiert, die als „nicht beobachtet“, „teilweise beobachtet“ und „eindeutig beobachtet“ mit jeweils 0, 1 und 2 Punkten bewertet werden. Das Manual enthält sowohl eine klare Definition der einzelnen Merkmale wie auch spezifische Regeln zur Abgrenzung zwischen einer Beurteilung als „teilweise“, bzw. „eindeutig“ beobachtbaren Verhaltensweisen. Die Tabelle 6 zeigt einen Ausschnitt aus den Beobachtungsdimensionen.

Tabelle 6: Beobachtungsdimensionen von PICCOLO (Beispielitems; Roggman et al., 2013)

Dimension	Beobachtungsmerkmal
Affektive Zuwendung	1 spricht in warmer Tonlage
	2 lächelt das Kind an
	6 ist an einer Interaktion mit dem Kind beteiligt
Responsivität	1 zeigt Aufmerksamkeit für das, was das Kind tut
	4 folgt der Führung des Kindes
	6 schaut zum Kind, wenn es spricht oder vokalisiert
Unterstützung	1 wartet auf die Antwort des Kindes nach einem Vorschlag
	3 unterstützt das Kind in seiner Eigenaktivität
	6 macht dem Kind Vorschläge als Hilfen
Anleitung	2 schlägt Aktivitäten vor als Erweiterung zu dem, was das Kind macht
	4 benennt Objekte oder Handlungen für das Kind
	5 beteiligt sich an Rollenspielen mit dem Kind

Alle Beobachtungsmerkmale spiegeln Kompetenzen von Eltern in der Interaktion mit ihrem Kind wider. Anhand der Einschätzungen lassen sich Stärken der Eltern beschreiben, die in der Beratung unterstützt werden können, aber auch Verhaltensmerkmale identifizieren, die im elterlichen Verhalten gering ausgeprägt sind und durch die fachliche Beratung gefördert werden können.

5.3 Beziehungsfördernde Begleitung und Beratung

Die Erfahrung in der psychotherapeutischen Unterstützung von Menschen, die eine chronische Belastung oder ein traumatisierendes Lebensereignis bewältigen müssen, zeigen durchweg, dass das „Erzählen der eigenen Geschichte“ bereits entlastende Wirkung hat und Teil des Veränderungsprozesses ist. Dies gilt auch für die Eltern frühgeborener Kinder. Das Erzählen im Dialog mit einem empathischen Gegenüber gibt der eigenen Erfahrung die angemessene Anerkennung als besondere Belastung. Sie hilft, die eigene Wahrnehmung des Kindes und der Beziehung zum Kind zu ordnen und die Herausforderung durch die Frühgeburt als Teil der gemeinsamen Geschichte zu integrieren. Sie kann somit zu einer kohärenten, integrierten inneren Repräsentation der Beziehung beitragen.

Die therapeutischen Interventionen im engeren Sinne dienen dazu, Blockaden der Kommunikation zwischen Mutter[6] und Kind aufzulösen. Sie können entweder auf die innere Wahrnehmung der Beziehung durch die Mutter, die Auseinandersetzung mit der traumatisierenden Erfahrung der Frühgeburt oder die unmittelbar beobachtbare Interaktion zwischen Mutter und Kind ausgerichtet sein. Die Wahl des Fokus richtet sich danach, welches Element der Eltern-Kind-Beziehung nach klinischer Einschätzung im individuellen Fall eher einen Zugang zu einer Veränderung erlaubt.

Der Fokus des Beratungsgesprächs kann in der Vergangenheit liegen, wenn die Auflösung der Nachwirkungen der traumatischen Erfahrung und die emotionale Integration der schmerzhaften Gefühle von Enttäuschung, Trauer, Angst, Hilflosigkeit und (Selbst-)Vorwürfen vordringlich erscheinen. Er kann mehr gegenwartsorientiert sein und die heutige Wahrnehmung des Kindes als schwierig und unzugänglich und das eigene Erleben von Hilflosigkeit, Selbstvorwürfen, Überforderung und Zukunftsängsten thematisieren. Dabei sind die Interventionen stützend, ressourcen- und lösungsorientiert. Der Berater versucht, durch sein stützendes Beziehungsangebot den Eltern den emotionalen Ausdruck ihrer Belastung zu erleichtern, die Bewältigungskräfte der Eltern zu stärken und Zuversicht in die eigene Kompetenz zu fördern.

Dabei hilft es, die erfolgreiche Bewältigung früherer Krisen zu thematisieren oder sich die verschiedenen Ansätze bewusst zu machen, wie die Eltern die letzten Wochen oder Monate gemeistert haben. So gelingt die Fokussierung der Aufmerksamkeit auf das, was die Eltern selbst an individuellen Strategien kennen, um Unsicherheit auszuhalten und Schwierigkeiten zu bewältigen. Sie können sich ermutigt fühlen, bewährte Strategien zu aktivieren, z. B. Informationen über die Entwicklung frühgeborener Kinder zu suchen, sich mit anderen Eltern auszutauschen, sich Zeit für Entspannung oder Ausgleich durch sportliche Aktivitäten zu nehmen. Sie werden aufmerksam auf neue, bislang nicht genutzte Ressourcen, z. B. das Gespräch mit einer vertrauten, aber weit entfernt wohnenden Freundin wiederaufzunehmen, eine verbindliche Aufteilung der Betreuungszeiten mit dem Partner zu besprechen, Hilfe und Unterstützung durch die Großeltern zu erbitten oder familienentlastende Dienste zu suchen.

---

6 Selbstverständlich gelten alle Ausführungen zur Beratung ebenso für die Arbeit mit Vätern. Aus Gründen der Lesbarkeit wird jedoch darauf verzichtet, jeweils ausdrücklich beide Eltern zu benennen. In der Praxis ist es natürlich wünschenswert, beide Eltern in die Beratung einzubeziehen.

Die Interventionen sind lösungsorientiert, d.h. sie greifen möglichst das auf, was die Eltern im Alltag bereits als wirksam erleben an Tagen, an denen es ihnen persönlich und in der Beziehung mit dem Kind besser geht als an anderen. Dieser Ansatz an den „Ausnahmen" führt oft zu einer raschen Veränderung, da die Eltern verstehen, dass sie selbst bereits den „Schlüssel" zu einer Veränderung in der Hand halten. Es geht nicht um die Rekonstruktion psychischer Strukturen wie in der psychotherapeutischen Behandlung erwachsener Patienten, sondern darum, die „repräsentationale Welt" quasi neu zu ordnen, d.h. die Beziehung zum Kind positiver und sich selbst als kompetenter wahrzunehmen (vgl. auch Abbildung 17).

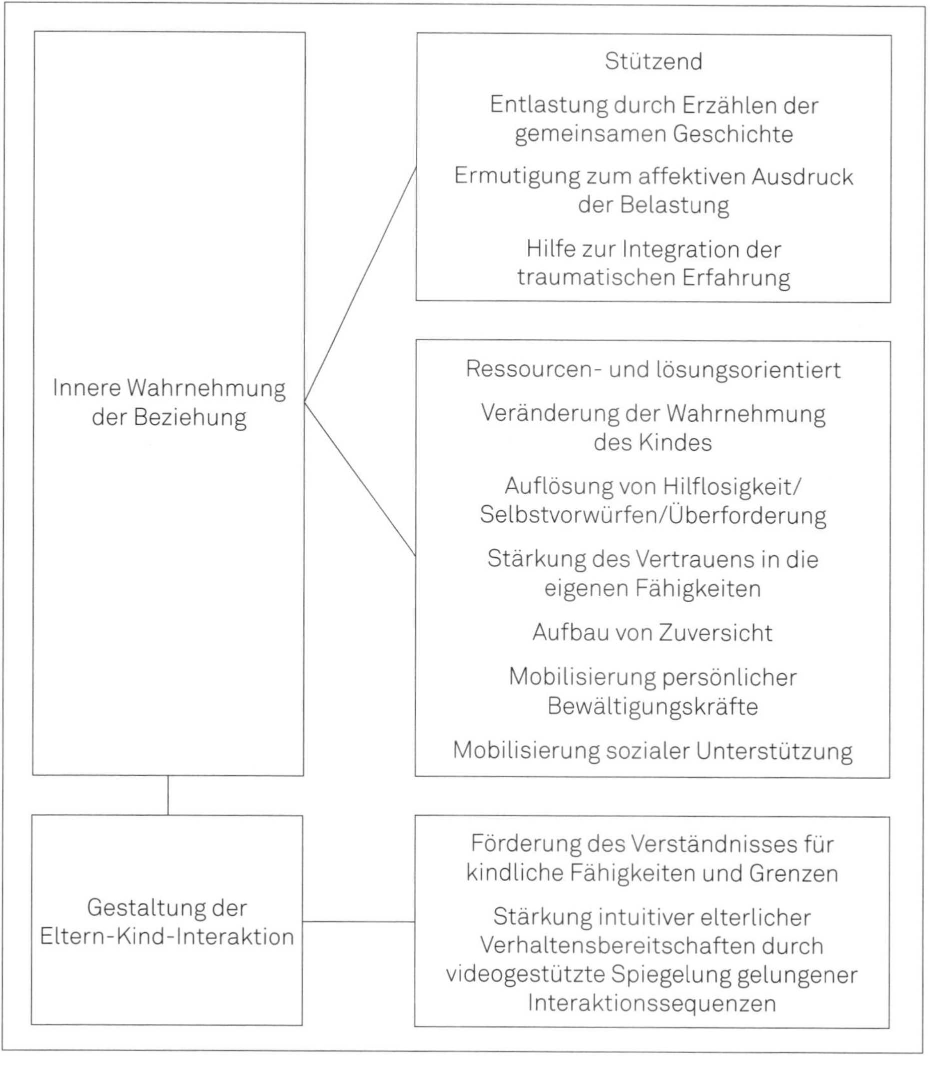

Abbildung 17: Therapeutische Interventionen zur Stärkung der Eltern-Kind-Beziehung

Die elterliche Sensitivität für die Signale und Bedürfnisse ihres frühgeborenen Babys kann dann durch videogestützte Interaktionsberatungen gefördert werden. Sie ist ein zentrales Element von Interventionskonzepten, die für die Prävention und Intervention bei frühen Belastungen der Eltern-Kind-Interaktion entwickelt wurden. Obwohl ursprünglich eher für Säuglinge und Kleinkinder in sozialen Risikokonstellationen gedacht, erweist sich das Vorgehen der videogestützten Interaktionsberatung als gut übertragbar auf die Beratung von Eltern frühgeborener Kinder. Sie ist zentrales Element von:

- „Entwicklungspsychologischer Beratung" (EPB), die ursprünglich von Ziegenhain et al. (2004) für die Arbeit mit jugendlichen Müttern konzipiert wurde,
- „Kommunikationsberatung zur Förderung intuitiver elterlicher Kompetenzen", die Papousek et al. (2004) in der Münchener Sprechstunde für Schreibabys für die Unterstützung von Kindern mit Regulationsstörungen und ihren Eltern entwickelt haben,
- „Steps to enjoyable and effective Parenting" (STEEP; Erickson & Egeland, 2006), das für die frühe Beratung von Müttern gedacht war, die mit unterschiedlichen sozialen Risiken zu kämpfen haben,
- stationärer Behandlung von Müttern mit postpartaler Depression (Hornstein et al., 2007).

Im Mittelpunkt der Beratung steht die Arbeit mit Videoaufzeichnungen des Verhaltens von Mutter und Kind in Spielsituationen. Je nach Alter des Kindes kann sich das Setting unterscheiden. In den ersten Lebensmonaten werden die Mütter z. B. gebeten, ihr Baby auf dem Wickeltisch zu einer spielerischen Interaktion zu motivieren. Die „Instruktion" ist bewusst offengehalten, um den Einfluss der Beobachtungssituation auf das Verhalten der Mutter möglichst gering zu halten. Ob die Mutter dabei Spielzeuge verwendet oder sich auf eine Face-to-Face-Interaktion beschränkt, bleibt ihr überlassen. Ab der zweiten Hälfte des ersten Lebensjahres ist es sinnvoll, Spielsachen einzubeziehen; die Spielsituation kann auf einer Spieldecke auf dem Boden videografiert werden. In der Regel genügt eine Aufzeichnungsdauer von zehn Minuten, um einen Eindruck von den Interaktionsmustern zu gewinnen.

Bei der Betrachtung der Videoaufzeichnung richtet die Fachkraft ihren Blick gezielt auf Signale des Kindes von Aufnahme- und Kontaktbereitschaft, Interesse, Unbehagen oder Überforderung. In der Beratung der Mütter geht es zunächst darum, sie zu bestärken in Momenten, in denen sie intuitiv prompt und angemessen auf diese Signale reagiert haben. Ein positives Feedback lenkt die Aufmerksamkeit der Mütter auf die spezifische Art und Weise, wie das Kind seine Spielbereitschaft signalisiert und reguliert, bestärkt sie aber vor allem in ihrem Zutrauen in die eigenen Fähigkeiten, die Signale ihres Kindes richtig zu „lesen" und zu beantworten. Diese Stärkung des elterlichen Zutrauens ist von besonderer Bedeutung bei Eltern von ehemals frühgeborenen Kindern, die in der Wahrnehmung der kindlichen Kompetenzen unsicher sind und – nach der langen Zeit stationärer

Versorgung, in der sie zunächst wenig zur Stabilisierung des Kindes beitragen konnten – an ihren eigenen Fähigkeiten zweifeln, die Entwicklung gut unterstützen zu können.

Konkret bedeutet dies, die Videoaufzeichnung in Momenten zu unterbrechen, in denen eine solche „gelungene" Interaktion zu beobachten ist, und mit der Mutter zu besprechen, welche Signale vom Kind sie wahrnimmt und wie sie selbst darauf reagiert hat. Diese Verbalisierung und die erläuternden Kommentare der Fachkraft erleichtern ihr das Verständnis, wovon das Gelingen von Interaktionen in dieser frühen Entwicklungsphase abhängt. Sie fühlt sich bestärkt in ihrer eigenen Interaktionskompetenz. Das Standbild des Videos, in dem eine „gelungene" Sequenz zu sehen ist, hat dabei eine nachhaltige, anschauliche Wirkung („Seeing is believing"; Erickson & Egeland, 2006).

Daran können sich Hinweise auf Momente anschließen, in denen die Mutter selbst unsicher in der Einschätzung der kindlichen Verhaltensweisen oder ihrer eigenen Reaktion ist. Gemeinsam mit der Fachkraft können solche Sequenzen mehrfach angeschaut werden, um in der Wiederholung, vielleicht auch in Zeitlupe, genauer wahrnehmen zu können, an welchen Signalen hier der momentane Zustand der kindlichen Aufmerksamkeit und Affekte zu erkennen ist. An dieser Stelle hilft es oft, wenn die Fachkraft die Situation aus Sicht des Kindes deutet. Kommentare zum kindlichen Verhalten wie „Oh, jetzt ist mir das aber alles zuviel, ich brauche eine kleine Pause", „Das finde ich jetzt arg aufregend, bitte nicht noch mehr" oder „Das war jetzt ganz schön spannend, aber jetzt bin ich müde" können der Mutter die Einschätzung der kindlichen Signale erleichtern.

In der Regel bedarf es keiner konkreten Empfehlungen, was die Mutter im Spiel anbieten oder wie sie sich verhalten sollte. Wichtiger ist – das zeigen die entwicklungspsychologischen Studien – einem kontrollierenden, übermäßig stimulierenden Interaktionsstil entgegenzuwirken, der sich auf die Entwicklung negativ auswirkt. Wenn die Mutter die Signale von Kontaktbereitschaft und Überforderung zu sehen „gelernt" hat, passt sie sich intuitiv an, indem sie auf Überstimulation verzichtet, ihr Tempo auf das Verarbeitungsvermögen einstellt oder Pausen einlegt, die das Kind braucht, um Anregungen zu verarbeiten. Alle Eltern verfügen über dieses Wissen, wie sie eine Interaktion mit einem Säugling gut gestalten können (vgl. Abbildung 18).

Im zweiten Lebensjahr verändern sich die „Themen" der Interaktion zwischen Mutter und Kind. Neugierige Exploration der Umgebung oder das Autonomiestreben des Kindes stellen ebenso neue Anforderungen an die Gestaltung der Interaktion wie die Einführung von Grenzen oder der Umgang mit Frustrationen, wenn das Kind etwas selber machen möchte, aber noch nicht erfolgreich ist. Auch in dieser Phase ist das Kind auf eine Co-Regulation durch die Mutter angewiesen, die seine Absichten und Affekte angemessen deuten und seine Selbstregulation unterstützen muss. Die Beratung der Eltern, welche Selbstständigkeit vom

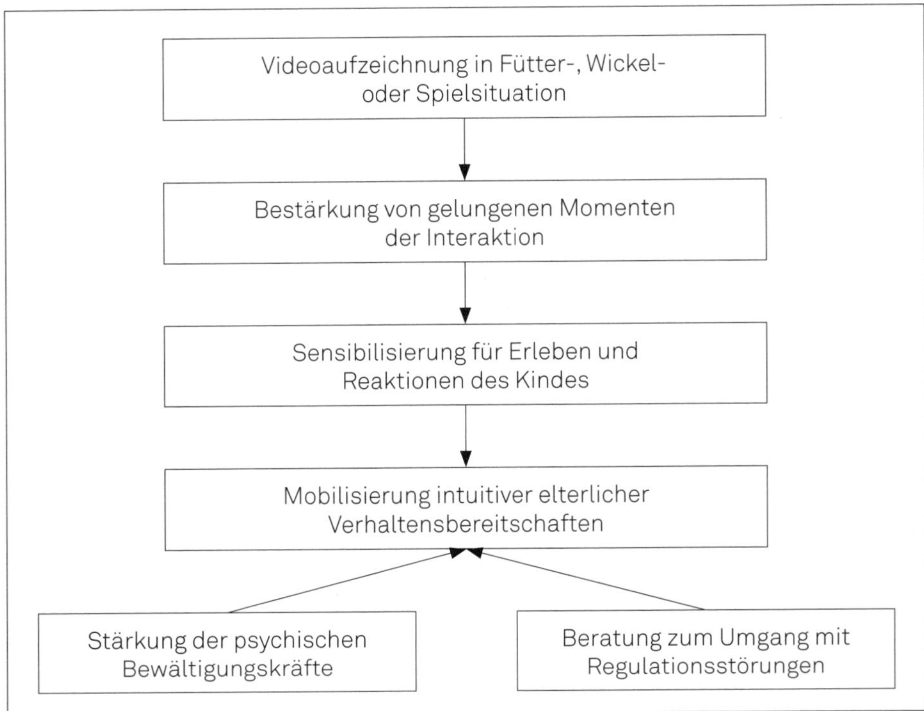

Abbildung 18: Beratung von Eltern frühgeborener Kinder in der Gestaltung entwicklungsförderlicher Interaktionen

Kind erwartet werden kann, was es überfordert und welche Hilfen angemessen sind, kann in solchen Situationen zum Gelingen der Interaktionen im Alltag beitragen.

Fallbeispiel: Mutter von Sarah

Sarahs Mutter zeigt ein überregulierendes, intrusives Verhalten in der Spielbeobachtung. Sie macht in raschem Wechsel Spielangebote, ohne Sarahs Aufmerksamkeit zu beachten und ihr Zeit zum Erkunden eines Gegenstandes zu lassen. Wenn Sarah sich abwendet und wegschaut, fordert sie sie auf, herzublicken, bringt den Gegenstand wieder in ihr Blickfeld, dreht auch einmal aktiv ihr Köpfchen in die Mittellinie zurück. Sarah beginnt zu quengeln, vermeidet den Blickkontakt und beginnt, sich zu überstrecken.

Im Erstgespräch hat die Mutter intensive Gefühle der Enttäuschung und Trauer um die Frühgeburtlichkeit und die von den Ärzten festgestellten neurologischen Auffälligkeiten geschildert. Sie hat Angst vor einer dauerhaften Behinderung und will Sarah intensiv fördern, um diese abzuwenden. Sie ist unglücklich darüber, dass Sarah so schwer zu erreichen sei, und wünscht sich, dass Sarah aufmerksamer und länger zu spielen beginnt.

Dass es ihr im gemeinsamen Spiel schwerfällt, Sarahs eigene Initiativen abzuwarten, wird ihr beim Betrachten des Videos bewusst. Sie kann dieses Verhaltensmuster verändern, nachdem ein Zusammenhang zu ihrer eigenen Geschichte angesprochen ist. Sie ist es gewohnt, bei auftretenden Problemen in ihrem Leben jeweils selbst Lösungen zu finden, durch einen zupackenden Stil die Dinge wieder unter eigene Kontrolle zu bekommen. Ihr ist die Aussage der Ärzte bei der Entlassung sehr stark im Gedächtnis geblieben, bei genügend intensiver Förderung könne das Kind seinen Entwicklungsrückstand durchaus ausgleichen.

5.3.1 Ergebnisse von standardisierten Frühförderprogrammen

Die zentrale Rolle beziehungsfördernder Begleitung der Eltern und der Beratung bei der Interaktionsgestaltung lässt sich gut erkennen, wenn man die Ergebnisse analysiert, die zu den Effekten von Frühförderprogrammen auf den Entwicklungsverlauf von frühgeborenen Kindern und die Belastung ihrer Eltern vorliegen.

Eine der umfangreichsten Studien zur Wirksamkeit von Frühfördermaßnahmen in diesem Bereich bezieht sich auf das „Infant Health and Development Program“ (IHDP), das an neun Zentren in den USA mit fast 1.000 frühgeborenen Kindern drei Jahre lang durchgeführt wurde (Gross et al., 1997; McCarton et al., 1997; McCormick et al., 2006). Bei 377 dieser Kinder erhielten die Eltern eine Anleitung zur Entwicklungsförderung nach dem Programm „Early Partners/Partners for Learning“. 608 Kinder dienten als Kontrollgruppe, bei denen eine Entwicklungskontrolle und kinderärztliche Begleitung durchgeführt wurde, wie sie jeweils regional üblich war. Das Programm umfasste eine Hausfrühförderung mit standardisierten Förderangeboten, die ab dem zweiten Lebensjahr durch teilstationäre Förderung in einer Krippe und begleitende Elterngruppen ergänzt wurde.

Es handelte sich um eine multizentrische, randomisierte Kontrollgruppenstudie, in deren Stichprobe mehr als die Hälfte der Kinder unter sozial hoch belasteten Familienumständen aufwuchsen. Mit drei Jahren war der Entwicklungsstand in der Gruppe, die an dem Frühförderprogramm teilgenommen hatten, signifikant höher. Bei Kindern mit höherem Geburtsgewicht (> 2.000 g) betrug der Unterschied im Ergebnis des Entwicklungstests 13,2 Punkte, in der Gruppe mit niedrigerem Geburtsgewicht (< 2.000 g) 6,6 Punkte im Vergleich zur Kontrollgruppe. Die Kinder, die an dem Frühförderprogramm teilgenommen hatten, zeigten zudem (nach Einschätzung der Eltern in standardisierten Fragebögen) etwas weniger sozial-emotionale Auffälligkeiten.

Bei der genaueren Analyse war allerdings zu erkennen, dass nur ein Teil der frühgeborenen Kinder von dem Programm profitiert hatte. Signifikante Unterschiede zur Kontrollgruppe fanden sich nur bei Kindern, die in Armutslagen aufwuchsen und deren Mütter einen niedrigeren Bildungsgrad hatten, nicht aber bei Kindern, die unter günstigen Familienumständen aufwuchsen.

Die Mütter der Interventionsgruppe berichteten im Alter von einem und drei Jahren weniger emotionale Belastung, was wahrscheinlich auf die kontinuierliche Begleitung durch die Hausbesuche zurückzuführen war (Klebanov et al., 2001). Die Hausbesuche selbst konzentrierten sich auf die Vermittlung der Förderaktivitäten. Es lässt sich aus der Dokumentation nicht erkennen, welche anderen Maßnahmen ergriffen wurden, um die familiären Bewältigungsressourcen zu stärken. Es ist zu vermuten, dass die Effekte des Programms eher auf die engagierte Förderung durch Fachkräfte in der außerfamiliären Betreuung (Kleingruppe) zurückzuführen sind als auf eine Förderung im familiären Alltag.

Die Nachuntersuchungen im Alter von fünf, acht und 18 Jahren zeigten, dass die positiven Effekte nicht stabil waren, nachdem die Förderprogramme im Alter von drei Jahren beendet worden waren. Auch zu diesen Zeitpunkten waren zwar jeweils kleine Effekte in der Gruppe mit höherem Geburtsgewicht in der kognitiven Entwicklung, im Sprachverstehen und in den mathematischen Fähigkeiten zu erkennen, jedoch keine generellen Unterschiede im kognitiven Entwicklungsstand zwischen der Interventions- und Kontrollgruppe (McCarton et al., 1997; McCormick et al., 2006). Bei den Kindern mit niedrigerem Geburtsgewicht hatte das Förderprogramm offenbar keine nachhaltigen Wirkungen. Nur bei Kindern mit geringerem biologischen, aber stärkerem sozialen Risiko konnte das Programm die Entwicklung günstig beeinflussen.

In England wurde ein Frühförderkonzept für sehr unreif geborene Kinder ebenfalls mittels eines randomisierten Kontrollgruppen-Designs evaluiert (Avon Premature Infant Project, APIP). Es bezog 284 Kinder (Gestationsalter <33 Wochen) ein. 116 dieser Kinder erhielten eine Frühförderung durch Kinderkrankenschwestern mit einer entsprechenden Fortbildung, die die Familien in den ersten zwei Lebensjahren zu Hause besuchten. Die Förderung orientierte sich auch hier an einem standardisierten Übungsprogramm („Portage-Programm"), das in englischen Frühförderzentren für Kinder mit (drohender) kognitiver Behinderung angeboten wird. Für die Kinder, die die Hausfrühförderung erhalten hatten, ergab sich im Alter von zwei Jahren und bei der Nachuntersuchung im Alter von fünf Jahren kein signifikanter Unterschied in den kognitiven und motorischen Kompetenzen oder in der Häufigkeit von Verhaltensauffälligkeiten gegenüber der Kontrollgruppe (Johnson et al., 2005).

Orton et al. (2009) legten eine Metaanalyse zur Wirksamkeit von Frühförderprogrammen bei frühgeborenen Kindern vor, die die Erfahrungen aus diesen Frühförderprogrammen einschlossen und an weiteren Studien bestätigten. Sie bewerteten 18 Studien, die sich auf 2.686 Kinder bezogen, die randomisiert jeweils einer Interventions- oder Kontrollgruppe zugeordnet waren. Die Kinder, die an den

Frühförderprogrammen teilgenommen hatten, schnitten im kognitiven Bereich von Entwicklungstests im Alter von drei Jahren im Durchschnitt etwa sechs Punkte besser ab als die Vergleichsgruppen. Im motorischen Bereich fanden sich keine Unterschiede. Die positiven Effekte der Intervention waren im Schulalter jedoch nicht mehr festzustellen. Vanderveen et al. (2009) kamen in ihrer Übersichtsarbeit über 25 Studien ebenfalls zu dem Ergebnis, dass standardisierte Frühförderprogramme nur eine kurzfristige Förderung der kognitiven Entwicklung frühgeborener Kinder bewirken.

Ein wegweisender Befund zur Erklärung, dass Frühförderprogramme dieser Art allenfalls kurzfristige positive Effekte erzielen, entstand aus einer Reanalyse der Daten des IHDP, die Mahoney et al. (1998) vornahmen. Für mehr als 300 Kinder aus der Interventions- und Kontrollgruppe konnten Videoaufzeichnungen der Mutter-Kind-Interaktion im Spiel ausgewertet werden. Es zeigte sich, dass die Qualität der Mutter-Kind-Interaktion eine signifikante Vorhersage des Entwicklungsverlaufs der Kinder erlaubte. 28 % der Entwicklungsunterschiede im Alter von drei Jahren ließen sich in einer Regressionsanalyse durch Unterschiede in der mütterlichen Responsivität erklären, nur 4 % waren darauf zurückzuführen, ob die Kinder an dem Frühförderprogramm teilgenommen hatten oder nicht. Die Autoren zogen daraus den Schluss, dass die Förderung der mütterlichen Responsivität in der Interaktion mit ihren Kindern ein vielversprechender Ansatzpunkt für die Frühförderung unreif geborener Kinder nach der Entlassung aus der stationären Versorgung sei.

5.3.2 Wirksamkeit von interaktions- und familienorientierten Konzepten

Die Arbeitsgruppe von Landry et al. (2008) wählten einen anderen Weg. Ihnen ging es nicht um die Anleitung der Eltern zur Durchführung eines standardisierten Förderprogramms, sondern um die Förderung der Sensitivität und Responsivität der Eltern in der alltäglichen, spielerischen Interaktion. Das Programm wurde ebenfalls über Hausbesuche realisiert. Im ersten Lebensjahr (6. bis 10. Lebensmonat) umfasste es zehn solcher Hausbesuche, bei denen jeweils einzelne Beratungsziele ausgewählt und die Integration der Förderung in den Alltag besprochen wurden. Der intensive Beratungsdialog wurde mit der Kommentierung von Videoaufzeichnungen aus der Eltern-Kind-Interaktion unterstützt.

Die Evaluation erfolgte in einem randomisierten Kontrollgruppen-Design durch einen Vergleich des Spielverhaltens als Indikator der kognitiven Entwicklung und der Qualität der Eltern-Kind-Interaktion vor Beginn der Intervention, nach dem 5. Hausbesuch, zwei Wochen nach dem 10. Hausbesuch und drei Monate nach Abschluss der Intervention. Positive Fortschritte in der Kooperations- und Kommunikationsfähigkeit mit der Mutter und dem Untersucher zugunsten der Interventionsgruppe waren bereits zu sehen, als die Kinder etwa ein Jahr alt waren. Die Kinder zeigten komplexere Spielfähigkeiten. Die Fortschritte der Kinder korrelierten mit stabilen Veränderungen in der Qualität der mütterlichen Interaktionsmerkmale. Kontingente Responsivität, die Qualität des sprachlichen Inputs und der Förderung der kindlichen Aufmerksamkeit durch die Mütter erwiesen sich als signifikante Prädiktoren der Entwicklungsfortschritte. Einschränkend muss jedoch darauf hingewiesen werden, dass keine standardisierten Entwicklungstests verwendet wurden und es an einem längerfristigen Follow-up fehlt, um die Dauerhaftigkeit der Effekte zu beurteilen. In beiden Gruppen zeigte sich eine beträchtliche Variabilität in der Sensitivität und Responsivität der Mütter (Landry et al., 2006). Eine geringe soziale Unterstützung und eingeschränkte psychische Stabilität der Mütter war mit einer niedrigeren Responsivität in der Interaktion – wie erwartet – assoziiert. Die Mütter der Interventionsgruppe lernten jedoch im Laufe der Begleitung, Unterstützung im sozialen Umfeld zu mobilisieren. Dies trug offenbar – zusätzlich zur Unterstützung durch die Fachkräfte bei den Hausbesuchen – zu der günstigeren Entwicklung der Eltern-Kind-Interaktion bei.

Die Effektivität solcher interaktions- und familienorientierten Beratungskonzepte auf die Elternbelastung und die Qualität der Eltern-Kind-Interaktion bei frühgeborenen Kindern wurde in drei Metaanalysen von Brecht et al. (2012), Benzies et al. (2013) und Evans et al. (2014) sowie einer Übersichtsarbeit von van Wassenaer-Leemhuis et al. (2016) untersucht. In diesen Arbeiten wurden bis zu 18 Studien ausgewertet, die ein randomisiertes Kontrollgruppen-Design aufwiesen, und (meist in Verbindung mit der Beurteilung der kindlichen Entwicklung) die mütterliche Belastung, ängstliche und depressive Symptome, sowie die Sensitivität und Responsivität der Mütter im Umgang mit dem Kind als Outcome verwendeten. Insgesamt bezogen sich die Studien auf bis zu 2.000 Kindern in den Interventions- und Kontrollgruppen.

In sieben Studien ergab sich keine signifikante Reduzierung der Elternbelastung, wenn die Eltern lediglich eine Entwicklungsberatung oder Empfehlungen für kindorientierte Förderangebote erhalten hatten. Auch Programme, die sich auf die Förderung der Wahrnehmung der kindlichen Verhaltenssignale nach der Entlassung beschränkten, hatten keine nachhaltige Wirkung. So fanden Koldewijn et al. (2009) zwar bei 86 Kindern positive Effekte einer solchen Elternbeatung auf die kognitive, motorische und soziale Entwicklung sehr unreif geborener Kinder im Alter von sechs Monaten. Bei einer Nachuntersuchung unterschieden sich die kognitiven Fähigkeiten und die Häufigkeit von Verhaltensauffälligkeiten nicht von denen der Kontrollgruppe. Allerdings ließen sich in einigen Entwicklungsmerkmalen positive Effekte bei Kindern mit hohem biologischem Risiko auch im Alter von 2 und 4 Jahren erkennen. Kinder mit einer BPD oder extremer Unreife bei Geburt schnitten bei einigen Aufgaben zur Beurteilung ihrer exekutiven Funktionen und Verhaltensauffälligkeiten günstiger ab (Koldewijn et al., 2010; Verkerk et al.,

2012). Hinsichtlich der erlebten Elternbelastung unterschieden sich Interventions- und Kontrollgruppe zu keinem Zeitpunkt (Meijssen et al., 2011).

Die Autoren der Metaanalysen kommen zu dem Schluss, dass Konzepte zur Unterstützung frühgeborener Kinder und ihrer Eltern dann wirksam sind, wenn sie bereits auf der Station beginnen, durch Beratungen im Rahmen von Hausbesuchen nach der Entlassung fortgeführt werden und folgende Elemente enthalten:

- Unterstützung der Eltern bei der emotionalen Bewältigung der Herausforderungen,
- eine Beratung zu entwicklungsbezogenen Fragen,
- ein Fokus auf der Stärkung des elterlichen Zutrauens in ihre eigenen Fähigkeiten zur Entwicklungsförderung,
- Hilfen zur Reduzierung ihrer subjektiven Belastung,
- systematische Unterstützung bei der Wahrnehmung der Signale und Fähigkeiten des Kindes, der Interpretation seines Verhaltens und der Stärkung der elterlichen Responsivität.

Einige dieser erfolgreichen Konzepte sollen näher vorgestellt werden. Kaaresen et al. (2006) berichteten über ein Beratungskonzept („Mother-Infant Transaction Program“, MITP), bei dem die Mütter und Väter noch während der stationären Betreuung der Kinder die Gelegenheit erhielten, über ihre Erfahrungen und emotionalen Reaktionen zu sprechen. In acht Sitzungen vor und vier Sitzungen nach der Entlassung wurden sie dann in der Gestaltung entwicklungsförderlicher Interaktionen durch Kinderkrankenschwestern mit einer speziellen Fortbildung beraten. Diese sensibilisierten die Eltern für Stresssignale des Kindes und für Möglichkeiten, seine physiologische Stabilität und seine motorische Selbstregulation zu unterstützen, seine Signale für Aufmerksamkeit und Kontaktbereitschaft zu erkennen und soziale Interaktion zu initiieren.

In Nachuntersuchungen von 146 frühgeborenen Kindern und einer Kontrollgruppe reifgeborener Kinder im Alter von 1, 2 und 3 Jahren zeigten die Kinder der Interventionsgruppe weniger Regulationsprobleme und ihre Eltern mehr Responsivität in der Interaktion, eine positivere Wahrnehmung ihres Kindes, mehr Sicherheit in ihrem Erziehungsverhalten und – bei Müttern und Vätern gleichermaßen – eine geringere subjektive Belastung im „Parenting Stress Index“ als die Kontrollgruppe der Eltern frühgeborener Kinder, die nicht an dem Programm teilgenommen und nur die regional übliche medizinische Nachsorge erhalten hatten (vgl. Abbildung 19). In der kognitiven und motorischen Entwicklung fanden sich in beiden Gruppen allerdings nur geringe Unterschiede (Kaaresen et al., 2008).

Kyno et al. (2013) ergänzten diese Befunde um eine qualitative Studie, in der die Eltern von 25 Kindern nach ihren Erfahrungen gefragt wurden. Die Befragung fand statt, als die Kinder 3 Jahre alt waren. Die Eltern, die an der Intervention teilgenommen hatten, berichteten, dass die Informationen, Beratung und die emotionale Unterstützung, die sie dabei erhalten hatten, dazu beigetragen habe, dass

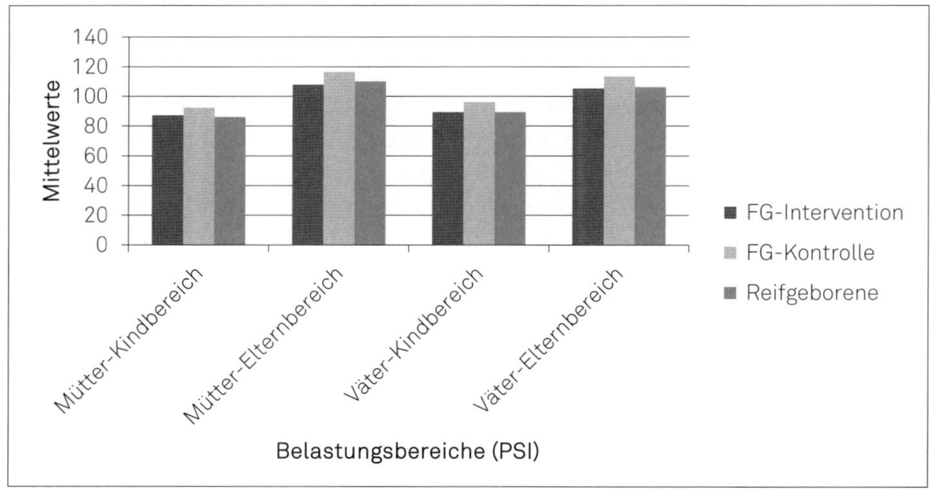

Abbildung 19: Mittelwerte im Parenting Stress Index im Alter von 12 Monaten bei Eltern nach Teilnahme am „Mother-Infant Transaction Program“ (n = 71/67/62; Kaaresen et al., 2006)

sie sich weniger belastet fühlten und mehr Zuversicht und Kompetenz im Umgang mit den Kind entwickelt haben.

Newnham et al. (2009) setzten das „Mother-Infant Transaction Program“ in Australien ein. Die Eltern-Kind-Interaktion und die elterliche Belastung wurden erhoben, als die Kinder drei und sechs Monate alt waren. Die Stichprobe umfasste 68 frühgeborene Kinder. Positive Effekte des Interventionsprogramms zeigten sich auf die Responsivität der Mütter, die Aufmerksamkeitsregulation der Kinder und die wechselseitige Abstimmung der Interaktion. Die Belastung in der Interaktion wurde von ihnen niedriger eingeschätzt, als die Kinder drei Monate alt waren. Mit 2 Jahren wurde die kommunikative Entwicklung der Kinder von den Müttern, die an dem Programm teilgenommen hatten, positiver eingeschätzt. In einer weiteren Untersuchung, in der 123 sehr früh geborene Kinder im Alter von sechs Monaten nachuntersucht wurden, bestätigten sich die positiven Effekte auf die Sensibilität der Mütter in der Eltern-Kind-Interaktion und die Kommunikationsbereitschaft der Kinder.

Signifikante Effekte eines interaktions- und familienorientierten Konzepts ergaben sich gleichfalls in einer Studie von Spittle et al. (2010). Die Beratung richtete sich auf die Möglichkeiten der Eltern, die posturale Kontrolle und Mobilität der Kinder zu fördern und sie bei der Regulation von Aufmerksamkeit und Affekten im gemeinsamen Spiel zu unterstützen. Sie umfasste neun Hausbesuche durch eine Physiotherapeutin und einen Psychologen im Laufe des ersten Lebensjahres nach der Entlassung. Die Evaluation erfolgte in einer Stichprobe von 120 Familien, davon 61 mit sehr unreif geborenen Kindern. Nach einem Jahr zeigten die

Mütter weniger depressive und ängstliche Symptome und die Kinder seltener Regulationsprobleme im Vergleich zu einer Kontrollgruppe.

In einer Nachuntersuchung im Alter von 2 und 4 Jahren erwiesen sich die positiven Effekte zugunsten der Interventionsgruppe als stabil. Die Kinder wiesen einen etwas günstigeren Verlauf der kognitiven und motorischen Entwicklung auf, die Mütter äußerten weniger ängstliche und depressive Symptome. Bis zu diesem Alter zeigten sich auch positive Effekte auf die sozial-emotionale Entwicklung; die Kinder in der Interventionsgruppe wiesen weniger Verhaltensauffälligkeiten auf. Dieser Unterschied ließ sich jedoch im Alter von 8 Jahren nicht mehr nachweisen (Spencer-Smith et al., 2012; Spittle et al., 2016).

Allerdings variierte die Wirksamkeit der Interventionen mit den sozialen und biologischen Risiken, unter denen die Kinder aufwuchsen. Spittle et al. (2018) prüften die Daten ihrer Studie nachträglich auf solche differenziellen Zusammenhänge. Positive Effekte auf die kognitive und sprachliche Entwicklung ließen sich – ähnlich wie im IHDP-Programm – nur bei Kindern aus Familien mit hohem sozialem Risiko nachweisen. Auch die positiven Effekte auf die sozial-emotionale Entwicklung der Kinder waren in dieser Gruppe tendenziell deutlicher. Die Reduzierung depressiver Symptome war dagegen in allen Familien – unabhängig von ihrem sozialen Hintergrund – deutlich zu erkennen.

Ravn et al. (2012) berichteten über den Einsatz des „Mother-Infant Transaction Program“ (MITP) bei Müttern von „späten Frühgeborenen“. Die Stichprobe umfasste 56 Mütter von Kindern mit einem durchschnittlichen Gestationsalter von 33 Wochen und eine Kontrollgruppe. Hier fanden sich zwar einen Monat nach der Entlassung positive Effekte auf Symptome einer postpartalen Depression in der Interventionsgruppe, im weiteren Verlauf bis zum Alter von 12 Monaten dann jedoch keine signifikanten Unterschiede mehr in der Elternbelastung („Parenting Stress Index“), in der mütterlichen Wahrnehmung der kindlichen Temperamentsmerkmale und in den vorsprachlichen kommunikativen Fähigkeiten der Kinder im Vergleich zur Kontrollgruppe.

Zwei neuere Studien kombinierten die interaktions- und beziehungsorientierte Unterstützung mit einer psychologischen Beratung der Eltern zum Umgang mit den potenziell traumatisierenden Erfahrungen der Frühgeburt. Borghini et al. (2014) berichteten über die Effekte einer Intervention, bei der eine Sensibilisierung der Eltern für die spezifischen Verhaltenssignale frühgeborener Kinder in den ersten Lebenswochen und eine Elternberatung auf der Basis des „Clinical Interview for Parents of High-Risk Infants“ zur Prävention von posttraumatischen Belastungssymptomen vor der Entlassung aus der stationären Behandlung mit einer Interaktionsberatung anhand von Aufzeichnungen des gemeinsamen Spiels von Eltern und Kind im Alter von vier Monaten miteinander kombiniert wurden. Es handelte sich um eine randomisierte Kontrollgruppenstudie mit 46 Kindern (mittleres Gestationsalter: 30 Wochen). Im Vergleich zur Kontrollgruppe ergaben sich signifikante Unterschiede in der Qualität der Eltern-Kind-Interaktion und den posttraumatischen Belastungssymptomen der Mütter. Als die Kinder vier Monate alt waren, zeigten die Mütter mehr Sensibilität in der Interaktion und die Kinder mehr kooperatives Verhalten. Posttraumatische Belastungssymptome nahmen in der Interventionsgruppe rascher ab und waren wesentlich geringer ausgeprägt, als die Kinder zwölf Monate alt waren.

Castel et al. (2016) erweiterten den Fokus ihres Interventionsprogramms auf die Förderung der Mutter-Vater-Kind-Interaktion. Ihr Beratungsangebot umfasste acht Hausbesuche durch einen Psychologen in den ersten vier Monaten nach Entlassung und nachfolgend monatliche Entwicklungsberatungen als Teil des Nachsorgeprogramms des Perinatalzentrums, bis die Kinder 18 Monate alt waren. Über Fragebögen wurde die Elternbelastung (Parenting Stress Index) sowie depressive und posttraumatische Belastungssymptome bei 65 Eltern der Interventions- und Kontrollgruppe erhoben. Während sich im Alter von drei Monaten noch keine Unterschiede in beiden Gruppen zeigten, berichteten die Eltern der Interventionsgruppe eine wesentlich geringere Belastung und weniger depressive, bzw. posttraumatische Belastungssymptome, als die Kinder 18 Monate alt waren. Die Kinder der Interventionsgruppe schnitten zudem in einem Entwicklungstest besser ab und zeigten weniger Symptome von Regulationsstörungen (Probleme beim Essen, Schlafen und emotionale Auffälligkeiten). Die Reduzierung der Elternbelastung war bei Müttern und Vätern gleichermaßen sehr deutlich zu erkennen. Er betrug im „Parenting Stress Index“ bis zu 16 Punkten; in diesem Verfahren unterschieden sich die Belastungswerte nicht mehr von den Durchschnittswerten einer weiteren Kontrollgruppe von Eltern reifgeborener Kinder.

Diese Evaluationsergebnisse sprechen dafür, dass beziehungs- und familienorientierte Interventionen die elterliche Belastung wirksam reduzieren und über die Unterstützung der Eltern-Kind-Interaktion zu einer günstigeren kognitiven und sozialemotionalen Entwicklung der Kinder beitragen können. Bei Kindern mit geringem biologischem Risiko sind sie jedoch nur dann angezeigt, wenn die Entwicklung der Kinder zusätzlich durch soziale Belastungen in der Familie gefährdet ist.

5.4 Umgang mit Regulationsstörungen als Beratungsaufgabe

5.4.1 Regulationsstörungen im frühen Kindesalter

Reifungsbedingte Probleme in der sensorischen Erregbarkeit, der Regulation von Affekten und Aufmerksamkeit sowie der zentralen Steuerung der Koordination motorischer Reaktionen stellen Erschwernisse für die Entwicklung harmonischer Interaktions- und Beziehungsformen zwischen dem frühgeborenen Baby und seinen Eltern dar. Im ersten Lebensjahr können sich diese Probleme als extreme Irritierbarkeit, die sich in exzessivem Schreien äußert, Schlaf- und Fütterstörungen manifestieren. Sie werden als Regulationsstörungen im frühen Kindesalter zusammengefasst. Im zweiten Lebensjahr werden Trennungsängste, Unselbstständigkeit, Kooperationsabwehr mit Wutanfällen und extreme motorische Unruhe den Problemen der kindlichen Verhaltensregulation im Kontext der Eltern-Kind-Beziehung zugeordnet. Der Schweregrad einer Regulationsstörung bemisst sich nach ihrer Dauer (Persistenz), der Anzahl dysregulierter Interaktionsbereiche (Pervasivität) und dem Ausmaß der damit verbundenen Belastung der Eltern-Kind-Beziehung.

Es handelt sich bei Regulationsstörungen nicht um Entwicklungsstörungen der Kinder im engeren Sinne, sondern um belastende Symptome, die in Wechselwirkung zwischen kindlichen Selbstregulationsproblemen und mangelnder Passung der elterlichen Co-Regulation entstehen. Grundsätzlich sind Schreien, Weinen, Nörgeln, gelegentliche Schwierigkeiten beim Füttern, Ablehnung einzelner Speisen oder Ein- und Durchschlafprobleme normale Phänomene der kindlichen Entwicklung. Exzessives Schreien, Fütterprobleme und/oder Schlafschwierigkeiten werden von etwa 25 % der Eltern berichtet und gehören somit zu den Varianten der normalen Entwicklung im ersten Lebensjahr (von Kries et al., 2006). Eine objektive Abgrenzung dieser Phänomene von Regulationsstörungen ist schwierig; ihre Behandlungsbedürftigkeit hängt primär davon ab, wie sehr sich die Eltern durch diese Probleme belastet und verunsichert fühlen.

Eine althergebrachte „Faustregel" definiert exzessives Schreien als Anfälle von Schreien, Irritierbarkeit oder Nörgeln, die länger als drei Stunden am Tag dauern, an mehr als drei Tagen in der Woche auftreten und seit mehr als drei Wochen angedauert haben. Häufigkeit und Dauer solcher Phasen der Unruhe und Irritierbarkeit lassen sich in der Praxis durch ein einfaches Tagesprotokoll abschätzen, in das die Eltern in Einheiten von jeweils 15 Minuten eintragen, ob das Kind wach und aufmerksam war, quengelig und irritierbar, geschrien oder geschlafen hat. Ein Fütterproblem lässt sich daran erkennen, dass jede Mahlzeit mehr als 30 Minuten in Anspruch nimmt und/oder das Intervall zwischen den Mahlzeiten weniger als zwei Stunden beträgt. Von einer Ein- oder Durchschlafstörung lässt sich sprechen, wenn ein Kind länger als 30 Minuten zum Einschlafen benötigt oder in der Nacht mehrfach erwacht und nicht ohne Hilfen des Erwachsenen wieder in den Schlaf findet. Von einer Ein- und Durchschlafstörung nach diesen Kriterien sollte angesichts der normalen Entwicklung des Schlaf-Wach-Rhythmus von Säuglingen allerdings erst ab dem zweiten Lebensjahr gesprochen werden.

Bei extremer Irritierbarkeit, exzessivem Schreien, Schlaf- oder Fütterproblemen sind die intuitiven Kompetenzen zur Interaktionsgestaltung und die Bewältigungskräfte der Eltern in besonderer Weise gefordert. Wenn die Co-Regulation des Kindes nicht ausreichend gelingt, besteht die Gefahr, dass sich dysfunktionale

Interaktionsmuster ausbilden, die zur Eskalation und Aufrechterhaltung der Regulationsproblematik beitragen. Sie erklären, dass sich frühe Regulationsprobleme in vielen Fällen zu belastenden emotionalen und sozialen Verhaltensauffälligkeiten verfestigen.

Exzessives Schreien verunsichert die Eltern verständlicherweise sehr. Sie versuchen, das Baby durch vermehrtes Umhertragen, kontinuierliche vestibuläre Stimulation durch Schaukeln und Wiegen oder häufig wechselnde Ablenkungsversuche zu beruhigen, wenn es bereits überreizt oder übermüdet ist. Wenn Kinder nicht auf Beruhigungshilfen der Eltern ansprechen und in einen Zustand chronischer Übermüdung oder Überreizung geraten, kann dies zu Versagensängsten, Erschöpfung und Gefühlen der Frustration und Depression bei den Eltern führen. Im Zusammenwirken mit weiteren psychosozialen Risikofaktoren ist daher das Risiko für die Ausbildung von Regulationsstörungen in anderen Alltagsbereichen sowie sozial-emotionaler Auffälligkeiten erhöht (Papousek et al., 2004).

In einer Befragung von 61 Müttern, die sich mit ihrem Kind an eine Spezialsprechstunde („Münchener Sprechstunde für Schreibabys") wandten, zeigte sich ihre Belastung deutlich. Die Mütter beschrieben sich häufiger als deprimiert, erschöpft, frustriert oder ängstlich, hatten weniger Zutrauen zu ihren erzieherischen Fähigkeiten, fühlten sich öfter isoliert und hatten mehr Konflikte mit dem Partner oder den eigenen Eltern als eine Vergleichsgruppe (Papousek & von Hofacker, 1998). Wurmser et al. (2004) führten eine Nachuntersuchung bei 60 Kindern durch, die in dieser Spezialsprechstunde in der Mehrzahl wegen exzessivem Schreien vorgestellt worden waren. Im Alter von 30 Monaten wurden diese Kinder von ihren Eltern immer noch als „schwieriger", „unruhiger" und „hartnäckiger" wahrgenommen als die Kinder einer Kontrollgruppe. In einem Verhaltensfragebogen beschrieben die Eltern mehr Symptome von aggressivem, ängstlichem oder zurückgezogenem Verhalten sowie mehr Schlafstörungen.

Die Verfestigung von Schlafstörungen lässt sich ebenfalls als Ergebnis einer Wechselwirkung aus mangelndem Einüben der Selbstregulation des Kindes und Fehlschlägen der elterlichen Unterstützungsversuche verstehen. Wenn Eltern unsicher sind im Erkennen kindlicher Müdigkeitssignale und darauf verzichten, den Tagesablauf und die Bedingungen für das Einschlafen klar zu strukturieren, entstehen ungünstige Interaktionsmuster. Die Eltern bleiben bemüht, die Kinder bei jedem Aufwachen prompt zu beruhigen, und nehmen ihnen so die Möglichkeit, allein (z. B. mithilfe des Daumens, eines Schnullers oder eines Schmusetiers) einschlafen zu lernen. Dies führt zu zunehmender depressiver Erschöpfung und Zweifeln an der eigenen erzieherischen Kompetenz (Sarimski, 1993). Das erklärt, dass auch persistierende Schlafstörungen häufig mit internalisierenden und externalisierenden Verhaltensauffälligkeiten assoziiert sind (Reid et al., 2009).

Auch Fütter- und Gedeihstörungen im ersten Lebensjahr zeigen eine beträchtliche Persistenz und können zu einer erheblichen Belastung der Eltern-Kind-Beziehung führen. Hagekull et al. (1997) ermittelten in einer schwedischen Untersuchung eine Auftretensrate von ca. 25 % von Fütterproblemen mit Nahrungsabwehr in den ersten beiden Lebensjahren. Unter 115 Kindern, die sie über längere Zeit begleiteten, hatte die Hälfte der Kinder, die im Alter von zehn Monaten ausgeprägte Fütterschwierigkeiten bereiteten, auch mit zwei Jahren Probleme beim Essen. Dabei erwies sich die mütterliche Sensibilität in der Füttersituation als signifikanter Prädiktor, ob die Schwierigkeiten über diesen Zeitraum andauerten. Persistierende Fütter- und Essstörungen sind häufig mit hyperaktiven oder ängstlich-depressiven Verhaltensauffälligkeiten und depressiven sowie ängstlichen Symptomen seitens der Mütter assoziiert (McDermott et al., 2008).

Mütter von Kindern mit Essstörungen setzen während der Mahlzeiten mehr negative Aufforderungen und bedrängende Äußerungen ein (Lindberg et al., 1996). Je mehr negativ kontrollierende Verhaltensweisen die Eltern zeigen, umso ausgeprägter ist das oppositionelle Verhalten oder Ausweichen der Kinder. Eine ungewollte Bekräftigung problematischen Essverhaltens geschieht z. B. dann, wenn die Eltern die Mahlzeit frühzeitig beenden, ersatzweise etwas anbieten, was das Kind gern mag, oder dem Kind vermehrt Aufmerksamkeit schenken, wenn es das Essen verweigert (Sanders et al., 1993). Erzwungenes Füttern („forced feeding"), elterliche Ängstlichkeit während der Mahlzeiten, vermehrte Aufmerksamkeitszuwendung für abwehrende Verhaltensweisen oder resignierter Abbruch der Mahlzeit bei Weinen, Wegwerfen von Essen, Ausspucken, Kopfwegdrehen, Zähne zusammenbeißen oder selbstinduziertem Erbrechen können so zu einem Circulus vitiosus aus Abwehrverhalten und wachsender Unsicherheit der Eltern führen.

5.4.2 Regulationsstörungen bei frühgeborenen Kindern

Die Beschreibungen der Zusammenhänge und Auswirkungen von frühen Regulationsstörungen legen es nahe, dass bei frühgeborenen Kindern ein erhöhtes Risiko besteht, dass sich ausgeprägte Irritierbarkeit, exzessives Schreien, Schlafprobleme und Fütterstörungen verfestigen, weil die kompensatorischen elterlichen Bewältigungskräfte durch die stationäre Betreuungszeit und Schwierigkeiten bei der Gestaltung ausgeglichener Interaktionsmuster im Alltag erschöpft sind. Ein Fallbeispiel illustriert die Zusammenhänge.

Fallbeispiel: Eltern von Anton

Anton wird in der 28. SSW mit einem Geburtsgewicht von 750 g geboren. Es ist das erste lebendgeborene Kind nach mehreren glücklos verlaufenen Schwangerschaften. Beide Eltern wünschten sich nach mehrjähriger Ehe und intensivem beruflichen Engagement sehr ein Kind. In der ersten und zweiten Woche nach der Geburt des Jungen findet je ein Beratungsgespräch mit der Mutter statt. Sie weiß, dass es Anton trotz seiner extremen Unreife relativ gut geht, glaubt ihn gut aufgehoben und hat Vertrauen zu Schwestern und Ärzten gefasst. Im Belastungsfragebogen zeigen ihre Angaben jedoch, dass sie der Anblick des Kindes und die belastenden Maßnahmen, die das Kind aushalten muss, sowie das Gefühl der eigenen Ohnmacht und Hilflosigkeit sehr bedrückt.

Diese Gefühle sind für sie schwer auszuhalten, da sie – wie sich im Gespräch zeigt – bisher Herausforderungen und alle schwierigen Probleme in ihrem Leben aus eigener Kraft zu meistern vermochte. Auch jetzt formuliert sie sehr hohe Erwartungen an sich. Sie wolle Anton durch eine besonders liebevolle Beziehung seinen „schlechten Start" kompensieren helfen. Gleichzeitig hat sie große Zweifel, ob sie wirklich eine „so gute" Mutter wird sein können.

Bei einem dritten Termin nimmt der Vater die Gelegenheit wahr, alleine zu kommen. Er zeigt sich sehr besorgt, gesprächsbereit, setzt sich mit der Bedrohlichkeit der Frühgeburtlichkeit intensiv auseinander. Um sein inneres Gleichgewicht zu stabilisieren, bemüht er sich jedoch, sich auf die Gegenwart zu konzentrieren und möglichst an „Normalität" festzuhalten (z. B. den beruflichen Verpflichtungen gerecht zu werden).

Einige Wochen später kommt es zu einem vierten Beratungsgespräch, in dem die Mutter ihre Gefühle angesichts des wechselhaften körperlichen Zustandes von Anton in den vergangenen Wochen beschreibt und die Ängste ausspricht, die durch die recht negativen prognostischen Aussagen des Oberarztes entstanden seien. Sie hat Angst, dass Anton auch zu Hause noch zusätzlichen Sauerstoff brauchen könnte und ihre Mobilität damit sehr eingeschränkt wäre. Unvermittelt wechselt sie dann das Thema und spricht über ihre Konflikte mit der eigenen Mutter, die sie immer als bevormundend erlebt habe. Sie befürchtet, dass sie sich in die Erziehung einmischen wird und Anton verwöhnen könnte.

Vier Wochen nach der Entlassung (jetzt im korrigierten Alter von acht Wochen) kommen beide Eltern zur Beratung. Sie schildern sich als „kleine, glückliche, unendlich müde Familie". Eigentlich sei die Umstellung nach Hause recht gut gelungen. Belastend sind zeitweise heftige „Blähungen" und Schreizustände, lange Trinkzeiten und mehrfaches nächtliches Aufwachen. In den Folgewochen nimmt dies zu, er ist zunehmend schlechter zu beruhigen, muss zum Einschlafen auf dem Arm herumgetragen werden. Beim Füttern sei er oft abwehrend, sodass die Mutter es nach einiger Zeit abbreche, später wieder neu beginne. Er werde aber nie recht satt. In der Nacht wird er dreimal wach und trinkt jeweils eine Flasche. Beim Anziehen und Autofahren beginne er oft unvermittelt „hysterisch" zu schreien. Insgesamt hat die Mutter das Gefühl, bei jedem Ansatz zu Unruhe und Schreien „alles nicht mehr auszuhalten". Sie mache sich deshalb Vorwürfe, die sie oft über Nacht und bis zum nächsten Tag begleiten.

Vier Wochen später kommen wieder beide Eltern. Der Vater ist sehr besorgt, dass seine Frau die dauernde Anspannung nicht mehr ertragen könne, findet aber aus beruflichen Gründen keinen Weg, sie wirksamer zu entlasten. Füttern, Beruhigen, wenn er schreit, und ihn zum Schlafen zu bringen sind gleichermaßen schwierig. Es scheint kaum entspannte Spielzeiten miteinander zu geben. Wenn er gerade mal ruhig sei, versucht die Mutter, Hausarbeiten zu erledigen. Jedes Mal, wenn er auch nur ein bisschen zu quengeln beginne, werde sie innerlich wütend auf ihn. Nachts werde er drei- bis sechsmal wach und brauche die Flasche oder ihre Unterstützung zum Einschlafen. Sie erklärt sich bereit, ihren Tagesablauf stärker auf seine Bedürfnisse abzustimmen und ihm ungeteilte Aufmerksamkeit in seinen Wachphasen zu geben.

Als Anton neun Monate alt ist, hadert die Mutter weiterhin damit, dass er sich nicht von allein „anpasse“ und „zu einem normalen Baby werde, dem man auch mal etwas zumuten könne“. Sie entschließt sich nun, das abend- und nächtliche Schreien durch konsequentes Ignorieren mit entsprechenden Ritualen nach der Methode des „Checking“ zu verändern. Eine Woche nach dem Termin ruft sie erleichtert an und teilt mit, dass er seit vier Tagen rasch ein- und problemlos durchschlafe.

In der Bayerischen Entwicklungsstudie wurden mehr als 5.000 reif- und frühgeborene Kinder in Südbayern einbezogen. Schmid et al. (2011) befragten die Mütter zu exzessivem Schreien, Fütter- und Schlafproblemen sowie ihrer Kombination im Alter von korrigiert fünf Monaten. Insgesamt 30,7 % der Kinder wiesen mindestens ein Symptom von Regulationsstörungen auf. In den Regressionsanalysen erwie sich eine sehr unreife Geburt als signifikanter Prädiktor für die Ausbildung von Regulationsstörungen. Das Risiko für die Ausbildung einer Fütterstörung war um den Faktor 1,8, das Risiko für die Ausbildung einer Regulationsstörung mit Symptomen in allen drei Verhaltensbereichen um das zweifache erhöht. Außerdem trugen psychosoziale Risiken (z. B. Partnerschaftsprobleme, psychische Probleme von Familienmitgliedern oder finanzielle Probleme) in geringerem Maße zu einem erhöhten Risiko bei.

Ein erhöhtes Risiko für die Entwicklung von Regulationsstörungen lässt sich auch bei frühgeborenen Kindern nachweisen, die unter den günstigeren intensiv-medizinischen Bedingungen der letzten Jahre zur Welt kamen. Bilgin und Wolke (2016) untersuchten bei 73 sehr unreif geborenen Kindern und einer Kontrollgruppe von 105 reifgeborenen Kindern die Entwicklung von Regulationsstörungen im Alter von drei, sechs und 18 Monaten. Während sich im Alter von drei und sechs Monaten kaum Unterschiede zwischen beiden Gruppen fanden, wiesen die frühgeborenen Kinder im Alter von 18 Monaten signifikant mehr Schlaf- oder Essprobleme, bzw. kombinierte Regulationsstörungen auf. Die Rate war bei den isolierten Schlafstörungen um das 2,2-fache, bei den Fütterprobleme um das 1,4-fache und bei kombinierten Problemen um das 1,7-fache erhöht. Bei den frühgeborenen Kindern erwies sich eine Regulationsstörung im korrigierten Alter von drei Monaten bereits als signifikanter Prädiktor für die Ausprägung einer kombinierten Regulationsstörung im weiteren Verlauf.

Frühgeborene Kinder sind leichter irritierbar, rascher durch Umgebungsreize überfordert und in höherem Maße als reifgeborene Kinder auf eine sensible Unterstützung durch die Eltern bei der Entwicklung ihrer Fähigkeiten zur Selbstregulation angewiesen. Eben diese sensible Unterstützung kann den Eltern aufgrund ihrer eigenen psychischen Belastung schwerer fallen.

Schwichtenberg und Poehlmann (2009) analysierten das Schlafverhalten von 128 frühgeborenen Kindern in den ersten Monaten nach der Entlassung aus der Klinik. Sie beobachteten das mütterliche Verhalten in der Interaktion mit ihren Kindern im Spiel und erhoben depressive Symptome sowie soziale Belastungen. Kürzere Ruhephasen des Kindes tagsüber waren mit weniger sensiblem Interaktionsverhalten der Mütter, schlechteres Ein- und Durchschlafen in der Nacht mit angespannterem, negativerem Verhalten der Mütter in der Interaktion tagsüber assoziiert.

Auch persistierende Fütterprobleme sind aus einem Zusammenwirken biologischer Risiken und ungünstiger Muster in der Eltern-Kind-Interaktion zu erklären. Zunächst ist die orale Nahrungsaufnahme bei frühgeborenen Babys durch Probleme bei der Koordination der Atmung mit dem Saugen und Schlucken erschwert, sodass es in der ersten Phase während der stationären Versorgung häufiger zu Apnoen, Bradykardien und Sauerstoff-Unterversorgung kommen kann. Oral-motorische Koordinationsprobleme beim Mundschluss, Schlucken und der Kontrolle über Speichelfluss und Atmung können die Entwicklung entspannter Interaktionen beim Füttern auch nach der Entlassung nachhaltig beeinträchtigen. Sie zeigen sich insbesondere bei Kindern mit niedrigem Geburtsgewicht, die während der stationären Behandlung längere Zeit beatmet werden mussten oder bei denen der orale Nahrungsaufbau erst spät begonnen wurde (Burklow et al., 2002; Rommel et al., 2003).

Die Mütter reagieren auf Fütterprobleme mit kompensatorischen Strategien, die oft länger eingesetzt werden, als es den Bedürfnissen des Babys entspricht. Sie wirken auch einige Monate nach der Entlassung angespannter beim Füttern, sprechen die Babys beim Füttern häufiger an und suchen mehr Blickkontakt mit ihnen, als ob sie die häufigeren Pausen des Babys beim Trinken als Aufforderung zur Stimulation verstehen, was das rhythmische Saugen des Kindes ungewollt stören kann (Minde et al., 1985). Sie geraten zusätzlich unter Druck, wenn der Gewichtszunahme von dem Kinderarzt eine hohe Bedeutung beigemessen wird. Vielen Kinderärzten gilt ein „Aufholwachstum" als Indikator für eine günstige allgemeine Entwicklung. Solche Aussagen führen dazu, dass die Eltern glauben, eine bestimmte Kalorienmenge pro Tag erreichen zu müssen. Wenn das Kind sich schlecht füttern lässt oder Schwierigkeiten beim Saugen oder Schlucken hat, kann sich daraus ein „forciertes Füttern“ entwickeln, bei dem die Eltern die Hunger- und Sättigungssignale des Kindes nicht mehr beachten und gegen seinen Widerstand Essen zu geben versuchen.

Salvatori et al. (2015) beobachteten die Mutter-Kind-Interaktion bei 27 frühgeborenen Kindern und einer Kontrollgruppe im zweiten Lebensjahr. Die Interaktion mit den frühgeborenen Kindern in der Füttersituation war durch mehr Konflikte geprägt als bei reifgeborenen Kindern. Die Mütter zeigten mehr Ärger, Stress und kontrollierendes Verhalten; sie hatten weniger Freude am Füttern und unterstützten die Kinder weniger sensibel.

Bei frühgeborenen Kinder mit Störungen der Atemregulation und/oder BPD kann es als Folge von Schluckstörungen mit Aspiration zu einer chronischen Erkrankung der Luftwege und einem gastro-ösophagealen Reflux (GER) kommen, bei dem Nahrung in die Speiseröhre in Ruhespannung des Sphinkter zurückfließt. Dies ist in den ersten zwei Lebensjahren ein relativ häufiges, vorübergehendes Problem, behandlungsbedürftig ist es jedoch, wenn daraus eine Ösophagitis (säureinduzierte Entzündung der ösophagealen Schleimhäute) entsteht. Klinische Zeichen sind Abwehr gegen das Füttern, Überstrecken beim Füttern, Gewichtsverlust oder nicht erklärliche Irritabilität des Kindes. Diese Kinder sind beim Füttern in besonderem Maße empfindlich.

Eine besondere Empfindlichkeit des Kindes im oralen Bereich kann auch auf unangenehme Erfahrungen durch Intubation, Sondierung und häufiges Absaugen in den ersten Lebenswochen zurückzuführen sein. Chatoor et al. (1997) sprachen in diesem Fall von einer posttraumatischen Fütterstörung. Bei diesen Kindern kommt es bereits bei der Antizipation von Füttersituationen (z. B. beim Anblick des Stühlchens oder der Flasche) zu Angstreaktionen und Weinen, Schreien, Überstrecken, Würgen oder Ausweichen.

5.4.3 Beratung bei extremer Unruhe, Schlaf- oder Fütterproblemen

Die komplexen Zusammenhänge zwischen häufigem Schreien, nächtlichem Aufwachen, Selbstzweifeln und Depressivität der Mütter machen deutlich, dass eine Beratung zur Prävention von und Intervention bei extremer Unruhe, Schlaf- oder Fütterproblemen zu einem festen Bestandteil der Nachsorge von frühgeborenen Kindern gehören sollte. Die Beurteilung der Eltern-Kind-Beziehung (vgl. Kapitel 4) muss dazu ergänzt werden um eine detaillierte Aufzeichnung von Schlaf-, Wach- und Unruhezeiten über mehrere Tage sowie Verhaltensbeobachtungen in Belastungssituationen, wenn die Eltern das Kind zu beruhigen versuchen. Daneben müssen selbstverständlich atopisch-allergische Erkrankungen oder gastrointestionale Störungen durch den Kinderarzt differenzialdiagnostisch ausgeschlossen werden.

Kurzfristig ist es in der Beratung bei Regulationsstörung wichtig, Entlastung für die Mütter zu mobilisieren. Dies kann z. B. dadurch geschehen, dass der Vater, die Großeltern oder andere Verwandte regelmäßig einen gewissen Teil der Betreuung des Kindes übernehmen, sodass die Mutter wieder Energie mobilisieren kann. In einem zweiten Schritt geht es darum, in der Interaktionsberatung gezielt die Wahrnehmung für Gelegenheiten zu einer entspannten spielerischen Interaktion zu schärfen, sodass die ungünstigen Kreisläufe („Teufelskreise") unterbrochen werden, und bei Frühzeichen von Unruhe oder Überforderung des Kindes individuell passende Hilfen zu ritualisieren.

Bei leichteren Schrei- oder Schlafproblemen lässt sich oft eine Verbesserung durch einen regelmäßigen, konsistenen Einsatz dessen erreichen, was die meisten Eltern intuitiv bereits versucht haben. Dazu gehört die vestibuläre Stimulation durch Wiegen des Säuglings und häufiges Tragen und die orale Stimulation zur Beruhigung durch den Schnuller. Beruhigungshilfen sollten nicht erst dann angeboten werden, wenn die Erregung und Unruhe des Kindes bereits eskaliert ist. Günstige Momente müssen zuverlässig zu entspanntem Spiel und Zwiegespräch genutzt werden. Auf diese Weise wächst die Wahrscheinlichkeit wechselseitig befriedigender Eltern-Kind-Interaktionen, in denen das Baby die nötige regulatorische Unterstützung erfährt und die Eltern sich zunehmend erfolgreich im Einsatz ihrer intuitiven Verhaltensbereitschaften erleben.

Bei Einschlafproblemen kann eine Beratung zur Tagesstrukturierung hilfreich sein. Ein fester Tagesablauf, ein rechtzeitiges Ablegen zum Schlafen bei Zeichen von Müdigkeit, ein gleichbleibender Schlafplatz und eine ruhige Umgebung zum Einschlafen begünstigen das Ein- und Durchschlafen. Wenn sich das Kind daran gewöhnt, nur auf dem Arm der Erwachsenen oder in unmittelbarem Körperkontakt mit ihm einzuschlafen, ist es sinnvoll, den Eltern zu raten, nach der Methode des „Checking" vorzugehen. Dabei werden die Eltern gebeten, jeweils nur in festen Zeitabständen ins Kinderzimmer zu gehen, das Kind dort nicht aufzunehmen, sondern es mit ritualisierten Sätzen und kurzem Streicheln zu beruhigen. Die Zeitabstände werden dann allmählich verlängert, die Hilfen reduziert, bis das Kind allein eingeschlafen ist. Eine Metaanalyse zur Wirksamkeit solcher Interventionen belegt, dass auf diese Weise bei über 80 % der Kinder ab dem Ende des ersten Lebensjahres eine signifikante und stabile Verbesserung des Schlafs erreicht werden kann (Mindell et al., 2006). Allerdings fällt die Realisierung solcher Empfehlungen vielen ängstlichen oder erschöpften Eltern sehr schwer, die sich um die emotionale Geborgenheit der Kinder sorgen. Das gilt in besonderem Maße für Eltern frühgeborener Kinder.

Die kindlichen Entwicklungsaufgaben im Kontext der Ernährung sind vielfältig. Das Kind muss lernen, Übergänge zwischen den verschiedenen Nahrungsmitteln (Konsistenz, Geschmack, Textur) und Hilfsmitteln (z. B. Flasche, Löffel, Becher) zu tolerieren, seine mundmotorischen Fertigkeiten zu üben und Selbstständigkeit beim Essen mit den Händen und dem Löffel zu erlangen. Das bedeutet, dass Interventionen zur Unterstützung bei Fütterproblemen immer langfristig angelegt sein sollten, um die jeweils anstehenden Übergänge für frühgeborene Kinder und ihre Eltern zu erleichtern. Im Prinzip können diese „Meilensteine" von frühgeborenen Kindern im gleichen (korrigierten) Lebensalter bewältigt werden wie bei reifgeborenen Kindern; sie brauchen jedoch mehr Unterstützung durch die Eltern (Törölä et al., 2012).

Bei schwerwiegenden Fütterproblemen sollte die Diagnostik und Therapie interdisziplinär angelegt sein, d.h. in enger Kooperation von Kinderarzt, Logopädin oder Krankengymnastin mit einer Fortbildung nach dem Konzept von Bobath oder Castillo-Morales und Psychologe erfolgen. Eine medizinische Grunduntersuchung (v.a. auf gastro-intestinale Erkrankungen) ist obligatorisch, Spezialuntersuchungen sind nur im Einzelfall erforderlich, um neurologische Störungen beim Schluckvorgang durch eine Videofluoroscopie oder einen Reflux mit respiratorischen Problemen durch eine ph-Metrie auszuschließen.

Zur Diagnostik gehört dann eine differenzierte Exploration der Eltern zu frühen Fütterproblemen und der gegenwärtigen Ernährungssituation (vgl. Kasten). Fütterprotokolle helfen, Nahrungsmenge, - dauer sowie das jeweilige Verhalten des Kindes bei der Mahlzeit zu dokumentieren. Eine klinische Untersuchung umfasst die oral-motorischen Funktionen, Lippenschluss, Zungenbeweglichkeit, Stärke und Dauer des Saugens, Anatomie des harten und weichen Gaumens, orale Empfindlichkeit sowie laryngeale Funktion (Stimmstärke, Phonation, Husten).

Exploration zur Entwicklung von Fütterproblemen

- Stärke des Saugens im Neugeborenenalter,
- Reflux, Ermüdung, Cyanose, Apnoen oder Bardykardien beim Füttern,
- Gewichtszunahme in den ersten Lebensmonaten,
- Dauer der Sauerstoff-/Beatmungsnotwendigkeit und Sondierung,
- Art der jetzt akzeptierten Nahrung,
- Umfang und Zahl der Haupt- und Nebenmahlzeiten,
- Dauer des Fütterns, Position beim Füttern,
- Vorlieben für Nahrungsangebote und Abneigungen,
- Unterschiede im Fütterverhalten bei verschiedenen Positionen,
- bisherige Vorgehensweisen bei der Ablehnung der Nahrung.

Anschließend wird das Verhalten des Kindes beim Füttern durch die Mutter oder beide Eltern und ihre Interaktion miteinander beobachtet. Die Beobachtung sollte möglichst in einer dem Kind angenehmen Umgebung, mit den gewohnten Essutensilien und vertrauten Speisen erfolgen. Eine Videoaufzeichnung ist im Hinblick auf die Feindiagnostik von Abstimmungsproblemen sinnvoll und kann im Rahmen der Intervention später gemeinsam mit den Eltern besprochen werden.

Die Wahl des Vorgehens bei der Intervention hängt von der Art und Schwere der Fütterprobleme ab. Maßnahmen in den ersten Monaten nach der Entlassung des Kindes nach Hause beziehen sich auf eine angemessene Vorbereitung des Fütterns, Lagerungshilfen und Hilfen zur Verbesserung der oral-motorischen Kontrolle beim Saug- und Schluckvorgang. Alle Hilfen haben das Ziel, eine möglichst harmonische Füttersituation entstehen zu lassen, bei denen die Signale des Babys beachtet werden (Unterstützen durch Blickkontakt und Ansprache, ohne die Toleranz des Babys für soziale Reize in dieser Situation zu überfordern, Eingehen auf seine Signale, wann es trinken möchte und wann es eine Pause braucht). Schläfrige Babys müssen behutsam vor dem Füttern geweckt werden. Das Füttern sollte auf zwanzig, später dreißig Minuten begrenzt werden, um eine Erschöpfung des Babys zu vermeiden.

Frühgeborene mit schwachem Muskeltonus brauchen Lagerungshilfen, um eine günstige Beugehaltung einnehmen zu können und Überstrecken zu vermeiden. Bei schwachem oder dysrhythmischem Saugen können spezielle Sauger den Flüssigkeitslauf modulieren helfen, zusätzlich unterstützt durch sanften Druck an den Wangen und am Kinn, um den Lippenschluss zu erleichtern. Hypertone Muster mit Versteifung des Oberkörpers und des Nackens hemmen den Schluckvorgang und bewirken eine Retraktion der Lippen, die das Saugen erschwert. Auch ihnen kann durch spezielle Lagerung und „Handling" nach dem Bobath-Konzept entgegengewirkt werden. Ein früher Übergang zu Löffelangeboten erleichtert in vielen Fällen die Nahrungsaufnahme.

Zur Behandlung oraler Hypersensitivität haben sich Übungen aus dem Bobath- oder Castillo-Morales-Konzept bewährt, bei denen der Mundbereich durch Druck- und Vibrationsstimulation, Anregen des Saugens und der oralen Exploration von Gegenständen oder der eigenen Händchen desensibilisiert wird. Schwere oralmotorische Störungen bedürfen einer systematischen Behandlung durch eine erfahrene Physiotherapeutin oder Logopädin, um die Kontrolle des Kindes über Zungen- und Lippenbewegungen und den Speichelfluss zu verbessern (Manno et al., 2005).

Wenn es durch die Fütterprobleme bereits zu einer Beeinträchtigung der Beziehungsqualität gekommen ist, ist eine videogestützte Interaktionsberatung angezeigt. Bei der Betrachtung der Videoaufzeichnung gilt es, die Momente des Geschehens herauszugreifen, in denen die Eltern die Hunger- und Sättigungssignale des Kindes angemessen beachten und kooperatives Verhalten unterstützen. Auf diese Weise wird der Mutter bewusst, wie sie „mechanisches" Füttern oder resigniertes Abbrechen vermeiden, kooperatives Verhalten des Babys stärken, sein Bedürfnis nach Pausen, Aufstoßen oder Ende des Fütterns erkennen und ihre Anregung auf die Signale des Babys abstimmen kann. Entlastende Beratungsgespräche mit dem Ziel, eine zuversichtliche Haltung in Bezug auf Sättigung und Wachstum des Kindes zu fördern, sind bei Müttern frühgeborener Kinder besonders wichtig.

Persistierende Essprobleme sind vom Kampf um die Kontrolle über die Essenssituation gekennzeichnet. Bei Abwehrverhalten und Ausweichen des Kindes, nachdrücklichem Drängen der Mutter, Missachtung der kindlichen Autonomiebedürfnisse oder exzessiven Ablenkungen haben sich verhaltenstherapeutische Strategien zur Veränderung des Essverhaltens als wirksam erwiesen. Sie beruhen auf dem Prinzip differenzieller Aufmerksamkeit für kooperatives Essverhalten (z.B. Akzeptanz kleiner Mengen) und kurzzeitigem Entzug von Zuwendung bei abwehrenden Verhaltensweisen. Diese Strategie gibt den Mahlzeiten eine klare, für das Kind überschaubare Struktur und wirkt der Gefahr ungünstiger Wechselwirkungen aus elterlichem Zwang und kindlicher Abwehr entgegen. Bei Kindern mit gravierenden oral-motorischen Problemen ist eine Kombination von oral-motorischen Übungsbehandlungen und verhaltensmodifizierenden Strategien zu empfehlen (Kerwin, 1999; Manno et al., 2005).

Bei posttraumatisch bedingten Fütterstörungen ist ein anderes Vorgehen angezeigt, da die angstgetönte Abwehr gegen die Nahrung möglichen positiven Erfahrungen zunächst kaum Raum lässt. Das Kind wird in diesen Fällen nach einem abgesprochenen Plan schrittweise an neue, ursprünglich abgelehnte Speisen gewöhnt („systematische und graduelle Desensibilisierung"). Hier werden dem Kind häufig und für kurze Zeit kleine Mengen an Nahrung bis an die Schwelle erster angstgetönter Reaktionen angeboten und ohne Forcierung der Nahrungsaufnahme. Aversive oder unangenehme Erfahrungen müssen dabei unbedingt vermieden werden. Die Kinder dürfen anfangs im Spiel frei mit Lebensmitteln experimentieren. Eine Exposition von Nahrung unterschiedlicher Geschmacksrichtungen und Konsistenzen in der Nähe des Kindes außerhalb der Füttersituation unterstützt dann die autonome und angstfreie Annäherung des Kindes an Nahrungsmittel im Spiel und den allmählichen Abbau der kindlichen Abwehr.

Bei schweren posttraumatischen Fütterstörungen macht die Intensität der Behandlung und die Notwendigkeit, die Gewichtsentwicklung engmaschig kontrollieren zu lassen, in vielen Fällen eine Aufnahme von Mutter und Kind in einer stationären Behandlungseinrichtung (psychosomatische Station einer Kinderklinik oder Station eines Sozialpädiatrischen Zentrums) erforderlich. Dies ist für Eltern frühgeborener Kinder, die bereits viele Wochen in einer Klinik verbracht haben, oft nur schweren Herzens zu akzeptieren. Auch in diesem Setting ist es wichtig, die Interventionen nicht im Sinne einer Anleitung allein auf die Steigerung der Effektivität des Fütterns auszurichten. Beziehungsqualität, eigene biografische Belastungen der Mutter, der Wunsch, „am Kind alles wiedergutzumachen", die Auswirkungen der Fütterstörung auf die Partnerbeziehung und das mütterliche Selbstvertrauen müssen thematisiert werden, damit die Fütterprobleme nicht zu einem die ganze Kindheit überschattenden und das Familiensystem terrorisierenden Problem wird. In einer respektvollen und vertrauensvollen Beziehung von Eltern und Behandlungsteam kann erreicht werden, dass auch schwere Fütterstörungen aufgelöst und langfristige Störungen der Beziehungsentwicklung vermieden werden.

6 Familien unter besonderer Belastung

Vielen Eltern frühgeborener Kinder gelingt es, einige Zeit nach der Entlassung des Babys ihr emotionales Gleichgewicht wiederzufinden und die alltägliche Beziehung zu ihrem Kind ausgeglichen und harmonisch zu gestalten. Psychologische Beratung unterstützt die Eltern bei der Suche nach ihrem eigenen Weg. Wenn die Pflege und Versorgung des Babys besonders aufwendig ist und sie apparativer Hilfen bedürfen, ihre Fähigkeit, Beziehungen zu entwickeln und schwierige Situationen zu meistern, durch eigene psychische Erkrankungen oder durch die ungelöste Trauer über die Mitteilung einer (drohenden) schweren Behinderung des Kindes oder den unglücklichen Verlauf einer früheren Schwangerschaft beeinträchtigt ist, stehen die Familien jedoch unter einer besonderen Belastung.

6.1 Betreuung von Kindern mit technischen Hilfen

Die Fortschritte der Neonatologie haben die Überlebenschancen auch sehr unreif geborener Kinder entscheidend verbessert. Allerdings entwickeln einige dieser Kinder schwere körperliche Entwicklungsstörungen, bleiben pflegebedürftig und auf medizinische Apparate angewiesen, um die vitalen Körperfunktionen zu ersetzen. Während dies früher in vielen Fällen mit extrem langen Klinikaufenthalten verbunden war, erlaubt es der medizintechnische Fortschritt heute, auch diese Gruppe von Kindern relativ früh nach Hause zu entlassen, obgleich sie weiterhin „Technologie-abhängig" sind. Dazu gehören Kinder, die auf ein Beatmungs- oder mobiles Sauerstoffgerät, eine Luftröhrenkanüle nach Tracheostoma, die Ernährung über die Magen- oder Nasensonde oder kardio-respirative Monitorüberwachung angewiesen sind. Angaben über die Zahl dieser Kinder sind nicht bekannt. Sie nimmt aber angesichts der verbesserten Überlebenschancen schwer bedrohter Kinder wohl zu. Die Belastung der betroffenen Eltern ist hoch.

Fallbeispiel: Niklas

Niklas ist ein ehemals frühgeborenes Kind, das in der 28. Schwangerschaftswoche mit einem Geburtsgewicht von 580 g zur Welt kam. Es kam zu einem schweren Atemnotsyndrom mit maschineller Beatmung über 19 Tage sowie einer Frühgeborenen-Retinopathie, Hirnblutung II. Grades und schließlich

Bronchopulmonaler Dysplasie mit beginnendem Cor pulmonale. Wegen verschiedener Infekte und weiteren Komplikationen wurde er erst nach sieben Monaten entlassen.

Nach der Entlassung blieb er schwierig zu füttern und infektanfällig. Er brauchte noch ein Jahr lang zusätzlichen Sauerstoff. Trotz einer stundenweisen Mitbetreuung durch ambulante Kinderkrankenschwestern fühlten sich die Eltern alleingelassen und mussten mit allen Problemen alleine fertig werden. Die Beziehung zueinander und zu Niklas sei sehr eng geworden, es bliebe aber kaum entspannte Zeit, denn auch nach eineinhalb Jahren sei die Füttersituation noch sehr schwierig. Löffelmahlzeiten werden nur bei feinpürierter Kost und großer Ablenkung toleriert, die Essensmengen sind so klein, dass die Mutter alle zweieinhalb Stunden füttern zu müssen glaubt. Tagsüber kommt Niklas in der Regel zwar ohne zusätzlichen Sauerstoff aus, der mobile Apparat steht aber beim Essen bereit und begleitet ihn bei allen Aktivitäten außerhalb des Hauses. Darüber hinaus wird ein krankengymnastisches Programm aus Elementen der Vojta- und Bobath-Therapie umzusetzen versucht mit täglichen, zeitlich ausgedehnten Übungen, und es stehen Termine bei der pädagogischen Frühförderstelle an.

6.1.1 Beatmung und Monitorüberwachung

Die Bronchopulmonale Dysplasie (BPD) ist eine Erkrankung, die bei frühgeborenen Babys nach langer Beatmungszeit auftreten kann. Die Beatmung kann in den ersten Lebenstagen erforderlich sein aufgrund eines Atemnot-Syndroms oder aufgrund wiederkehrender Apnoen (wenn das unreife Gehirn noch nicht in der Lage ist, die Atmung zuverlässig zu steuern). Beides bessert sich mit zunehmender Reifung. Bei einer Teilgruppe von Kindern entwickelt sich allerdings eine Bronchopulmonale Dysplasie, bei der die Lunge versteift und in Röntgenaufnahmen spezifische Veränderungen aufweist, die ihre Funktion dauerhaft beeinträchtigen (Beatmungslunge). Wenn ein Kind länger als vier Wochen oder jenseits der 36. Schwangerschaftswoche noch beatmet werden muss, spricht man von einer „chronischen Lungenerkrankung" oder BPD.

Besonders gefährdet sind die sehr unreifen Babys, weil ihre empfindlichen Lungen leichter von der unausweichlichen mechanischen Belastung durch die Beatmung geschädigt werden. Diese Belastung kann durch die modernen Beatmungsgeräte vermindert werden, indem der Beatmungsdruck an die Bedürfnisse des Kindes besser angepasst wird als früher. Die Entwicklung einer BPD ist aber auch heute nicht gänzlich zu verhindern. Der Bundesverband „Das frühgeborene Kind" e.V. hat auch für die Weiterbetreuung dieser Kinder ein Informationsheft unter dem Titel „Frühgeborene spezial – Bronchopulmonale Dysplasie" herausgegeben.

In der Regel gelingt der Prozess des Ausblendens der Beatmung bis zur Entlassung. Wenn die Erholung sehr langsam voranschreitet, kann es jedoch auch sein, dass das Kind mit zusätzlichem Sauerstoffbedarf entlassen wird. Das geschieht für gewöhnlich mit einem Gerät, bei dem über einen kleinen Schlauch Sauerstoff in die Nasenlöcher eingeführt werden kann. Dazu erhalten die Eltern tragbare Sauerstofftanks oder Flüssigsauerstoffbehälter, die in mehrwöchigen Abständen wieder aufgefüllt werden müssen. Die Sauerstoffzufuhr erfolgt kontinuierlich oder in Abhängigkeit von Belastungszeichen (Veränderungen der Hautfarbe, Atembeschwerden, Ernährungsprobleme, allgemeine Irritabilität, Müdigkeit oder Lustlosigkeit).

Mit der Entlassung von Kindern mit solchen apparativen Beatmungshilfen sind besondere Anforderungen (vgl. Kasten) verbunden. Babys mit einer Bronchopulmonalen Dysplasie verlangsamen ihr Schlucktempo, um Sauerstoff-Sättigungsabfälle zu vermeiden. Sie haben häufig oralmotorische Störungen oder einen Reflux; ihr Appetit kann als Nebenwirkung der Medikamente gering sein (Louch, 1993). Das Risiko für die Verfestigung von Fütterstörungen ist hoch.

Anforderungen beim Einsatz von Beatmungshilfen

- Schutz der Sauerstoffbehälter vor offenem Feuer.
- Verzicht auf Rauchen.
- Zuverlässige Hautpflege an den Klebestellen, an denen der Schlauch angepflastert ist.
- Ernährung der Kinder mit um 25 bis 50 % erhöhter Kalorienmenge zum Ausgleich des erhöhten Energieverbrauchs.
- Evtl. nächtliches Zufüttern über die Sonde.

Wenn Atmung und Kreislauf von Kindern mit solchen technischen Geräten überwacht werden müssen, bedeutet das verständlicherweise eine Verunsicherung für die Eltern und damit ein erhöhtes Risiko für Schlafstörungen, allgemeine Irritierbarkeit und spätere Beziehungsprobleme wie Kooperationsabwehr, Unselbstständigkeit und Trennungsängste. Zwei Eltern berichten:

Beispiele:

- Mein Kind war extrem instabil (dauernde Monitoralarme nachts), stark verschleimt, besonders infektanfällig, sehr schwach und unruhig. Er hat viel geschrien und die Umgebung wenig wahrgenommen. Sondenernährung und häufiges Erbrechen machten die Pflege sehr aufwendig. Hilfe hatten wir im Haushalt durch Verwandte, Freunde und Familienhilfe. Durch den „Bunten Kreis“ hatten mein Mann und ich auch einige Stunden Freizeit. Nicht hilfreich war, dass Therapie-Hausbesuche nicht möglich waren – und wie die dörflichen Mitbewohner reagierten.

- Mein Kind war sehr ruhig, er hatte nicht viele Möglichkeiten. Er wurde Tag und Nacht überwacht. Außerdem war er sehr schwach. Er hatte Sauerstoff, wurde ständig abgesaugt, war fast immer in seinem Bett. Unterstützung habe ich von meiner Nachbarin erlebt, sie ging für mich einkaufen und setzte sich auch mal zu meinem Kind, wenn ich dringend wegmusste. Nicht hilfreich war, wenn man ständig davon sprach, was mein Sohn alles nicht kann. Hilfe und Beistand hätte ich mir von meinem Partner gewünscht, der aber seinen Sohn so nicht akzeptieren kann.

Bei einem kleinen Teil der Kinder mit BPD muss eine Trachealkanüle gelegt werden, um eine stabile Luftzufuhr durch einen Schlauch zu sichern, der direkt in die Luftröhre eingeführt wird. Dies kann erforderlich sein, wenn es z. B. nach langer Beatmungsdauer zu einer Luftröhrenstenose kommt. Ein solcher Eingriff kann jedoch auch aus anderen Gründen erforderlich sein, z. B. bei angeborenen Fehlbildungen der Atemwege, des Herzens oder neuromuskulären Störungen, die eine normale Sekretlösung unmöglich machen. 25 bis 50 % der Tracheostomien erfolgen aufgrund einer BPD (Bleile, 1993). Etwa die Hälfte der Kinder mit einer Tracheostomie sind ehemals frühgeborene Kinder (Singer et al., 1989).

Eine besondere Belastung für die Eltern bedeutet in diesen Fällen das regelmäßige maschinelle Absaugen des Sekrets. Dies geschieht über Einführen eines Katheters unter sterilen Bedingungen. Das Absaugen muss regelmäßig vor dem Essen und vor und nach dem Schlafen erfolgen, darüber hinaus bei Bedarf, wenn sich durch gurgelnde Atmung oder Husten eine Verschleimung andeutet. Infektionen, Schädigungen der Luftwege und Hautreizungen können auftreten. Es besteht ein zusätzliches Risiko für die Entwicklung von posttraumatischen Fütter- und Essstörungen als Folge von Aspirationserfahrungen, gastro-ösophagealem Reflux oder aversiven oral-motorischen Erfahrungen beim Absaugen, Kanülen- oder Sondenwechsel.

Die Entwicklungsprognose von Kindern mit einer Tracheostomie hängt wesentlich von dem zugrunde liegenden Entwicklungsrisiko ab, z. B. dem Ausmaß der Unreife bei Geburt. In einer Verlaufsstudie an 65 Kindern mit Tracheostomie bis zum Alter von durchschnittlich 5½ Jahren erwiesen sich 49 % als altersgemäß in ihren intellektuellen Fähigkeiten, 6 % waren leicht und 45 % schwer behindert. Bei letzteren lagen in den meisten Fällen Anfallsleiden und Asphyxien neben der Frühgeburtlichkeit vor (Singer et al., 1989). Es fanden sich gehäuft soziale Verhaltensprobleme als Reaktion auf die vielfältigen Belastungserfahrungen der Kinder (unangenehme medizinische Prozeduren, häufige erneute Krankenhausaufenthalte, Einschränkungen der sozialen Erfahrungs- und Kontaktmöglichkeiten zu anderen Kindern). Die Eltern sind von Anfang an angespannter, auf die Bewältigung der medizinischen Schwierigkeiten und körperlichen Krisen fokussiert und im Umgang mit dem Baby unsicher.

Auch wenn keine apparative Hilfe bei der Pflege durch Sauerstoffgerät, Ernährungssonde, Trachealkanüle oder Absauggerät erforderlich und die Atem- und Kreislauffunktionen lediglich durch einen Monitor überwacht werden, an den das Kind (zumindest im Schlaf) angeschlossen wird, bedeutet das vermehrte Sorgen und Einschränkungen im Familienleben. Lyman et al. (1985) berichteten eine signifikant höhere allgemeine Ängstlichkeit der Mütter und ein starkes Bedürfnis, die Situation unter eigener Kontrolle zu halten. 67 % klagten über häufige Fehlalarme, 85 % über eigene Schlafprobleme, weil sie das Kind nicht aus den Augen lassen möchten, 80 % über Einschränkungen ihres sozialen Lebens, 47 % über Einschränkungen ihrer sexuellen Aktivität, mehr als 50 % über chronische Sorge um das Kind und Erschöpfung.

Hier kann auch nochmals auf die Schilderung der Mutter von Anna verwiesen werden (vgl. Seite 3) und deren Erfahrungen mit der Monitorüberwachung.

6.1.2 Emotionale Anpassung der Eltern an die besonderen Anforderungen

Viele Eltern empfinden die Perspektive einer Entlassung des Babys mit apparativen Hilfen als zwiespältig. Einerseits erlaubt sie es ihnen, die Pflege der Kinder zu Hause zu übernehmen und das Kind selbst zu versorgen. Es erspart ihnen die zeitlichen und finanziellen Belastungen ständiger Klinikbesuche. Sie wissen, dass die familiäre Betreuung für die Kinder eine wesentliche Verbesserung ihrer Lebensqualität und Entwicklungsumgebung bedeutet. Andererseits stellt die Anpassung des Familienlebens an die Bedürfnisse des chronisch kranken Kindes und die Realisierung der apparategestützten Pflege durch die Eltern eine besondere Herausforderung dar (Kirk, 1998). Sie müssen ihre Außenaktivitäten sehr reduzieren, weil die Apparate den Transport des Kindes erschweren. Auch ein Babysitter für ein Kind mit so speziellen Bedürfnissen ist schwer zu finden. Zudem haben die Eltern verständlicherweise große Angst davor, ihr Kind in die Hände fremder Menschen zu geben, sodass sie nur professionelle Betreuer (Kinderkrankenschwestern) in Erwägung ziehen. Familienentlastende Hilfen durch Pflegedienste sind in vielen Fällen unerlässlich, um die besonderen Anforderungen zu bewältigen.

Ratcliffe et al. (2002) fassten die Eindrücke aus Interviews mit Eltern aus Familien, in denen medizinisch fragile Kinder mit schweren und chronischen gesundheitlichen Beeinträchtigungen aufwachsen, in vier Kernbereiche zusammen: Rollenkonflikte in der Zusammenarbeit mit Ärzten und Pflegekräften (Elternrolle vs. Rolle als Pflegekraft), finanzielle Belastungen (z. B. durch die häufigen Termine in Kliniken, Zuzahlungen bei der Anschaffung von Hilfsmitteln, Kosten für Pflegemittel), körperliche Belastungen durch die täglichen Anforderungen von Pflege und Versorgung des Kindes sowie Abhängigkeit und soziale Isolation durch Einschränkungen der sozialen Teilhabe am normalen Arbeitsleben, die durch die besonderen Pflegebedürfnisse des Kindes bedingt sind (vgl. Kasten).

Belastungen von Eltern von Kindern mit apparativem Hilfebedarf

- Unzureichende Anleitung vor der Entlassung.
- Mangelnde Koordination von Hilfen.
- Schwierigkeiten bei der Beschaffung, Pflege und Instandhaltung der Gerätetechnik.
- Verlust der Privatsphäre bei Einbeziehung externer Pflegefachkräfte in die häusliche Versorgung.
- Einschränkungen in der Alltagsgestaltung und soziale Isolation der Familien.
- Erschöpfung, Schlafstörungen, Angst durch (Fehl-)Alarme.
- Schwer zu überwindende Hürden beim Zugang zu Förderinstitutionen.
- Schwierigkeiten, eine kompetente Pflegeentlastung zu finden.

6.1.3 Entlassungsvorbereitung und Zusammenarbeit mit professionellen Helfern

Grundsätzlich besteht die Möglichkeit, dass Eltern mit Kindern mit besonderen Pflegebedürfnissen die Unterstützung eines Pflegedienstes in Anspruch nehmen, der vom Kinderarzt verordnet und von der Krankenkasse finanziert wird. Der zeitliche Umfang ist individuell sehr unterschiedlich, kann aber im Einzelfall bedeuten, dass die Mutter über den größten Teil des Tages von der Pflege entlastet wird. Die Zusammenarbeit mit Pflegediensten stellt für viele Familien eine wertvolle Hilfe, mitunter aber auch eine besondere Herausforderung dar (Margolin et al., 2004; Kirk & Glendinning, 2004).

Der erste Schritt auf diesem Weg ist die Vorbereitung der Eltern auf die spezifischen Pflegeanforderungen vor der Entlassung aus der Klinik. Folgende Kriterien sollten dabei erfüllt werden:

- Die Familie äußert ihre Bereitschaft zur häuslichen Pflegeübernahme.
- Das Kind ist medizinisch stabil (wie immer das im Einzelfall definiert ist).
- Eine interdisziplinäre Besprechung unter Beteiligung der Familie hat stattgefunden.
- Die häusliche Situation ist durch den künftigen Pflegedienst und die Apparate-Firma begutachtet worden.
- Die Anleitung der Eltern im Krankenhaus ist abgeschlossen.
- Die Eltern waren 24 Stunden ununterbrochen in der Klinik und haben in dieser Zeit die Pflege des Kindes vollständig übernommen.
- Die apparative Ausrüstung ist zu Hause verfügbar und funktionsfähig.

- Die Mitarbeiter des Teams sind der Überzeugung, dass alle Entlassungsvoraussetzungen erfüllt sind.

Die Anleitung der Eltern innerhalb der Klinik umfasst die praktische Versorgung des Kindes (Baden, Füttern, Spielen, Stuhlgang, Impfungen, Wachstums- und Entwicklungskontrolle, Unfallverhütung), die Gabe von Medikamenten (Ziel, Dosierungsverordnung, Nebeneffekte), den Umgang mit Erkrankungen (Erkennen von Krankheitszeichen, Vorbeugung, Behandlungsmaßnahmen) und die Notfallversorgung.

Die Familien sind darauf angewiesen, dass die Organisation der Pflege gelingt und die Pflegekräfte die nötige Erfahrung mitbringen, um sich auf die spezifischen Bedürfnisse ihres Kindes einzustellen. Die Anwesenheit von Pflegekräften in der Familie bedeutet einen Verlust des geschützten privaten Raums und macht es erforderlich, viele Gewohnheiten im Umgang mit dem Kind abzusprechen (Kirk & Glendinning, 2004).

In diesem Spannungsfeld verändert sich die Rolle der Mütter. Statt widerspruchslos die fachlichen Empfehlungen zu erfüllen, vertrauen sie mehr und mehr auf ihr eigenes Wissen und ihre eigenen Erfahrungen. Die Erwartung der Eltern, als Experten ihres Kindes „auf Augenhöhe“ respektiert zu werden, wird von den Fachkräften nicht immer erfüllt. Es kommt nicht selten zu Konflikten zwischen Eltern und Fachleuten, die ihrerseits dazu neigen, den Kontakt mit den „schwierigen“ Müttern zu meiden oder schließlich doch zu psychologischem Druck greifen, um die Mütter in eine „folgsame“ Rolle zu zwingen. Eine verständnisvolle psychologische Beratung der Familie bei der Anpassung an diese besondere Lebenssituation muss diese Spannungsfelder thematisieren und Lösungen suchen, die den Eltern die Abhängigkeit von professionellen Helfern erträglich macht. Oft beinhaltet das die Entscheidung, das Familienleben zu reorganisieren, sodass auch Raum für eigene Interessen und Bedürfnisse der Geschwister entsteht und das betroffene Kind zurückstehen muss. Es gilt, mit dabei entstehenden Ängsten und Schuldgefühlen umzugehen.

6.2 Gefährdung der Beziehung bei Eltern mit eigenen psychischen Erkrankungen

Die Entwicklung der Eltern-Kind-Beziehung wird mitbestimmt von den biografischen Vorerfahrungen, die die Eltern in der Beziehung zu ihren eigenen Eltern und Partnern gemacht haben, und ihrer psychischen Kraft zur Bewältigung schwieriger Situationen. Eine eigene psychische Erkrankung der Mutter (oder des Vaters) beeinträchtigt die Entwicklung ausgeglichener und harmonischer Beziehungen zum eigenen Baby und kann zu distanzierten Beziehungen zum Kind oder dysfunktionalen Beziehungsmustern führen, die durch fehlende Empathie, verzerrte

Wahrnehmung des kindlichen Verhaltens oder Unterstellung „böswilliger Absichten“ geprägt sind. Sie sind zu verstehen als unbewusste Verknüpfungen mit eigenen konfliktreichen Beziehungserfahrungen und Übertragungsprozessen. In Dyaden aus frühgeborenen Kindern mit den ihnen eigenen Regulationsproblemen und Müttern mit psychischen Erkrankungen besteht somit ein hohes Risiko für die Entwicklung von Symptomen einer postpartalen Depression und Posttraumatischen Belastungsstörungen, die die Eltern-Kind-Beziehung belasten.

Fallbeispiel: Frau M.

Frau M. leidet an einer schweren Persönlichkeitsstörung, vermutlich als Folge früher Vernachlässigungs- und Missbrauchserfahrungen. Sie bringt in der 30. Schwangerschaftswoche Zwillinge zur Welt, die acht Wochen in der Klinik betreut werden. Nach kurzer Beatmungszeit entwickeln sie sich stabil ohne zusätzliche Komplikationen, sodass ihre Entwicklungsprognose sehr günstig ist. Wie schwer es der Mutter fällt, eine emotional tragfähige Beziehung zu ihren Kindern und zu den betreuenden Schwestern zu entwickeln, spiegelt sich in ihrem Rückblick auf die Klinikzeit wider, den sie fünfzehn Monate später niederschreibt. Zu diesem Zeitpunkt ist die Beziehung zu den Zwillingen durch massive Interaktionsstörungen mit Kooperationsabwehr und Fütterproblemen ebenso belastet wie die Partnerbeziehung.

„Grelles Licht - schrille Geräusche von überlauten Apparaten, scharfer Geruch nach Desinfektionsmitteln. Irgendwo im großen Brutkasten die völlig verlorenen Körper meiner mir damals noch fremden Kinder, die wegen meiner ‚Schuld‘ hier in dieser unnatürlichen Umgebung liegen mussten. Viele Infusionen an den kleinen zarten Händen und Füßen, manchmal auch am Hals und am Kopf. Völlig liebloses Einführen von Nasensonden durch kalte Schwestern, die in diesen Frühchen nicht kleine Menschen sahen, sondern nur kleine austauschbare Körper, die optimal am Leben zu erhalten waren. Völliges Fehlen von ‚Mutterliebe‘, die die Kinder hätten spüren können.

Pflegedienst: Ich habe sie alle miteinander gehasst. Sie haben an meinen Kindern ihren Dienst absolviert, nichts anderes. Einige der Damen waren sehr launisch, man musste schon taktisch vorgehen, wenn man Neuigkeiten über den Zustand der Kinder hören wollte. Ich habe versucht, sie durch Geschenke bei Laune zu halten, mit dem Hintergedanken, so wenigstens sicherzustellen, dass sie wirklich bei jedem Alarm reagierten.

Man hat die Eltern als störendes Zubehör zu den kleinen Patienten empfunden. Eltern waren lästig. Sie nerven mit ihrer ständigen Besorgnis und stören den Stationsablauf durch Gefühlsausbrüche. Wir wurden als Eltern nie ernst genommen. Man hielt es nie für nötig, uns wirklich über den Zustand der Kinder aufzuklären. Hektik beherrschte den Alltag, Fragen von Eltern waren störend und hielten nur auf. Man musste schon ungesehen die Patientenakten von den Kindern durchlesen, wenn man wissen wollte, was wirklich los war. Unsere Besorgnis wurde als Panikmache abgetan und mit Floskeln wie ‚Wir haben schon ganz andere durchgebracht ... wissen Sie, wie ein Frühgeborenes von 500 g aussieht?!! Da sind Ihre schon etwas ganz anderes ...' zum Schweigen gebracht.

Ich habe mir damals nicht erlaubt, schon wirkliche Muttergefühle für die Kinder zu empfinden. Ich hätte es sonst nicht ertragen, sie so leiden zu sehen. Ich habe versucht, den kalten Stil der Ärzte anzunehmen und für die Kinder nur Interesse wie an einem Versuchsobjekt zu empfinden. Nachts habe ich versucht, zu beten. Nachdem ich fast sechs Wochen jeden Tag vor meinen Kästen gehockt war, war ich schließlich meinen Kindern so entfremdet, dass ich sogar starken Widerwillen und Furcht spürte, als ich sie zum ersten Mal halten sollte.

Es wäre ideal gewesen, wenn es vom Krankenhaus ausgehend eine Art ‚Betreuung für Frühcheneltern' gegeben hätte in Form von z. B. einem Gesprächsabend wöchentlich, wo alle Eltern der Station sich treffen und kennenlernen können und fachlich kompetenten und erfahrenen ‚Bezugspersonen' alle anfallenden Fragen stellen könnten. Ein organisierter Halt, eine Art ‚Seelsorge' mit motivierten Personen, die einem helfen, aus diesem schwarzen Loch zu steigen. Es hätte mir auch jemand einfach nur so sagen können, dass ich an der Frühgeburt nicht schuld bin.

Wenn man den Verlauf meiner Handschrift jetzt genau betrachtet, sieht man, wie viel unruhiger und gehetzter ich jetzt schreibe. Ich bin stark emotional aufgewühlt und könnte jetzt und hier das komplette Manuskript für ein Buch ‚runterschreiben'. Ich fühle mich unruhig und nervös und es ist mir unangenehm, wieder an diese Zeit erinnert zu werden.

Mein Partner hat die Eindrücke noch viel weniger verarbeitet als ich. Er nimmt das ganze ‚Trauma' mit in die Gegenwart hinein und ist deshalb überempfindlich bei allem, was seine Kinder betrifft. Er ist überängstlich und unsere Vorstellungen und Erziehungsideale kollidieren oft. Ich leide unter seiner Überängstlichkeit.

Wenn man als junge Mutter so vor dem Brutkasten sitzt, kommt man sich völlig hilflos und schuldig vor. Besonders schlimm ist es bei einer Kaiserschnittgeburt. Da hat man fast keine Beziehung zu dem Kind, denn man war ja bereits mehrere Tage nach der Geburt von dem Kind getrennt. – Zum medizinischen Teil des Gedeihens des Kindes kann man ja fast nichts beitragen, außer vielleicht möglichst wenig Keime heranzuschleppen.

Schon die erste Zeit nach der Geburt ist so wichtig, um die Verbindung Mutter-Kind-herzustellen, damit man dann nicht plötzlich nach der Klinikentlassung mit einem völlig fremden Wesen daheim sitzt, das einem nur

Unannehmlichkeiten bereitet und das einem irgendwie mehr bedeuten sollte, als es im Moment tut. Das ist nämlich schon wieder die Brutstätte für Schuldgefühle und Selbstvorwürfe, die sich nur zu leicht zu einem Teufelskreis hochschrauben können, der sich dann vielleicht in Verhaltensweisen gegenüber dem Kind entlädt, die die Situation noch verschlimmern, oder erst richtig neurotisieren."

6.2.1 Häufigkeit psychischer Störungen

Depressive Störungen gehören zu den häufigsten Formen psychischer Erkrankungen. Sie können in einer vorübergehenden oder chronischen Form auftreten, u.U. im Wechsel mit manischen Episoden im Sinne einer bipolaren Störung. Im Kontext der Nachsorge von frühgeborenen Kindern ist die sogenannte Postpartale Depression (PPD) von besonderer Bedeutung, von der gesprochen wird, wenn die depressive Störung in den ersten sechs Monaten nach der Entbindung beginnt und mehr als einige Wochen anhält.

Nach epidemiologischen Studien in Deutschland ist von einer Prävalenzrate von 3 bis 6% für Postpartale Depressionen auszugehen (Kurstjens & Wolke, 2001; Reck et al., 2008). Nach diesen Forschungsergebnissen treten auch Angst- und Zwangsstörungen mit mindestens der gleichen Häufigkeit auf. Wesentlich seltener sind dagegen Psychosen in der peri- oder postnatalen Periode mit irrationalen Gedanken, Wahnvorstellungen und Halluzinationen, die die Betroffenen nicht als solche erkennen können. Ihre Häufigkeit liegt bei 0,1 bis 0,2%.

Die Symptomatik einer Postpartalen Depression entspricht dem Störungsbild der chronischen depressiven Erkrankung mit Niedergeschlagenheit, Schuldgefühlen, Hoffnungslosigkeit und Verzweiflung, Vitalitätsverlust, Konzentrationsschwächen, Appetit- und Schlafstörungen. Zwangsgedanken, Ängste und Panikattacken gehören bei vielen Frauen mit depressiven Erkrankungen ebenfalls zum Symptomenspektrum. Gegenüber dem Kind werden ambivalente Gefühle erlebt, die zwischen übertriebener Sorge um das Kind und Ablehnung schwanken. In extremen Fällen kann auch die Gefahr bestehen, dass an Suizid - auch unter Mitnahme des Kindes („erweiterter Suizid") - gedacht wird (Hornstein et al., 2007).

Das Risiko für eine postpartale Depression steigt, wenn die Vulnerabilität einer Schwangeren durch kritische Lebensereignisse erhöht ist, depressive oder ängstliche Stimmungen bereits in der Schwangerschaft auftraten, die Schwangerschaft und Geburt in besonderer Form belastend verlaufen sind und eine stabile Unterstützung in der Partnerschaft und sozialen Beziehungen nicht gegeben ist. Solche Bedingungen sind im Kontext einer sehr unreifen Geburt häufig gegeben. Eine postpartale Depression kann aber auch in Familienkonstellationen auftreten, bei denen diese Schutzfaktoren sehr wohl vorhanden sind. Bei Müttern, die bereits vor ihrer Schwangerschaft einmal depressiv erkrankt waren, ist die Wahrscheinlichkeit um das Vier- bis Fünffache erhöht, dass postnatal Symptome einer Depression wiederkehren (Goodman, 2007).

6.2.2 Auswirkungen auf die frühe Eltern-Kind-Beziehung

Auch wenn die Symptomatik eine leichtere Ausprägung hat und meist nach einigen Monaten spontan abklingt, muss die (postpartale oder chronische) Depression als gravierendes Risiko für die Entwicklung der Mutter-Kind-Beziehung angesehen werden. Während der Erkrankungsphase ist die mütterliche Responsivität und Feinfühligkeit vermindert. Die Mütter vokalisieren weniger, suchen ihrerseits weniger den Blick des Kindes; ihr Sprachverhalten zeigt die typischen Merkmale der „Ammensprache“ nur in reduzierter Form, ihre Stimmlage ist monoton, ihre Mimik variationsarm, sie geben weniger spielerische Anregungen im Dialog (Deneke & Lüders, 2003).

Im Sinne einer negativen Rückkopplung über dysphorisches, passives und wenig responsives Verhalten des Säuglings kommt es leicht zu einer weiteren Hemmung der intuitiven elterlichen Verhaltensbereitschaften. Die Mütter fühlen sich frustriert, unsicher und erleben Schuldgefühle, sodass negative „Teufelskreise“ entstehen (Papousek et al., 2004).

Die Mütter können die Signale des Kindes nicht erkennen oder verstehen, damit nicht adäquat auf sie reagieren. Sie nehmen z. B. nicht wahr, wenn der Säugling sie aufmerksam anschaut oder anlächelt und interpretieren seine Blickabwendung – eine ganz natürliche Reaktion des Säuglings, wenn er einer Erholungspause bedarf – als Zeichen der Ablehnung, sodass sie zwischen passivem Rückzug auf die reine Versorgung des Kindes und Überforderung des Babys durch aufdringliche Nähe und Anregung schwanken. Es entstehen negative Verhaltensmuster, die sich rasch verfestigen und andauern, auch wenn die psychische Erkrankung der Mutter bereits abgeklungen ist. Eine chronische Depression – insbesondere in einer bipolaren Form, die mit raschen Stimmungswechseln einhergeht –, eine schwere Persönlichkeitsstörung oder eine Erkrankung aus dem schizophrenen Formenkreis beschränkt vielfach auch dann die Fähigkeit zur Beziehungsgestaltung, wenn sich die Mutter selbst in kontinuierlicher psychiatrischer Behandlung befindet.

Im weiteren Verlauf der Entwicklung spielen die mütterlichen Erziehungsverhaltensweisen in kritischen Situationen, wie sie in der frühen Kindheit im Umgang mit kindlichen Autonomiebestrebungen alltäglich auftreten, eine wichtige Rolle. Depressive Mütter neigen dazu, in solchen Situationen die Konfrontation mit ihren Kindern zu vermeiden und auf angemessene Grenzsetzungen zu verzichten, bzw. sind weniger einfühlsam und bemüht, in solchen Situationen Kompromisslösungen zu suchen (Goodman et al., 2011).

Dies gilt auch für Kinder schizophrener Mütter, bei denen häufig impulsiv-wechselnde und negativ-feindselige Verhaltensweisen im erzieherischen Alltag zu beobachten sind. Auch ihnen fällt es schwer, adäquat auf die Bedürfnisse ihrer Kinder einzugehen; zusätzlich vermögen sie aber oft nicht verlässlich zwischen ihren eigenen Bedürfnissen und denen ihrer Kinder zu unterscheiden und sind sich oft – anders als depressive Mütter – ihrer eingeschränkten Be- und Erziehungsfähigkeiten nicht bewusst. Mütter mit einer schweren Persönlichkeitsstörung neigen dazu, jeden Ansatz zu kindlicher Autonomie als Ablehnung der eigenen Person zu interpretieren, dem Kind die Schuld an allen Schwierigkeiten ihrer Lebenssituation zu geben und reagieren daher im Alltag oft inkonsistent, unangemessen strafend oder mit für das Kind nicht verständlichem Zorn (Lenz, 2005).

Dadurch, dass die Co-Regulation von Aktivität und Affekten durch die Mütter gestört ist, auf die die Kinder im Säuglings- und frühen Kindesalter noch angewiesen sind, besteht ein hohes Risiko für die Entwicklung kindlicher Verhaltensauffälligkeiten, die sich rasch verfestigen. Über alle Lebensphasen hinweg besteht die Gefahr, dass psychisch kranke Eltern Schwierigkeiten haben, die emotionalen Reaktionen ihrer Kinder zu bemerken und darauf adäquat zu reagieren, da sie von ihrer eigenen Emotionalität überlagert werden oder sie selbst große Defizite im Bereich der Emotionswahrnehmung und -verarbeitung haben. Das bedeutet, dass den Kindern keine Bewältigungsstrategien im Umgang mit belastenden Emotionen vermittelt werden und sie dauerhaft in ihrer eigenen Emotionsregulation beeinträchtigt bleiben (Ziegenhain & Deneke, 2014). Auch Persönlichkeitsstörungen der Mütter, die oft mit Beziehungsabbrüchen innerhalb der Familie und weiteren Traumata assoziiert sind, gehen mit einem erhöhten Risiko an desorganisierter Bindung und Störungen der Impulskontrolle seitens der Kinder einher (Hobson et al., 2005).

6.2.3 Unterstützung in der Nachsorge durch spezifische Behandlungsangebote

In den letzten Jahren wurden zahlreiche Studien veröffentlicht, die die Effektivität von Interventionen bei postpartaler Depression evaluieren. Sie bieten die Möglichkeit zu prüfen, ob eine Besserung der depressiven Symptomatik auch mit einer Verbesserung der Eltern-Kind-Beziehung und positiven Auswirkungen auf die kindliche Entwicklung einhergeht. Goodman et al. (2008) berichteten z. B. über eine Therapiestudie, an der 19 Mütter mit ausgeprägten depressiven Symptomen in der postpartalen Periode und eine Kontrollgruppe teilnahmen. Die Mutter-Kind-Interaktion wurde vor Beginn der Therapie, nach 12 Wochen und nach sechs Monaten videografiert. In den Belastungsmaßen ergaben sich signifikante Verbesserungen, obwohl depressive Symptome in der Therapiegruppe auch nach sechs Monaten noch häufiger waren. Der Grad der Veränderungen in der depressiven

Symptomatik im Behandlungszeitraum erwies sich in Regressionsanalysen als signifikanter Prädiktor für eine Verbesserung der Qualität der Mutter-Kind-Interaktion und für die Qualität des kindlichen Spielverhaltens.

In Metaanalysen zeigten sich positive Auswirkungen auf die mütterliche Feinfühligkeit und die Qualität der Eltern-Kind-Interaktion, allerdings nur bei Interventionen, die eine systematische Unterstützung der Interaktion umfassten, während medikamentöse oder psychotherapeutische Interventionen zwar eine Besserung der depressiven Symptome der Mütter, jedoch keine positiven Auswirkungen auf die Eltern-Kind-Beziehung zur Folge hatten (Nylen et al., 2006; Kersten-Alvarez et al., 2011).

Interaktionsorientierte Interventionen und stützende, ressourcen- und lösungsorientierte Beratungsgespräche müssen bei Eltern mit psychischen Erkrankungen oft ergänzt werden. Es gilt, verzerrte Wahrnehmungen des Kindes und Verbindungen zu anderen Beziehungserfahrungen der Mutter aufzulösen, die konfliktbeladen sind und in die das reale Baby affektiv verwickelt wird. Der Kontakt zum Kind ist in diesen Fällen durch ein „Gespenst im Kinderzimmer“ gestört.

Ob die Mutter-Kind-Interaktion grundsätzlich besser durch eine psychodynamisch orientierte, aufdeckende Intervention oder eine stützende, lösungsorientierte Beratung mit konkreter Anleitung zur Gestaltung der Interaktion zu beeinflussen ist, ist nicht eindeutig geklärt. Bei 194 Müttern mit postpartaler Depression verglichen Cooper und Murray (1997) die Wirkung von drei unterschiedlichen Interventionsansätzen: non-direktive, stützende Beratung, beziehungsfördernde Beratung mit Lösungsvorschlägen für Fütter-, Schlaf- und Regulationsstörungen und tiefenpsychologische orientierte Bearbeitung reaktualisierter, konfliktbeladener Themen der Lebensgeschichte der Mutter. Eine Kontrollgruppe erhielt lediglich Empfehlungen zum Umgang mit Fütter- und Schlafproblemen durch Kinderkrankenschwestern.

Es zeigte sich eine wesentliche Verbesserung der mütterlichen Symptomatik, jedoch kein signifikanter Unterschied im Effekt der drei verschiedenen Behandlungsformen. 40 % der Kontrollgruppe, 59 % der Gruppe mit kognitiv-lösungsorientierter Beratung und 75 % der Gruppe mit psychodynamisch orientierter Beratung waren wesentlich gebessert. Auch hinsichtlich der Qualität der unmittelbar beobachtbaren Mutter-Kind-Interaktion fand sich kein Unterschied zwischen den Interventionsansätzen. Sie besserte sich parallel zur Besserung der depressiven Symptomatik. Bei Nachuntersuchungen der Mutter-Kind-Paare im Alter von neun und 18 Monaten zeigt sich allerdings auch, dass sich viele Mütter spontan erholen. Zu diesen Zeitpunkten fanden sich keine Unterschiede mehr zwischen der Kontrollgruppe und den Müttern, die an einer Behandlung teilgenommen hatten.

Solche positiven Befunde in der Behandlung postpartaler Depressionen sollten jedoch nicht vorschnell auf die Behandlung von Müttern mit anderen psychischen

Erkrankungen verallgemeinert werden. In vielen Fällen sind spezifische Fachkompetenzen in der psychiatrischen Behandlung von Erwachsenen erforderlich, sodass es sinnvoll ist, in der Nachsorge frühgeborener Kinder von Müttern mit schweren psychischen Störungen eine Zusammenarbeit mit einer darauf spezialisierten ambulanten oder stationären Einrichtung zu suchen.

In der Fachdiskussion besteht Einigkeit, dass es unter stationären Bedingungen wesentlich besser möglich ist, die für den weiteren Verlauf der kindlichen Entwicklung und der mütterlichen Erkrankung bedeutsame Mutter-Kind-Interaktion gezielt zu fördern. In vielen Fällen sichert außerdem nur die Möglichkeit der gemeinsamen Aufnahme mit dem Kind die Motivation der Mütter, sich auf eine längere stationäre Behandlung einzulassen. Schließlich ist im Rahmen einer stationären Behandlung auch die Beurteilung des aktuellen oder potenziellen Risikos einer Kindeswohlgefährdung zuverlässiger möglich als im ambulanten Setting.

Leider ist die Versorgungsstruktur mit Einrichtungen, die eine gemeinsame stationäre Aufnahme- und Behandlungsmöglichkeit für die psychisch kranke Mutter und ihren Säugling anbieten, völlig unzureichend. Nach einer Umfrage von Turmes und Hornstein (2007) sahen nur 83 von 470 Universitätskliniken, Fachkrankenhäusern und Fachabteilungen für psychisch Kranke in Deutschland (17,7 %) eine solche Möglichkeit zur Behandlung in Mutter-Kind-Einheiten vor. Dafür standen durchschnittlich 3,6 Betten pro Klinik zur Verfügung. Auch wenn sich die Zahl der Behandlungsplätze in den letzten Jahren noch etwas erhöht haben mag, kann von einer flächendeckenden und bedarfsgerechten Versorgung somit keine Rede sein. Eine Übersicht über die aktuellen Behandlungsmöglichkeiten findet sich auf der Homepage der Selbsthilfe-Organisation „Schatten und Licht – Krise nach der Geburt“ e. V.

Die unzureichende Versorgung ist umso bedenklicher, als Evaluationsstudien auch in Deutschland die Effektivität von interaktionsorientierten Therapieprogrammen für Mütter mit postpartalen psychischen Störungen nachweisen. Hornstein et al. (2007) berichteten über die Ergebnisse eines standardisierten Therapieprogramms, das im Psychiatrischen Zentrum Nordbaden angeboten wird. Es umfasste videogestützte Einzelpsychotherapie der Mutter-Kind-Beziehung, eine psychotherapeutische Müttergruppe, in der Komponenten feinfühligen Elternverhaltens und Möglichkeiten der Bewältigung von Belastungssituationen thematisiert wurden, die Unterstützung der Mutter-Kind-Beziehung bei den alltäglichen Versorgungen des Kindes auf der Station sowie ein Beratungsangebot für Väter und Angehörige. Die Stichprobe umfasste 33 depressive und 20 psychotische Mütter und ihre Säuglinge im Alter bis zu sieben Monaten. In beiden Teilgruppen zeigte sich eine signifikante Verbesserung der psychischen Befindlichkeit der Mütter und ihrer Bereitschaft und Fähigkeit, auf die Bedürfnisse des Kindes in der Mutter-Kind-Interaktion einzugehen.

Ein zentrales Element der Behandlung von Beziehungsstörungen von Müttern (und Vätern) mit psychischer Erkrankung ist die Förderung der Mentalisierungsfähigkeit, d.h. der Fähigkeit, das eigene Verhalten und das Verhalten anderer Menschen adäquat wahrzunehmen und zu interpretieren sowie über die eigenen Gefühle und die Gefühle des jeweiligen Interaktionspartners nachzudenken. Eine Einschränkung dieser Fähigkeit gehört zu den charakteristischen Merkmalen bei Depressionen und anderen psychischen Störungen, Alkohol- und Suchtproblemen und bei Patienten, die in ihren eigenen frühen Beziehungserfahrungen durch Vernachlässigung oder Gewalt traumatisiert sind.

Ziel der Beratung ist es, die Fähigkeit des Erwachsenen zu verbessern, sich psychische Vorgänge zu vergegenwärtigen und das Verhalten anderer Menschen und die eigenen Affekte unter Bezugnahme auf intentionale mentale Zustände wahrzunehmen und zu interpretieren. Im Kontext von Eltern-Kind-Interaktionen bedeutet dies, das Verhalten eines Kindes als Ausdruck seiner Bedürfnisse und Wünsche zu verstehen und sich der Wirkung des eigenen Verhaltens auf das affektive Befinden des Kindes bewusst zu werden. Diese Fähigkeit hängt eng zusammen mit der Fähigkeit, die eigenen affektiven Reaktionen wahrzunehmen und über ihre Zusammenhänge nachzudenken.

Die Wirksamkeit von Interventionen mit dem Ziel, die Mentalisierungsfähigkeit der Mütter zu fördern, ist bei Müttern mit Suchterkrankungen gut belegt. Diese Ergebnisse können auf andere psychische Erkrankungen generalisiert werden. Suchman et al. („Mothers and Toddlers Program“, 2006) evaluierten die Wirksamkeit eines individuell auf die Bedürfnisse der Mütter abgestimmten Konzepts zur ambulanten Begleitung von 47 hochgradig drogenabhängigen Müttern, das zwölf bzw. 24 Wochen umfasste. 23 Mütter nahmen an dem „Mothers and Toddlers Program“ teil, eine Kontrollgruppe wurde in dieser Zeit durch eine individuelle Begleitung (herkömmliches „Case-Management“ zur Vermittlung von Hilfen, Unterstützung bei der Lösung von Alltagsproblemen und Erziehungsfragen) und durch schriftliche Materialien zur Verbesserung ihres Erziehungswissens unterstützt. Die Kinder waren im Durchschnitt 18 Monate alt. Die Qualität der Eltern-Kind-Beziehung wurde in Interviews (u.a. dem „Working Model of the Child Interview“; vgl. Kapitel 5.2) sowie in einer videografierten Interaktionsbeobachtung beurteilt.

Mütter, die an dem „Mothers and Toddlers Program“ teilgenommen hatten, zeigten in den Interviews eine höhere Fähigkeit, über eigene Gefühle und ihre Beziehungen zu ihrem Kind zu reflektieren, mehr Sensibilität für die kindlichen Bedürfnisse und mehr kontingentes, auf die Bedürfnisse des Kindes abgestimmtes Verhalten in der Interaktion mit dem Kind. Sie gaben tendenziell auch eine geringere psychosoziale Belastung und weniger depressive Symptome an. In einer Nachuntersuchung sechs Wochen später erwiesen sich die Effekte als stabil. Die Kinder kommunizierten deutlich mehr mit ihren Müttern als die Kinder der Kontrollgruppe. In einer weiteren Nachuntersuchung zeigten die Kinder im Alter von 24 und 36 Monaten eine bessere Fähigkeit, Emotionen zu regulieren (Suchman et al., 2010).

6.3 Traumatisierung durch die Mitteilung einer dauerhaften Behinderung

Stützende, lösungsorientierte Beratungsansätze müssen auch bei der Gruppe von Müttern und Vätern erweitert werden, deren inneres Gleichgewicht zu einem frühen Zeitpunkt durch die Mitteilung einer dauerhaften, schweren Behinderung des Kindes gefährdet wird.

Fallbeispiel: Maja

Maja wird im korrigierten Alter von acht Monaten vorgestellt. Es handelt sich um ein Mädchen, das in der 27. Schwangerschaftswoche mit einem Geburtsgewicht von 1.200 g zur Welt kam und leider eine Periventrikuläre Leukomalazie und einen Hydrocephalus mit der Folge einer schweren cerebralen Bewegungsstörung und geistigen Behinderung entwickelte.

In der Rekonstruktion der gemeinsamen Geschichte beklagt die Mutter die vielen negativen Prognosen der Ärzte in der stationären Zeit. Sie hat sich wenig unterstützt und verstanden gefühlt („die Ärzte sind mit den Eltern umgegangen nach dem Prinzip ‚aus den Augen, aus dem Sinn'"), die Pflege und Behandlung sei nicht auf Majas Bedürfnisse abgestimmt gewesen: „Die haben mich mit lateinischen Begriffen bombardiert, kein Gespräch, wie man helfen und fördern kann. Keine Hinweise, wo man sich hinwenden kann. Ich habe mich ins kalte Wasser geschmissen gefühlt und alleingelassen." Nach der Entlassung sei Maja sehr irritierbar gewesen, habe auf Geräusche jeglicher Art, die an die Intensivstation erinnerten, sehr empfindlich reagiert, sogar auf die Farbe Weiß ganz allgemein. Hilfe blieb aus. Noch Monate später brechen intensive Gefühle bei der Erinnerung hervor. Wenn dies so ist, versuche sie abzuschalten, alles zu verdrängen.

Ihr Vertrauen zu Ärzten sei zerstört: „Was ich da in der Klinik erlebt habe, war schockierend. Ich habe mehrmals mitbekommen, wie Ärzte über andere Eltern schlecht geredet oder sie für blöd verkauft haben." Heute glaubt sie, nur noch auf sich selbst vertrauen zu können, und versucht, Entwicklungsfortschritte durch exzessive Übungsbehandlungen zu erzwingen. Kleine Fortschritte genügen ihr nicht, werden abgewertet. Zeit für entspanntes Spiel mit Maja oder soziale Kontakte nimmt sie sich so gut wie gar nicht.

Wenn es sich um ein Kind handelt, bei dem eine medizinische Diagnose einer drohenden schweren Behinderung gestellt wurde, muss der Erinnerung an die Diagnosemitteilung, die damit verbundenen Emotionen, der Entwicklung der Gefühle seither und der Suche nach Gründen für diese Ereignisse besondere Aufmerksamkeit in der Beratung geschenkt werden. Der Schlüssel zur Lösung einer Traumatisierung durch die Diagnosemitteilung ist die Erinnerung und das Aussprechen von Trauer und Schmerz. Die Mutter von Ella (26. SSW, Geburtsgewicht: 1.200 g), die eine schwere Hirnblutung erlitt, berichtet:

> **Beispiel:**
>
> Ich hatte anfangs Probleme, eine echte Beziehung zu ihr zu bekommen. Im Vergleich zu meinem nur 13 Monate älteren Sohn fehlte mir das Stillen sehr! Ich war zwar sehr oft und lange im Krankenhaus, aber ich konnte keine richtige Beziehung aufbauen, da ich jeden Tag Angst haben musste, sie zu verlieren.
>
> Mein Mann ist beruflich bedingt sehr wenig zu Hause und man bleibt da doch dann mit vielen Problemen allein und hat vor allem sehr viel Zeit auch zum Nachdenken. Die Geschichte mit Ella war für uns wie ein Alptraum. Sie hat von Anfang an alle Schwierigkeiten „mitgenommen". Es ist sehr schwer, sich mit der ganzen Geschichte abzufinden. Rückblickend können wir leider nicht sagen: Es war eine schwere Zeit, aber wir haben es geschafft. Sicherlich wird es noch Jahre dauern, bis wir sagen können, was wir mit Ella erreicht haben. Wir dürfen uns auch keine Hoffnung machen, dass alles gut wird. Es wurde ein langer, schwieriger Lernprozess in Gang gesetzt. Wir versuchen, mit der Situation fertig zu werden. Man lernt, sich über Kleinigkeiten zu freuen und früher so unwichtige Dinge zu schätzen.

Die Leitfragen zur Erinnerung an die Diagnosemitteilung orientieren sich am Modell des „Reaction to diagnosis interview" (Pianta & Marvin, 1993), das sich u. a. bei der Untersuchung der Beziehungsentwicklung von Eltern mit Kindern, die eine schwere Behinderung entwickelt haben, als reliables und valides Befragungsinstrument erwiesen hat (Pianta et al., 1996; Sarimski, 2012; vgl. Kasten).

Leitfragen zur Erinnerung an die Diagnosemitteilung (nach Pianta & Marvin, 1993)

- Wann haben Sie zum ersten Mal erkannt, dass Ihr Kind ein dauerhaftes Entwicklungsproblem haben wird?
- Was waren Ihre Gefühle in der Zeit, als Sie dies wahrgenommen haben?
- Wie haben sich diese Gefühle über die Zeit hinweg verändert?
- Erzählen Sie mir noch einmal genau, was geschah, als Ihnen die Diagnose mitgeteilt wurde? Wo waren Sie, wer war noch da, was dachten und empfanden Sie in diesem Moment? Wie haben sich diese Gefühle seither entwickelt?
- Manchmal fragen sich Eltern, warum sie ein Kind mit besonderen Bedürfnissen haben. Kennen Sie diese Fragen?

Die Verarbeitung der Mitteilung der Diagnose einer drohenden schweren Behinderung des Kindes entscheidet mit über die Qualität der späteren Eltern-Kind-Beziehung. Sheeran et al. (1997) stellten z. B. bei Müttern von Kindern mit einer Cerebralparese oder Epilepsie fest, dass sich diejenigen, die ihr inneres Gleichgewicht wiedergefunden hatten, durch die Behinderung weniger belastet fühlten und zufriedener mit der sozialen Unterstützung waren, die sie von ihren Partnern und in ihrem sozialen Umfeld erlebten. Barnett et al. (2006) fanden einen engen Zusammenhang zwischen der Verarbeitung der Traumatisierung durch die Diagnose einer genetisch bedingten Behinderung und der Bindungsqualität der Kinder. Feniger-Schaal und Oppenheim (2013) analysierten die Zusammenhänge zwischen der Auflösung der Traumatisierung und der mütterlichen Responsivität im gemeinsamen Spiel bei Kindern mit geistiger Behinderung. Mütter, bei denen keine Anzeichen einer nachhaltigen Traumatisierung mehr festzustellen waren, zeigten sich in der Interaktion mit ihrem Kind deutlich feinfühliger.

Wenn die Traumatisierung durch die Diagnosemitteilung nicht innerlich verarbeitet wurde, wird der unmittelbare Kontakt mit dem Kind vermieden, es erfährt nicht in angemessener Weise Körperkontakt und Trost, stattdessen oft unrealistische Erwartungen und Anforderungen. Psychodynamisch können die mit der drohenden Behinderung verbundenen belastenden Gefühle so intensiv sein, dass Abwehrprozesse ausgelöst und depressive Beziehungsmuster aktiviert werden. Wie sich die Beziehung entwickelt, hängt allerdings auch von der praktischen und emotionalen Unterstützung ab, die die Mutter von ihrem Partner, ihrer weiteren Familie oder ihren Freunden erhält, sowie von der Art und Weise, wie sie emotionale Beziehungen zu gestalten und Herausforderungen zu bewältigen gelernt hat (vgl. Abbildung 20).

Eine Auflösung des Traumas ist charakterisiert durch die Anerkennung der damaligen Gefühle, der Veränderungen seither von Trauer zu aktiver Auseinandersetzung mit der Situation, den Verzicht auf die weitere Suche nach einem Grund für

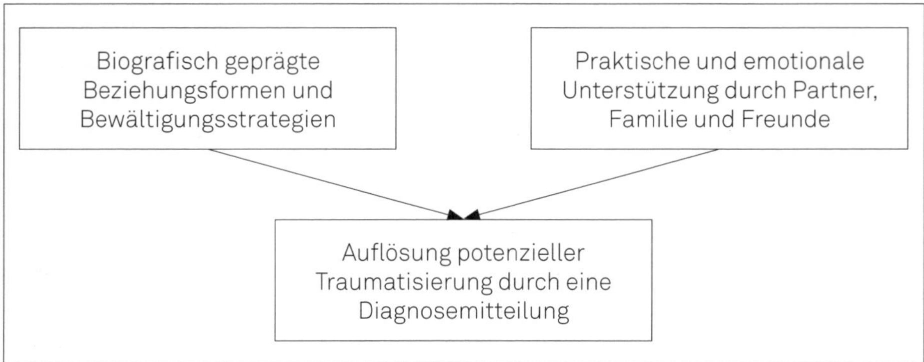

Abbildung 20: Auflösung einer potenziellen Traumatisierung durch die Diagnose einer dauerhaften Behinderung

die Behinderung, eine angemessene Wahrnehmung der kindlichen Fähigkeiten statt unrealistischer Erwartungen sowie die Wahrnehmung möglicherweise positiver Aspekte, die mit der besonderen Erfahrung verbunden waren („persönliche Reifung").

Dass eine traumatisierende Erfahrung auch nach langer Zeit noch nicht verarbeitet ist, kann sich dagegen in sehr verschiedenartigen Reaktionen im Gespräch zeigen:

- Emotionales Aufgewühltsein mit deutlichem Ausdruck von Trauer und Schmerz im Gespräch.
- Vorherrschen von Ärger und Zorn, dessen Berechtigung der Gesprächspartner bestätigen soll.
- Neutralisierende Tendenz mit Vermeidung emotionaler Inhalte und Erinnerungen.
- Fortgesetzte Suche nach den Gründen für die Ereignisse, die der Vermeidung der Auseinandersetzung mit den schmerzlichen Gefühlen dient.
- Selbstvorwürfe, Trauer, Hilflosigkeit oder übermächtige Sorge um das Kind.
- Distanziert-unpersönliche Sprechweise über das Kind.
- Realitätsferne Erwartungen an die Zukunft des Kindes bzw. eine inkohärente Erzählweise, bei der der Erzählfaden verlorengeht, Antworten widersprüchlich sind oder von inkongruentem Lachen begleitet werden.

6.4 Nachwirkung von tragischen Verlusten bei früheren Schwangerschaften

Ungelöste Trauer blockiert das Einlassen auf ein sehr unreif geborenes Baby und die Gestaltung einer intuitiv geleiteten Beziehung zum Kind auch dann, wenn sie sich auf frühere, unverarbeitete schmerzliche Verluste bezieht. Wenn bereits eine oder mehrere frühere Schwangerschaften glücklos verlaufen waren und Mütter oder Väter ein Baby durch frühen Tod verloren haben, verbindet sich das Gefühl der damaligen Ohnmacht vor dem Schicksal und die Angst vor einer Wiederholung dieser Erfahrung mit dem realen, gegenwärtigen Baby. Dies macht Angst auch dann, wenn dieses Baby weit weniger gefährdet ist. Dies zeigt sich in einem Beispiel, bei dem die Schwestern der Station auf ein psychotherapeutisches Beratungsangebot für die Mutter eines acht Wochen alten Mädchens gedrängt haben.

Fallbeispiel: Mutter von Amelie

Amelie ist in der 28. Schwangerschaftswoche zur Welt gekommen mit einem Geburtsgewicht von 800 g. Sie hat sich seither weitgehend komplikationslos entwickelt, braucht schon länger nicht mehr beatmet werden und hat stetig zugenommen, sodass sie jetzt bereits 1.800 g wiegt. Dennoch macht die

Mutter auf die Schwestern einen hoch belasteten Eindruck, ist emotional sehr labil und äußert immer wieder Ängste, ihre Tochter doch noch verlieren zu können. Die Eltern nehmen das Beratungsangebot gemeinsam wahr.

Das Gespräch beginnt schleppend. Beide berichten zunächst, dass sie viele Beispiele kennen von Kindern, die sehr unreif zur Welt kamen und sich dann sehr gut entwickelten. Die Mutter hat entsprechende Erfahrungen in ihrer Arbeit als Erzieherin in einem integrativen Kindergarten gemacht. Unvermittelt kommt sie dann auf zwei frühere Schwangerschaften zu sprechen. Sie hat ein Baby in der 20. Woche verloren, ein zweites im ersten Trimenon. Noch heute tut ihr die Erinnerung an diese beiden Verluste sichtlich weh, obwohl sie mehrere Jahre zurückliegen. Mit Tränen in den Augen erzählt sie auch, wie sehr sie noch heute enttäuscht ist, dass ihr Mann sie bei der ersten Totgeburt allein gelassen habe und erst am Ende des Tages nach Dienstschluss zu ihr gekommen sei. Im weiteren Gespräch wird deutlich, dass die beiden Verluste nicht allein stehen. Die Mutter hat ihren Bruder durch Freitod verloren, kurze Zeit später verstarb ihre Schwiegermutter an einem Herzschlag. In beiden Fällen quält sie sich mit der Frage, ob sie diese Ereignisse hätte irgendwie verhindern können.

Die Intensität der Nachwirkungen des Verlustes eines Babys durch frühen Tod kurz nach der Geburt oder während der Schwangerschaft lassen sich psychodynamisch verstehen. Vor allem die erste Schwangerschaft ist eine besonders verwundbare Phase, in der das Selbstbild, soziale Beziehungen, Partnerschaft und Lebensgestaltung neu organisiert werden. Durch den Verlust wird die begonnene Entwicklung vereitelt. An die Schwangerschaft geknüpfte Wünsche und Hoffnungen werden zunichte gemacht. Ungelebt bleibt nicht nur die Entwicklung des Kindes, sondern auch ein wesentlicher Teil der Lebensentwürfe der Eltern.

Zum Schmerz über den Verlust kommt die Einbuße des Selbstwertgefühls, als Frau den Erwartungen an Mütterlichkeit und Weiblichkeit nicht zu genügen, kein lebensfähiges Kind hervorgebracht zu haben. Anders als nach dem Tod einer älteren Person fehlen bei frühem Tod zudem oft ritualisierte, selbstverständliche Formen der Trauer und Anteilnahme, die helfen, Trost zu finden. Oft wird nicht einmal der Kummer über den Verlust des Kindes, das aus der Sicht Außenstehender gar nicht gelebt hat oder nicht lebensfähig war, anerkannt. Schließlich geht der Glaube daran, „unverletzlich" zu sein und von Schicksalsschlägen verschont zu bleiben, sowie das Vertrauen in eine „geordnete" Welt mit verständlichen, berechenbaren Ursache-Wirkungs-Zusammenhängen verloren.

Der Trauerprozess im Allgemeinen ist ein innerer Prozess, bei dem intensive emotionale Bindungen zu dem Verstorbenen allmählich gelöst werden, sodass ein normales Leben wieder aufgenommen werden kann. Er vollzieht sich nicht linear oder nach festem Schema. Dennoch lassen sich verschiedene Stufen in diesem Prozess beschreiben.

Der Trauer der Eltern über den Verlust eines Babys geht in vielen Fällen eine Phase von Betäubung und Schock voraus, die sie vor der vollen Anerkennung der Wahrheit schützt. In dieser Phase begreifen sie zwar intellektuell den Verlust, fühlen sich aber emotional von den Ereignissen um sie herum abgeschnitten, können kaum Informationen aufnehmen, die ihnen gegeben werden. Auf diese initiale Schockphase folgt eine akute Trauerphase, die von Schmerz, Wut und Verzweiflung bestimmt wird. Die Eltern klagen über die Ungerechtigkeit des Verlustes, suchen nach einer Begründung, geben sich selbst die Schuld oder beschuldigen jemanden. Die akute Trauer geht dann über in eine Phase von Niedergeschlagenheit, Selbstwertzweifeln, sozialem Rückzug und Gefühlen der Nutzlosigkeit des Weiterlebens. Diese Phase der Desorganisation kann sechs Monate bis ein Jahr anhalten. Erst danach kann allmählich der Tod des Kindes angenommen werden, die Familienbeziehungen stabilisieren sich, eine normale Beteiligung am Leben wird wieder möglich mit Plänen für die Zukunft. Die Intensität der frühen Trauerreaktionen ist unabhängig davon, ob das Kind vor oder kurz nach der Geburt verstarb und kann bei Vätern gleich stark wie bei Müttern ausgeprägt sein (Zeanah et al., 1995).

Eltern, die ein Baby in den ersten Lebenswochen verloren haben, sind in erhöhtem Maße gefährdet, körperliche Beschwerden sowie ängstliche und depressive Symptome zu entwickeln (Hendrickson, 2009; Li et al., 2005; McSpedden et al., 2017). Youngblut et al. (2013) stellten fest, dass bei 29 % der Eltern ein Jahr nach dem Verlust des Kindes aufgrund eigener Erkrankungen eine stationäre Behandlung indiziert war. 35 % der Mütter und 24 % der Väter wiesen Zeichen einer klinisch behandlungsbedürftigen Depression, 35 % der Mütter und 30 % der Väter Zeichen einer posttraumatischen Belastungsstörung auf. Besonders gefährdet sind Eltern, die sich nicht ausreichend mit dem Trauerprozess auseinandersetzen.

Currie et al. (2019) befragten Eltern vier Jahre nach dem Verlust des Babys nach ihren Erfahrungen. Sie beschrieben ihre psychische Situation als immer noch sehr fragil. Einige von ihnen wandten sich spirituellen Fragen zu, andere schienen nach ihrem eigenen Eindruck in der Auseinandersetzung mit dem Verlust persönlich „gewachsen“ zu sein. Sie berichteten, dass die Auseinandersetzung mit dem Verlust bei ihnen und ihren Partnern bzw. Familienangehörigen, sehr unterschiedlich verlaufen sei, und dass sie kaum professionelle Hilfe erhalten hätten. Alle Eltern beschrieben, dass sich ihr Leben nach dem Verlust des Kindes dauerhaft verändert habe. Hilfreich sei es gewesen, konkrete Erinnerungen an das Kind zu haben, über ein stützendes Netzwerk sozialer Beziehung zu verfügen und sich aktiv mit der Trauer auseinanderzusetzen, statt sie zu verdrängen.

Auch die älteren Geschwister reagieren auf den Tod eines Babys in den ersten Lebenswochen. Die Reaktionen variieren mit dem Alter der Geschwister. Youngblut und Brooten (2013) befragten 27 Eltern, die ihr Kind verloren hatten, sieben Monate nach dem Verlust. Sie berichteten deutliche Verhaltensänderungen bei Schulkindern und Jugendlichen, die sich häufig von den Eltern zurückzogen. Die Geschwister versuchten, Erinnerungen an ihren Bruder oder ihre Schwester zu behalten, und bedauerten, dass sie nicht die Gelegenheit hatten, mehr gemeinsame Zeit mit ihnen zu verbringen. Jüngere Kinder hatten oft Schwierigkeiten, die Endgültigkeit des Todes zu verstehen, und erwarteten, dass das verstorbene Kind doch noch nach Hause komme und mit ihnen spielen könne.

Gravierende und anhaltende Beeinträchtigungen in psychischer, körperlicher und sozialer Hinsicht treten ein, wenn eine depressive Reaktion (auch als „ungelöste, komplizierte Trauer" bezeichnet) auf den Verlust erfolgt. Die beiden Formen lassen sich voneinander abgrenzen. Im Zentrum der Trauer steht die Auseinandersetzung mit dem verlorenen Kind, verbunden mit Sehnsucht, Kummer beim Anblick Schwangerer, Weinen, dem Bedürfnis, über den Verlust zu sprechen. Ängstliche und depressive Symptome nehmen in den meisten Fällen im Verlauf des ersten Jahres nach dem Verlust des Babys ab (Vance et al., 1995; Kersting & Wagner, 2012). Bei depressiver Reaktion sind stattdessen Selbstmitleid, Enttäuschung, Idealisierung des Verlorenen, Wertlosigkeit, Versagensgefühle, Scham, Hilf- und Hoffnungslosigkeit kennzeichnend. Depressive Reaktionen sind nicht aus dem Verlust des bereits geliebten Kindes allein zu verstehen, sondern spiegeln die persönlich empfundene Kränkung wider, die mit der unglücklich verlaufenen Schwangerschaft verbunden ist (Beutel, 1996).

Anhaltende depressive Reaktionen oder „ungelöste, komplizierte Trauer" tritt vor allem bei Müttern auf, die bereits früher unter Ängsten bzw. Depressionen litten und in psychotherapeutischer bzw. psychiatrischer Behandlung waren, unverarbeitete Belastungen (z. B. früher Tod der Eltern) aus den vorangegangenen Jahren mit sich tragen, eine zwiespältige Einstellung zur Schwangerschaft hatten, wenig Unterstützung und Gesprächsbereitschaft bei ihrem Partner fanden und im Beruf bzw. Haushalt besonders belastet waren. Bei früheren Fehlgeburten und Fertilitätsproblemen ist das Risiko für eine solche komplizierte Trauerreaktion ebenfalls erhöht (Beutel, 1996; Kersting & Wagner, 2012; vgl. Kasten).

Risikomerkmale für komplizierte Trauer

- Alleinstehende/adoleszente Mutter,
- geringe Schulbildung/niedriger Sozialstatus,
- Zwiespältigkeit zur Schwangerschaft (Abbruchswunsch, Risikoverhalten),
- hohe Belastung in der Schwangerschaft,
- frühere Fehl- und Totgeburten,
- keine eigenen Kinder,
- Fertilitätsprobleme,
- weitere ungelöste Verluste in der eigenen Kindheit,
- psychische Vorbelastung durch Depressionen oder Ängste,

- belastende Begleitumstände des Verlusts (kein Kontakt mit Kind oder keine Beisetzung),
- mangelndes Verständnis des Partners,
- Unzufriedenheit mit der beruflichen Situation.

Viele Ärzte raten den Frauen, sechs oder zwölf Monate vor einer neuerlichen Schwangerschaft abzuwarten, damit die Trauer „durchgearbeitet" werden könne und es nicht zu verzögerten Trauerreaktionen während der folgenden Schwangerschaft oder nach der Geburt komme. Diese Empfehlung ist jedoch empirisch nicht begründet. Frauen mit kurzem Schwangerschaftsabstand äußern sich weder ängstlicher gegenüber dem folgenden Kind noch empfinden sie das werdende Kind häufiger als Ersatz für das verlorene als Frauen, bei denen der Verlust länger zurück liegt (Davis et al., 1989). Eine erneute Schwangerschaft erscheint vielen Frauen vielmehr als einzige Möglichkeit, das unerträgliche Gefühl von Leere zu füllen oder sich ihrer Fähigkeit zu versichern, überhaupt ein Kind austragen zu können. Etwa ein Drittel der Mütter sind daher innerhalb der ersten neun Monate nach dem Verlust eines Babys erneut schwanger. Die wachsende Bindung an das neue, werdende Kind belebt aber auch die Erinnerungen an den vergangenen Verlust und kann zu starken depressiven Reaktionen während der Schwangerschaft führen. Die Eltern haben Angst vor einem erneuten Verlust. Im Kleinkindalter entwickeln sie verstärkt eine überbesorgte Erziehungshaltung, haben mehr Schwierigkeiten, sich von ihrem Kind zu trennen und ihm eine altersgemäße Autonomie zuzugestehen (Theut et al., 1988; 1992; Blackmore et al., 2011).

In einer besonders schwierigen Situation sind Eltern, bei denen in einer Mehrlingsschwangerschaft nur ein Kind überlebt. Während die Familie, Freunde und die Mitarbeiter der Station den Tod des Zwillings oft herunterspielen, empfinden sie die gleiche Trauer über das verstorbene Baby wie andere Eltern, die ein Baby verloren haben. Gleichzeitig müssen sie sich auf das überlebende Baby und seine Bedürfnisse einstellen.

Fallbeispiel: Mutter von Svenja

Svenja und ihre Mutter kommen zur Beratung, als Svenja 2 Jahre alt ist. Es handelt sich um ein ehemals sehr unreif geborenes Mädchen, das in der 28. Schwangerschaftswoche mit einem Geburtsgewicht von 885 g zur Welt kam. Sie hat sich altersgerecht entwickelt. Dennoch ist die Mutter sehr in Sorge um die Entwicklung, sucht nach immer neuen Fördermöglichkeiten, wirkt hoch belastet und übermäßig aufmerksam auf mögliche Anzeichen von Entwicklungsstörungen. Im Verlauf des Erstgesprächs wird deutlich, dass sie noch sehr stark von Erinnerungen an die ersten Monate verfolgt wird. Svenja ist das überlebende Kind eines Zwillingspaares. Immer wieder quält sich die Mutter mit der Frage, warum das zweite Kind tot zur Welt kam, und erlebt sich als schuldig: „Das Gefühl, wochenlang ein totes Kind, für dessen Anerkennung man so gekämpft hatte, im Körper zu haben, ist unbeschreiblich grausam. Und permanent Schuldgefühle, die die Familie nur als absolut unbegründet abtut." Zeit und Rituale zum Abschied von dem toten Kind gab es bisher nicht.

6.5 Verlust des Babys während der stationären Behandlung

Durch die Fortschritte der neonatologischen Intensivmedizin haben heute auch extrem unreife Kinder mit einem Geburtsgewicht zwischen 400 g und 600 g, die zwischen der 22. und 25. Schwangerschaftswoche geboren werden, eine Überlebenschance. Vor der 22. Schwangerschaftswoche sind sie nicht lebensfähig. Bei einer Schwangerschaftsdauer zwischen der 22. Woche und der vollendeten 23. Woche steigt die Überlebenschance von etwa 10 % auf 50 %. Allerdings leiden viele der überlebenden Kinder an schweren körperlichen und geistigen Behinderungen (Ishii et al., 2013).

An der Grenze zur Lebensfähigkeit und bei Frühgeborenen mit schwersten angeborenen oder perinatal erworbenen Gesundheitsstörungen ohne Aussicht auf Besserung des Zustandes gilt es abzuwägen, ob die intensiv-medizinischen Maßnahmen eingeschränkt werden, auch wenn dadurch der Tod vorzeitig eintritt. Dazu wurde von der Deutschen Gesellschaft für Gynäkologie und Geburtshilfe, der Deutschen Gesellschaft für Kinder- und Jugendmedizin, der Deutschen Gesellschaft für Perinatale Medizin, der Akademie für Ethik in der Medizin, der Gesellschaft für Neonatologie und Pädiatrische Intensivmedizin unter Mitwirkung des Deutschen Hebammenverbandes und des Bundesverbandes „Das frühgeborene Kind" e. V. eine gemeinsame Empfehlung formuliert und zuletzt 2014 aktualisiert (AWMF-Leitlinien-Register Nr. 024/019).

Selektive Nicht-Behandlung an der Grenze der Lebensfähigkeit und Abbruch lebensverlängernder Maßnahmen konfrontieren den Arzt, das stationäre Behandlungsteam und die Eltern mit ethischen Grundfragen und Entscheidungsnöten. Die Entscheidung ist vielfach in den ersten Minuten nach der Geburt zu treffen. Im Falle einer Fehleinschätzung, dass das Baby nicht lebensfähig sein wird, und einem Verzicht auf Notfallhilfe und sofortige Intensivversorgung droht das Risiko einer zusätzlich durch Hypoxie und Azidose gesetzten schweren Behinderung, wenn das Baby überlebt. Gleichzeitig bedeutet die Entscheidung für Intensivmaßnahmen unausweichlich auch die Konfrontation mit der Frage, unter welchen Bedingungen solche Intensivbehandlungen (mechanische Beatmung, parenterale Ernährung und lebenserhaltende Operationen am Herzen oder Verdauungstrakt) u. U. später beendet werden sollen.

Eine Entscheidung über selektive Nicht-Behandlung ausschließlich anhand objektiver Prognosekriterien zu treffen, ist nahezu unmöglich. Lediglich bei einer Frühgeburt vor einer (gesicherten) Schwangerschaftsdauer von 22 Wochen kann davon ausgegangen werden, dass das Kind nicht überlebensfähig ist. Bei einem späteren Geburtszeitpunkt lässt sich anhand der Erstuntersuchung keine sichere Aussage über die Überlebenschancen bzw. den Grad späterer Behinderung machen, sodass Wärmeversorgung, Beatmung und Ernährung immer geboten sind, wenn ein Baby mit einem Mindestmaß an Spontanbewegung und Atemtätigkeit zur Welt kommt. Andernfalls würde der Tod potenziell lebensfähiger Kinder oder ihre durch einen Verzicht auf die Akutversorgung entstandene Behinderung in Kauf genommen, der Wunsch der Eltern nach Hilfe für ihr Kind missachtet und damit auch bei ihnen ein lange nachwirkendes Schuldgefühl induziert.

Bei der Entscheidung müssen der mögliche Erfolg der Behandlung und der damit verbundene Schmerz oder bewirkte Schaden gegeneinander abgewogen und das Recht der Eltern auf Anerkennung ihrer und des Kindes Interessen ebenso berücksichtigt werden wie das fundamentale Recht jedes Kindes auf Behandlung. Die Frage der entstehenden Kosten oder gar die Abwägung der Kosten gegenüber anderen Versorgungsansprüchen im Gesundheitswesen darf niemals Entscheidungskriterium im Einzelfall sein.

Entscheidungen über Fortsetzung oder Beendigung von intensiven Behandlungsmaßnahmen müssen von den Ärzten, dem stationären Team und den Eltern gemeinsam getragen werden (AWMF-Leitlinien-Register Nr. 024/019). Caeymaex et al. (2011) befragten 164 Eltern drei Jahre nach dem Verlust ihres Kindes auf der Neugeborenen-Intensivstation. Rückblickend äußerten sich die meisten Eltern positiv, wenn sie in den Entscheidungsprozess explizit von den Ärzten eingebunden wurden. Positiv eingeschätzt wurde es auch, wenn die Mitarbeiter der Station ihre eigenen Sichtweisen klar kommuniziert und sich um eine respektvolle Pflege und Sprache über das Kind bemüht hatten.

Damit Eltern in dieser Extremsituation verantwortliche Entscheidungen mittragen können, bedarf es sorgfältiger Informationen über den bestmöglichen und denkbar schlechtesten Verlauf bei Fortsetzung der Behandlung und sensibel geführter Gespräche mit Ärzten, Seelsorgern und Psychologen (Boss et al., 2008). Das Zutrauen der Familie in ihre Bewältigungskräfte und ihre Grundüberzeugungen über Lebenswert und das Recht auf ein würdiges Sterben müssen als bedeutsame Entscheidungskriterien anerkannt werden. Aus einer erzwungenen Zustimmung der Eltern zur Fortsetzung der Behandlung könnte keine tragfähige Lebensperspektive für das Kind werden.

Andererseits ist der Elternwille zur Fortsetzung der Behandlung zu respektieren, auch wenn der Arzt sie als aussichtslos erachtet. Ein schwerer Konflikt entsteht, wenn die Eltern auf einen Behandlungsabbruch drängen, während der Arzt eine Erfolgschance oder gar Besserung der Situation sieht. Eine Lösung dieses Konflikts ist nur durch Fortsetzung der Gespräche miteinander zu erreichen. Ein gerichtlicher Sorgerechtsentzug kann nur in außergewöhnlichen Fällen eine Alternative sein und bürdet dem Behandlungsteam dann die Verantwortung für die Suche nach einer geeigneten Pflege- oder Adoptionsfamilie auf.

Arnolds et al. (2018) befragten Eltern sechs bis zwölf Monate nach einer Entscheidung über lebensverlängernde Maßnahmen. Weder die Eltern, deren Kinder (zum Teil mit schwerer Behinderung) überlebt hatten, noch die Eltern, deren Kinder im weiteren Verlauf gestorben waren, bereuten ihre Entscheidung für die Verlängerung lebenserhaltender Maßnahmen. Auch jene Eltern verbanden die kurze Zeit auf der Station mit positiven Erinnerungen an die Klinik, in der sie die Möglichkeit hatten, eine Bindung zu ihrem Kind zu entwickeln.

In jedem Fall müssen nach der gemeinsamen Entscheidung für den Verzicht auf lebensverlängernde Behandlungsmaßnahmen eine schmerzvermeidende oder schmerzlindernde Pflege und ein Mindestmaß an enteraler Ernährung aufrechterhalten werden. Eine palliative Pflege des Kindes und eine unterstützende Begleitung der Eltern beim Sterbeprozess sind obligatorisch.

Begleitung von Eltern sterbender Neugeborener

Unabhängig davon, ob der Tod als Folge des Verzichts auf lebensverlängernde Maßnahmen oder spontan eintritt, hat die Unterstützung der Eltern bei diesem Verlust das Ziel, einen „normalen Trauerprozess" zu fördern. Die Grundlage dafür ist eine einfühlsame Haltung, bei der Ärzte und Mitarbeiter des Pflegedienstes den Ausdruck von Gefühlen ermöglichen und den Verlust ernst nehmen, den die Eltern empfinden. Wenn Eltern erleben müssen, dass das Gespräch mit ihnen aus Angst vermieden wird oder sie mit Sätzen beschwichtigt werden wie, es sei ja eine Erlösung für das Kind gewesen und es wäre ja andernfalls doch „nur behindert" gewesen, fühlen sie sich alleingelassen (vgl. Kasten).

Leitlinien für die Begleitung von Eltern sterbender Babys (Porz & Schmid, 2002/2003)

- Umgehend, vollständig und genau informieren.
- Persönliche Bedeutung des Verlustes anerkennen.
- Emotionale Unterstützung statt Beruhigungsmittel geben.
- Kontakt mit dem Kind ermöglichen.
- Über normale Trauerreaktionen informieren.
- Umgang mit Schuld und Ärger klären.
- Partner mit seiner Trauer einbeziehen.
- Reaktionen von Geschwisterkindern beachten.
- Nachgespräch ermöglichen.

- Hilfen vermitteln (Selbsthilfegruppe, Seelsorge, Psychotherapie).
- Über neue Schwangerschaft beraten.

Es gilt, die Eltern zu ermutigen, ihr sterbendes oder totes Kind zu halten, zu berühren oder zu streicheln, auch wenn es das erste Mal ist, dass sie es überhaupt im Arm halten können. Frauen, die ihr verstorbenes Kind weder gesehen noch gehalten haben, entwickeln sehr viel häufiger anhaltende depressive Störungen als Folge des Verlustes.

Ein wichtiger Aspekt der Begleitung ist es, die Realität des Babys für die Eltern zu bestärken. Zu dieser Bestätigung der Realität gehört die Namensgebung, Mitteilung über die Geburt an Freunde und Verwandte sowie die Sammlung von Erinnerungsstücken an das Baby, z. B. Fotos, Fußabdrücke, Haarlocke, Armband oder Kleidungsstücke. Eine respektvolle Behandlung des Körpers des toten Babys, seine Aufbewahrung und Beerdigung ist für die Eltern von großer Bedeutung. So sollte im Falle einer Obduktion in jedem Fall zuvor die Zustimmung der Eltern eingeholt werden. Sie sollten auch über evtl. Einzelheiten einer Obduktion informiert sein (z. B. eine Organentnahme). Viele Eltern sind sehr betroffen, wenn sie erst später davon erfahren. Die Eltern sollten schließlich eine bewusste Entscheidung über die Bestattung ihres Babys treffen. Eine individuelle Beerdigung oder Verbrennung (anstelle der „Entsorgung“ des Leichnams durch die Klinik) lässt ihnen noch etwas Einfluss darauf, was mit ihrem Kind geschieht, und gibt ihnen für die Zukunft einen Platz für ihre Trauer. Abschiedsrituale haben eine heilende Wirkung.

Die derzeit gültige rechtliche Regelung sieht vor, dass jedes Baby, das bei der Geburt gelebt hat, mit seinem Vornamen in das Geburten- und Sterberegister eingetragen und individuell bestattet wird. Auch totgeborene Kinder mit einem Gewicht von mehr als 500 g werden standesamtlich registriert. Es erfolgt eine individuelle oder anonyme Bestattung. Auch unterhalb dieser Gewichtsgrenze ist eine Bestattung möglich, wenn die betroffenen Eltern dies wünschen.

Der Trauerprozess kann in seiner Form und Heftigkeit für die Eltern sehr erschreckend sein. Wenn irgend möglich, sollten sie in einem Gespräch vor Verlassen der Klinik darauf vorbereitet werden, dass tiefe Niedergeschlagenheit und körperliche Beschwerden normale Reaktionen sind und beide Elternteile auf ihre je persönliche Art auf den Verlust reagieren. Unterschiedlichkeit der Reaktionen ist nicht Ausdruck fehlenden Verständnisses füreinander. Viele Eltern erleben es als hilfreich, wenn ihnen ein fester Termin für ein Beratungsgespräch einige Wochen nach dem Tod des Kindes sowie die Adresse der nächstliegenden Selbsthilfegruppe betroffener Eltern (z. B. „Verwaiste Eltern“ e. V., „Regenbogen“) mitgegeben wird.

Bei den Gesprächen mit den Eltern ist es wichtig, jedem Elternteil als Individuum zuzuhören, besondere Umstände (z. B. Mehrlingsschwangerschaften, Vorerfahrungen mit glücklosen Schwangerschaften) zu berücksichtigen und Urteile über die Reaktionen der Eltern zu vermeiden. Der Gesprächspartner muss darauf vorbereitet sein, dass es vieles gibt, was Eltern zu diesem Zeitpunkt nicht ausdrücken können oder wollen, und vieles, was ein Außenstehender nicht zu verstehen vermag. Oft ist es für die Eltern auch schwierig, Informationen beim ersten Mal aufzunehmen.

Bei nachfolgenden Gesprächen gilt es, Anhaltspunkte für ungelöste, komplizierte Trauer und Risiken für depressive Entwicklungen zu erkennen. Dazu gehören quälende, anhaltende Schuldgefühle, Suizidgedanken oder -impulse, irrationale Verlustängste, Vermeidung bzw. Verleugnung von Erinnerungen und Kummer, psychosomatische Störungen oder Medikamenten- bzw. Suchtmittelmissbrauch.

Väter erleben gleichermaßen starke Trauerreaktionen, insbesondere wenn sie in den ersten Tagen nach der Geburt einen engen Kontakt zu ihrem Baby aufgenommen haben (Vance et al., 1995). Häufig beginnen sie jedoch früher, das Geschehen zu verdrängen, weil sie glauben, dass ihnen der Ausdruck von Trauer und Schmerz verboten sei und ihre Frauen erwarteten, dass sie ihnen ein „starker" Partner seien. Diese „Trauerverweigerung" birgt die Gefahr eines Vertrauensverlustes und eines Abbruchs der Kommunikation zwischen den Partnern. Die Mütter gewinnen den Eindruck, die Väter fliehen in ihre Arbeit, nehmen den Verlust nicht ernst und wollten dem Gespräch aus dem Wege gehen. Die Väter ihrerseits spüren, dass sie ihre Frauen gerade jetzt nicht wirksam trösten können, und reagieren feindselig, ziehen sich zurück oder fliehen in Arbeitswut oder gesteigerten Alkoholkonsum.

Einige Untersuchungen belegen, dass eine systematische Unterstützung von Eltern nach dem Verlust des Babys eine positive Wirkung hat. Reilly-Smorawski et al. (2002) berichteten über ein Programm, bei dem besonderer Wert darauf gelegt wurde, die Väter einzubeziehen und die Unterschiedlichkeit von Trauerreaktionen bei beiden Elternteilen zu thematisieren. Ihr Konzept umfasste eine regelmäßige Begleitung in Gruppen über einen Zeitraum von 12 Wochen. Dabei wurden sowohl die Umstände des Todes des Babys als auch die unterschiedlichen Trauerreaktionen und die Gedanken zur Zukunft (vor allem hinsichtlich einer erneuten Schwangerschaft in der nächsten Zeit) angesprochen. Nach der Erfahrung von 14 Jahren, in denen diese Gruppen angeboten wurden, erachteten die Autoren es als besonders wichtig, dass ein hohes Maß von Kontinuität in der Gruppenleitung gewährleistet war, Väter zusammen mit ihren Frauen einbezogen und die Gruppen innerhalb der Klinik angeboten wurden, in der das Baby verstorben war. Die Eltern erlebten es sehr hilfreich, mit Fachkräften zusammenzutreffen, die ihr Kind während der stationären Behandlung kennengelernt hatten und die ihnen bereits vertraut waren.

In Fällen anhaltender, komplizierter Trauer ist die Vermittlung einer psychotherapeutischen Beratung indiziert. Viele Mütter sind bereit, eine solche therapeutische Beratung in nicht psychiatrischem Kontext (z. B. im Rahmen der ambulanten Nachbetreuung des Perinatalzentrums) zu akzeptieren, während sie die Therapieaufnahme in einer Klinik oder privaten psychiatrischen Praxis ablehnen würden. In der Anfangsphase akuter Trauer wird die Empfehlung einer Psychotherapie allerdings leicht als erneute Kränkung des eigenen Selbstwerts missverstanden. Ein weiteres Zugeständnis von Bedürftigkeit nach therapeutischem Halt kann zu diesem Zeitpunkt noch nicht ausgehalten werden.

Die Mitarbeiter und Mitarbeiterinnen der Station sind vom Tod des Babys ebenfalls tief betroffen. Sie erleben u. U. Schuldgefühle, depressive Gefühle oder Beziehungsprobleme zu den Eltern. Wenn die Trauerreaktion der Eltern zunächst feindselig ist, ist das für die Mitarbeiter besonders schwer auszuhalten und verstärkt möglicherweise Selbstvorwürfe, versagt zu haben in einer Zeit, in denen ihnen von den Eltern eine besondere „Allmacht" zugeschrieben wurde. Oft vermeiden die Mitarbeiter als Reaktion darauf den Kontakt mit den Eltern oder zeigen „überbehütende" Reaktionen, indem sie Entscheidungen für sie treffen oder „gute Lösungen" vorschlagen.

Kinderkrankenschwestern, Pfleger, Ärztinnen und Ärzte, die trauernde Eltern in dieser Phase begleiten, brauchen daher in der Regel selbst Unterstützung. Auch sie müssen Gelegenheit zum Trauern erhalten, um ihre professionelle Rolle wieder annehmen zu können. Sie brauchen Anerkennung für ihre schwierige Arbeit, Ermutigung gegen die Angst zu versagen, und die Möglichkeit zu einer offenen Kommunikation über ihre Gefühle. Eine regelmäßige Supervisionsgruppe für die Mitarbeiterinnen und Mitarbeiter von Frühgeborenen-Intensivstationen ist sehr wünschenswert. Die Auseinandersetzung mit dem frühen Tod von Kindern auf der Station ist eine Herausforderung, die Grenzen des ärztlichen und pflegerischen Tuns anerkennen zu lernen.

Kinder

Sind so klare Augen
Die noch alles sehn.
Darf man nie verbinden
Könn sie nichts verstehen.

Sind so kleine Seelen
Offen und ganz frei.
Darf man niemals quälen
Gehen kaputt dabei.

Ist son kleines Rückgrat
Sieht man fast noch nicht.
Darf man niemals beugen
Weil es sonst zerbricht.

Grade, klare Menschen
Wärn ein schönes Ziel.
Leute ohne Rückgrat
Hab'n wir schon zuviel.

Bettina Wegner

Literatur

Aarnoudse-Moens, C., Duivenvoorden, H., Weisglas-Kuperus, N., Van Goudoever, J. & Osterlaan, J. (2012). The profile of executive function in very preterm children at 4 to 12 years. *Developmental Medicine and Child Neurology, 54*, 247–253. https://doi.org/10.1111/j.1469-8749.2011.04150.x

Aarnoudse-Moens, C., Weisglas-Kuperus, N., van Goudoever, J. & Osterlaan, J. (2009). Meta-analysis of neurobehavioral outcomes in very preterm and/or very low birth weight children. *Pediatrics, 124*, 717–728. https://doi.org/10.1542/peds.2008-2816

Abidin, R. (1995). *Parenting Stress Index*. Charlottesville: Pediatric Psychology Press.

Adams-Chapman, I., Bann, C., Carter, S. & Stoll, B. (2015). Language outcomes among ELBW infants in early childhood. *Early Human Development, 91*, 373–379. https://doi.org/10.1016/j.earlhumdev.2015.03.011

Affleck, G., Tennen, H. & Rowe, J. (1991). *Infants in crisis*. New York: Springer. https://doi.org/10.1007/978-1-4612-3050-2

Ainsworth, M., Blehar, M., Waters, E. & Well, S. (1978). *Patterns of attachment*. Hillsdale, NJ: Erlbaum.

Allen, E., Manuel, J., Legault, C., Naughton, M., Pivor, C. & O'Shea, T. (2004). Perception of child vulnerability among mothers of former premature infants. *Pediatrics, 113*, 267–273. https://doi.org/10.1542/peds.113.2.267

Als, H. (1982). Toward a synactive theory of development: Promise for the assessment of infant individuality. *Infant Mental Health Journal, 3*, 229–243. https://doi.org/10.1002/1097-0355(198224)3:4<229::AID-IMHJ2280030405>3.0.CO;2-H

Als, H. (2019). Das Newborn Individualized Developmental Care and Assessment Program (NIDCAP): Ein Pflegemodell zum Schutz des fetalen Gehirns. In K. Brisch (Hrsg.), *Familien unter Hoch-Stress* (S. 73–100). Stuttgart: Klett.

Als, H., Gilkerson, L., Duffy, F., McAnulty, G., Buehler, D., Vandenberg, K. et al. (2003). A three-center, randomized, controlled trial of individualized developmental care for very low birth weight preterm infants: Medical, neurodevelopmental, parenting, and caregiving effects. *Developmental and Behavioral Pediatrics, 24*, 399–408. https://doi.org/10.1097/00004703-200312000-00001

Als, H., Lawton, G. & Brown, E. (1986). Individualized behavioral and environmental care for the very low birth weight preterm infant at high risk for bronchopulmonary dysplasia: Neonatal Intensive Care Unit and developmental outcome. *Pediatrics, 78*, 1123–1132.

Als, H., Lawton, G. & Duffy, F. (1994). Individualized developmental care for the very low-birth-weight infant. *Journal of the American Medical Association, 27*, 853–858. https://doi.org/10.1001/jama.272.11.853

Ammaniti, M. (1991). Maternal representations during pregnancy and early infant-mother interactions. *Infant Mental Health Journal, 12*, 246–255. https://doi.org/10.1002/1097-0355(199123)12:3<246::AID-IMHJ2280120310>3.0.CO;2-8

Anderson, P. & Doyle, L. (2003). Neurobehavioral outcomes of school-age children born extremely low birth weight or very preterm in the 1990s. *Journal of the American Medical Association, 289*, 3264–3272. https://doi.org/10.1001/jama.289.24.3264

Anderson, V., Spencer-Smith, M., Coleman, L., Anderson, P., Williams, J., Greenham, M. et al. (2010). Children's executive functions: Are they poorer after very early brain insult. *Neuropsychologia, 48*, 2041–2050. https://doi.org/10.1016/j.neuropsychologia.2010.03.025

Arnolds, M., Xu, L., Hughes, P., McCoy, J. & Meadow, W. (2018). Worth a try? Describing the experiences of families during the course of care in the Neonatal Intenvisve Care Unit when the prognosis is poor. *Journal of Pediatrics, 196*, 116–122. https://doi.org/10.1016/j.jpeds.2017.12.050

Arpi, E. & Ferrari, F. (2013). Preterm birth and behavior problems in infants and preschool-age children: a review of recent literature. *Developmental Medicine and Child Neurology, 55*, 788–798. https://doi.org/10.1111/dmcn.12142

Arvedson, J., Clark, H., Lazarus, C., Schooling, T. & Frymark, T. (2010). Evidence-based systematic review (EBSR): the effects of oral motor interventions on feeding and swallowing in preterm infants. *American Journal of Speech-Language Pathology, 19*, 321–340. https://doi.org/10.1044/1058-0360(2010/09-0067)

Ballantyne, M., Bernardo, S., Sozer, A., Orava, T., McPherson, A., Church, P. & Fehlings, D. (2019). A whole new world: a qualitative investigation of parents' experiences in transitioning their preterm child with cerebral palsy to developmental/rehabilitation services. *Developmental Neurorehabilitation, 22*, 87–97. https://doi.org/10.1080/17518423.2018.1434698

Ballantyne, M., Orava, T., Bernardo, S., McPherson, A., Church, P. & Fehlings, D. (2017). Parents' early healthcare transition experiences with preterm and acutely ill infants: A scoping review. *Child: Care, health and development, 43*, 783–796. https://doi.org/10.1111/cch.12458

Barnett, D., Clements, M., Kaplan-Estrin, M., McCaskill, W., Hunt, H. & Butler, M. (2006). Maternal resolution of the child diagnosis: Stability and relationship with child attachment across the toddler to preschooler transition. *Journal of Family Psychology, 20*, 100–107. https://doi.org/10.1037/0893-3200.20.1.100

Baron, I., Litman, F., Ahronovich, M. & Baker, R. (2012). Late preterm birth: A review of medical and neuropsychological childhood outcomes. *Neuropsychology Review, 22*, 438–450. https://doi.org/10.1007/s11065-012-9210-5

Baron, I. & Rey-Casserly, C. (2010). Extremely preterm birth outcome: A review of four decades of cognitive research. *Neuropsychological Reviews, 20*, 430–452. https://doi.org/10.1007/s11065-010-9132-z

Barr, P. (2011). Posttraumatic growth in parents of infants hospitalized in a neonatal intensive care unit. *Journal of Loss and Trauma, 16*, 117–134. https://doi.org/10.1080/15325024.2010.519265

Barr, P. (2016). Psychological well-being, positive changes in outlook and mental health in parents of sick newborns. *Journal of Reproductive and Infant Psychology, 34*, 260–270. https://doi.org/10.1080/02646838.2016.1147024

Barre, N., Morgan, A., Doyle, L. & Anderson, P. (2010). Language abilities in children who were very preterm and/or very low birth weight: a meta-analysis. *Journal of Pediatrics, 158*, 766–774.e1.

Bayless, S. & Stevenson, J. (2006). Executive functions in school-age children born very prematurely. *Early Human Development, 83*, 247–254.

Beaino, G., Khoshood, B., Kaminski, M., Marret, S., Pierrat, V., Vieux, R. et al. (2011). Predictors of the risk of cognitive deficiency in very preterm infants: The EPIPAGE prospective cohort. *Acta Paediatrica, 100*, 370–378. https://doi.org/10.1111/j.1651-2227.2010.02064.x

Beauregard, J., Drews-Botsch, C., Sales, J., Flanders, D. & Kramer, M. (2018). Preterm birth, proverty, and cognitive development. *Pediatrics, 141*, e20170509. https://doi.org/10.1542/peds.2017-0509

Benoit, D., Zeanah, C., Parker, K., Nicholson, E. & Coolbear, J. (1997). „Working model of the child interview“: Infant clinical status related to maternal perceptions. *Infant Mental Health Journal, 18*, 107–121. https://doi.org/10.1002/(SICI)1097-0355(199721)18:1<107::AID-IMHJ8>3.0.CO;2-N

Benzies, K., Magill-Evans, J., Hayden, A. & Ballantyne, M. (2013). Key components of early intervention programs for preterm infants and their parents: A systematic review and meta-analysis. *BMC Pregnancy and Childbirth, 13* (Suppl. 1), S10. https://doi.org/10.1186/1471-2393-13-S1-S10

Beutel, M. (1996). *Der frühe Verlust eines Kindes*. Göttingen: Hogrefe.

Bhutta, A., Cleves, M., Casey, P. Cradock, M. & Anand, K. (2002). Cognitive and behavioral outcomes of school-aged children who were born preterm – a meta-analysis. *Journal of the American Medical Association, 288*, 728–737. https://doi.org/10.1001/jama.288.6.728

Bilgin, A. & Wolke, D. (2015). Maternal sensitivity in parenting preterm children: A meta-analysis. *Pediatrics, 136*, e177–193. https://doi.org/10.1542/peds.2014-3570

Bilgin, A. & Wolke, D. (2016). Regulatory problems in very preterm and full-term infants over the first 18 months. *Journal of Developmental and Behavioral Pediatrics, 37*, 298–305. https://doi.org/10.1097/DBP.0000000000000297

Blackmore, E., Cote-Arsenault, D., Tang, W. (2011). Previous prenatal loss as a predictor of perinatal depression and anxiety. *British Journal of Psychiatry, 198*, 373–378.

Bleile, K. (1993). *The care of children with long-term tracheostomies*. San Diego, CA: Singular.

Bolisetty, S., Dhawan, A., Abdel-Latif, M., Bajuk, B. & Stack, J. (2014). Intraventricular hemorrhage and neurodevelopmental outcomes in extreme preterm infants. *Pediatrics, 133*, 55–62. https://doi.org/10.1542/peds.2013-0372

Borghini, A., Habersaat, S., Forcada-Guex, M., Nessi, J., Pierrehumbert, B., Ansermet, F. & Müller-Nix, C. (2014). Effects of an early intervention on maternal post-traumatic stress symptoms and the quality of mother-infant interaction: The case of preterm birth. *Infant Behavior and Development, 37*, 624–631. https://doi.org/10.1016/j.infbeh.2014.08.003

Boss, R., Hutton, N., Sulpar, L., West, A. & Donohue, P. (2008). Values parents apply to decision-making regarding delivery room resuscitation for high-risk newborn. *Pediatrics, 122*, 583–589.

Boundy, E., Dastjerdi, R., Spiegelman, D., Fawzi, W., Missmer, S., Lieberman, E. et al. (2016). Kangaroo mother care and neonatal outcomes: A meta-analysis. *Pediatrics, 137*, e20152238. https://doi.org/10.1542/peds.2015-2238

Boyce, L., Cook, G., Simonsmeier, V. & Hendershot, S. (2015). Academic outcomes of very low birth weight infants: The influence of mother-child relationships. *Infant Mental Health Journal, 36*, 156–166. https://doi.org/10.1002/imhj.21495

Brecht, C., Shaw, R., St. John, N. & Horwitz, S. (2012). Effectiveness of therapeutic and behavioral interventions for parents of low-birth-weight premature infants: A review. *Infant Mental Health Journal, 33*, 651–665. https://doi.org/10.1002/imhj.21349

Brisch, K., Bechinger, D., Betzler, S., Heinemann, H., Kächele, H., Pohlandt, F. et al. (2005). Attachment quality in very low-birthweight premature infants in relation to maternal attachment representations and neurological development. *Parenting: Science and practice, 5*, 11–31.

Brisch, K.-H. (2019). *Familien unter Hoch-Stress*. Stuttgart: Klett.

Browne, J. & Talmi, A. (2005). Family-based intervention to enhance infant-parent relationships in the neonatal intensive care unit. *Journal of Pediatric Psychology, 30*, 667–677.

Bundesverband „Das frühgeborene Kind“ e.V. (2006). *Leitsätze zur entwicklungsfördernden Betreuung in der Neonatalogie*. https://www.fruehgeborene.de/sites/default/files/field_pblctn_file/leitsaetze.pdf

Bundesverband „Das frühgeborene Kind" e. V. (Hrsg.). (2016). *Für mehr Familienorientierung in der Frühgeborenenversorgung. Stimmen von Eltern und anderen Experten aus der Versorgung.* Frankfurt a. M.: Autor. Verfügbar unter: https://www.fruehgeborene.de/sites/default/files/field_page_file/broschuere_nn_web_0.pdf

Burklow, K., McGrath, A., Valerius, K. & Rudolph, C. (2002). Relationship between feeding difficulties, medical complexity, and gestational age. *Nutrition in Clinical Practice, 17*, 373–378. https://doi.org/10.1177/0115426502017006373

Caeymaex, L., Speranza, M., Vasilescu, C., Danan, C., Bourrat, M., Garel, M. & Jousselme, C. (2011). Living with a crucial decision: A qualitative study of parental narratives three years after the loss of their newborn in the NICU. *PLoS One, 6*, e28633.

Caravale, B., Tozzi, C., Albino, G. & Vicari, S. (2005). Cognitive development in low rish preterm infants at 3–4 years of life. *Archives of Diseases in Childhood, 90*, F474–F479. https://doi.org/10.1136/adc.2004.070284

Carbajal, R., Rousset, A. & Danan, C. (2008). Epidemiology and treatment of painful procedures in neonates in intensive care units. *Journal of the American Medical Association, 300*, 60–70. https://doi.org/10.1001/jama.300.1.60

Castel, S., Creveuil, C., Beunard, A., Blaizot, X., Proia, N. & Guillois, B. (2016). Effects of an intervention program on maternal and paternal parenting stress after preterm birth: A randomized trial. *Early Human Development, 103*, 17–25. https://doi.org/10.1016/j.earlhumdev.2016.05.007

Chan, E., Leong, P., Malouf, R. & Quigley, M. (2016). Long-term cognitive and school outcomes of late-preterm and early-term births: A systematic review. *Child: Care, health and development, 42*, 297–312. https://doi.org/10.1111/cch.12320

Charkaluk, M., Truffert, P., Marchand-Martin, L., Mur, S., Kaminski, M., Ancel, P. & Pierrat, V. (2011). Very preterm children free of disability or delay at age 2: Predictors of schooling at age 8. A population-based longitudinal study. *Early Human Development, 87*, 297–302. https://doi.org/10.1016/j.earlhumdev.2011.01.033

Chatoor, I., Getson, P. & Menvielle, E. (1997). A feeding scale for research and clinical practice to assess mother-infant interactions in the first three years of life. *Infant Mental Health Journal, 18*, 76–91. https://doi.org/10.1002/(SICI)1097-0355(199721)18:1<76::AID-IMHJ6>3.0.CO;2-Z

Cheong, J., Anderson, P., Burnett, A., Roberts, G., Davis, N., Hickey, L. et al. (2017). Changing neurodevelopment at 8 years in children born extremely preterm since the 1990s. *Pediatrics, 139*, e20164086. https://doi.org/10.1542/peds.2016-4086

Claas, M., de Vries, L., Bruinse, H., van Haastert, I., Venema, M., Peelen, L. & Koopman, C. (2011). Neurodevelopmental outcome over time of preterm born children <750 g at birth. *Early Human Development, 87*, 183–191. https://doi.org/10.1016/j.earlhumdev.2010.12.002

Cooper, P. & Murray, L. (1997). The impact of psychological treatments of postpartum depression on maternal mood and infant development. In L. Murray & P. Cooper (Eds.), *Postpartum depression and child development* (pp. 201–220). New York: Guilford.

Crittenden, P. (2005). Der CARE-Index als Hilfsmittel für Früherkennung, Intervention und Forschung. *Frühförderung interdisziplinär, 24*, 99–106.

Currie, E., Chrstian, B., Hinds, P., Perna, S., Robinson, C., Day, S. et al. (2019). Life after loss: Parent bereavement and coping experiences after infant death in the neonatal intensive care unit. *Death Studies, 43*, 333–342. https://doi.org/10.1080/07481187.2018.1474285

Davis, D., Stewart, M. & Harmon, R. (1989). Postponing pregnancy after perinatal death: Perspectives on doctors' advice. *American Academy of Child and Adolescent Psychiatry, 28*, 481–487. https://doi.org/10.1097/00004583-198907000-00002

De Jong, M., Verhoeven, M. & van Baar, A. (2012). School outcome, cognitive functioning, and behavior problems in moderate and late preterm children and adults: A review. *Seminars of Fetal and Neonatal Medicine, 17*, 163–169. https://doi.org/10.1016/j.siny.2012.02.003

Delobel-Ayoub, M., Arnaud, C., White-Koning, M., Caspar, C., Pierrat, V. & Garel, M. (2009). Behavioral problems and cognitive performance at 5 years of age after very preterm birth: The EPIPAGE study. *Pediatrics, 123*, 1485–1492. https://doi.org/10.1542/peds.2008-1216

Deneke, C. & Lüders, B. (2003). Besonderheiten der Interaktion zwischen psychisch kranken Eltern und ihren kleinen Kindern. *Praxis der Kinderpsychologie und Kinderpsychiatrie, 52*, 171–181.

Elgen, I., Sommerfelt, K. & Markestad, T. (2002). Population based, controlled study of behavioural problems and psychiatric disorders in low birthweight children at 11 years of age. *Archives of Diseases in Children, 87*, F128–F132. https://doi.org/10.1136/fn.87.2.F128

Erickson, M. & Egeland, B. (2006). *Die Stärkung der Eltern-Kind-Bindung: Frühe Hilfen für die Arbeit mit Eltern von der Schwangerschaft bis zum zweiten Lebensjahr des Kindes durch das STEEP-Programm.* Stuttgart: Klett-Cotta.

Evans, T., Whittingham, K. & Boyd, R. (2012). What helps the mother of a preterm infant become secure attached, responsive and well-adjusted? *Infant Behavior and Development, 35*, 1–11. https://doi.org/10.1016/j.infbeh.2011.10.002

Evans, T., Whittingham, K., Sanders, M., Colditz, P. & Boyd, R. (2014). Are parenting interventions effective in improving the relationship between mothers and their preterm infants? *Infant Behavior and Development, 37*, 131–154. https://doi.org/10.1016/j.infbeh.2013.12.009

Farooqi, A., Hagglof, B., Sedin, G., Gothefors, L. & Serenius, F. (2007). Mental health and social competencies of 10- to 12-year old children born at 23 to 25 weeks of gestation in the 1990s: A Swedish national prospective follow-up study. *Pediatrics, 120*, 118–133. https://doi.org/10.1542/peds.2006-2988

Feldman, R. (2004). Mother-infant skin-to-skin contact (Kangaroo care). *Infants and Young Children, 17*, 145–161. https://doi.org/10.1097/00001163-200404000-00006

Feldman, R., Rosenthal, Z. & Eidelman, A. (2014). Maternal-preterm skin-to-skin contact enhances child physiological organization and cognitive control across the first 10 years of life. *Biological Psychiatry, 75*, 56–64. https://doi.org/10.1016/j.biopsych.2013.08.012

Feniger-Schaal, R. & Oppenheim, D. (2013). Resolution of the diagnosis and maternal sensitivity among mothers of children with intellectual disability. *Research in Developmental Disabilities, 34*, 306–313. https://doi.org/10.1016/j.ridd.2012.08.007

Field, T., Ignatoff, E. & Stringer, S. (1982). Nonnutritive sucking during tube feedings: Effects on preterm neonates in an intensive care unit. *Pediatrics, 70*, 381–384.

Flacking, R., Ewald, U., Nyqvist, K. & Starrin, B. (2006). Trustful bonds: A key to "becoming a mother" and to reciprocal breastfeeding. Stories of mothers of very preterm infants at a neonatal unit. *Social Science & Medicine, 62*, 70–80. https://doi.org/10.1016/j.socscimed.2005.05.026

Forcada-Guex, M., Borghini, A., Pierrehumbert, B., Ansermet, F. & Muller-Nix, C. (2011). Prematurity, maternal posttraumatic stress and consequences on the mother-child relationship. *Early Human Development, 87*, 21–26. https://doi.org/10.1016/j.earlhumdev.2010.09.006

Forcada-Guex, M., Pierrehumbert, B., Borghini, A., Moessinger, A. & Müller-Nix, C. (2006). Early dyadic patterns of mother-infant interactions and outcomes of prematurity at 18 months. *Pediatrics, 118*, e107–e114. https://doi.org/10.1542/peds.2005-1145

Foster-Cohen, S., Edgin, J., Champion, P. & Woodward, L. (2007). Early delayed language development in very preterm infants: Evidence from the Mac Arthur-Bates CDI. *Journal of Child Language, 34*, 655–675. https://doi.org/10.1017/S0305000907008070

Fucile, S., Gisel, E., McFarland, D. & Lau, C. (2011). Oral and non-oral sensorimotor interventions enhance oral feeding performance in preterm infants. *Developmental Medicine and Child Neurology, 53*, 829–835. https://doi.org/10.1111/j.1469-8749.2011.04023.x

Furman, L. & O'Riordan, M. (2006). How do mothers feel about their very low birth weight infants? Development of a new measure. *Infant Mental Health Journal, 27*, 152–172. https://doi.org/10.1002/imhj.20086

Garcia-Coll, C., Emmons, L. & Vohr, B. (1988). Behavioral responsiveness in preterm infants with intraventricular hemorrhage. *Pediatrics, 81*, 412–418.

Garcia-Coll, C., Halperin, L., Vohr, B., Seifer, R. & Oh, W. (1992). Stability and correlates of change of early temperament in preterm and full-term infants. *Infant Behavior and Development, 15*, 137–153. https://doi.org/10.1016/0163-6383(92)80020-U

Gerstein, E., Poehlmann-Tynan, J. & Clark, R. (2015). Mother-child interactions in the NICU: Relevance and implications for later parenting. *Journal of Pediatric Psychology, 40*, 33–44. https://doi.org/10.1093/jpepsy/jsu064

Gondwe, K. & Holditch-Davis, D. (2015). Posttraumatic stress symptoms in mothers of preterm infants. *International Journal of Africa Nursing Sciences, 3*, 8–17. https://doi.org/10.1016/j.ijans.2015.05.002

Goodman, S. (2007). Depression in mothers. *Annual Review of Clinical Psychology, 3*, 107–135. https://doi.org/10.1146/annurev.clinpsy.3.022806.091401

Goodman, S., Broth, M., Hall, C. & Stowe, Z. (2008). Treatment of postpartum depression in mothers: Secondary benefits to the infants. *Infant Mental Health Journal, 29*, 492–513.

Goodman, S., Rouse, M., Connell, A., Robbins Broth, M., Hall, C. & Heyward, D. (2011). Maternal depression and child psychopathology: A meta-analytic review. *Clinical Child and Family Psychology Review, 14*, 1–27. https://doi.org/10.1007/s10567-010-0080-1

Gross, T., Spiker, D. & Haynes, C. (1997). *Helping low birth weight, premature babies. The Infant Health and Development Program*. Stanford, CA: Stanford University Press.

Grunau, R., Holsti, L. & Peters, J. (2006). Long-term consequences of pain in human neonates. *Seminars in Fetal & Neonatal Medicine, 11*, 268–275. https://doi.org/10.1016/j.siny.2006.02.007

Grunau, R. & Whitfield, M. (2004). Psychosocial and academic characteristics of extremely low birth weight (< 800 g) adolescents who are free of major impairment compared with term-born control subjects. *Pediatrics, 114*, e725–732.

Gueron-Sela, N., Atzaba-Poria, N., Meiri, G. & Marks, K. (2015). The caregiving environment and developmental outcomes of preterm infants: Diathesis stress or differential susceptibility effects? *Child Development, 86*, 1014–1030. https://doi.org/10.1111/cdev.12359

Hack, M., Taylor, G., Drotar, D., Schluchter, M., Cartar, L. & Wilson-Costello, D. (2005). Poor predictive validity of the Bayley Scales of Infant Development for cognitive function of extremely low birth weight children at school age. *Pediatrics, 116*, 333–341. https://doi.org/10.1542/peds.2005-0173

Hack, M., Taylor, H. & Klein, N. (1994). School-age outcomes in children with birth weight under 750 g. *New England Journal of Medicine, 331*, 753–759. https://doi.org/10.1056/NEJM199409223311201

Hagekull, B., Bohlin, G. & Rydell, A. (1997). Maternal sensitivity, infant temperament, and the development of early feeding problems. *Infant Mental Health Journal, 18*, 92–106. https://doi.org/10.1002/(SICI)1097-0355(199721)18:1<92::AID-IMHJ7>3.0.CO;2-2

Hendrickson, K. (2009). Morbidity, mortality, and parental grief: A review of the literature on the relationship between the death of a child and the subsequent health of parents. *Palliative Supportive Care, 7*, 109–119. https://doi.org/10.1017/S1478951509000133

Hille, E., DenOuden, L. & Bauer, L. (1994). School performance at nine years of age in very premature and very low birth weight infants: Perinatal risk factors and predicators at five years of age. *Journal of Pediatrics, 125*, 426–434. https://doi.org/10.1016/S0022-3476(05)83290-1

Hintz, S., Kendrick, D., Stoll, B., Vohr, B., Fanaroff, A., Donovan, E. et al. (2005). Neurodevelopmental and growth outcomes of extremely low birth weight infants after necrotizing enterocolitis. *Pediatrics, 115*, 696–703. https://doi.org/10.1542/peds.2004-0569

Hobson, R., Patrick, M., Carndell, L., Garcia-Perez, R. & Lee, A. (2005). Personal relatedness and attachment in infants of mothers with borderline personality disorder. *Development and Psychopathology, 17*, 329–347.

Höck, S. (2009). Harl.e.kin-Nachsorge. *Frühförderung interdisziplinär, 28*, 130–132.

Höck, S. & Mampe-Keller, B. (2015). *Implementierung der Harl.e.kin-Nachsorge in Bayern*. München: Arbeitsstelle Frühförderung Bayern, München.

Holditch-Davis, D., Miles, M., Weaver, M., Black, B. & Beeber, L. (2009). Patterns of distress in African-American mothers of preterm infants. *Journal of Behavioral and Developmental Pediatrics, 30*, 193–205. https://doi.org/10.1097/DBP.0b013e3181a7ee53

Holditch-Davis, D., White-Traut, R., Levy, J., O'Shea, M., Geraldo, V. & David, R. (2014). Maternally administered interventions for preterm infants in the NICU: Effects on maternal psychological distress and mother-infant relationship. *Infant Behavior and Development, 37*, 695–710. https://doi.org/10.1016/j.infbeh.2014.08.005

Hornman, J., de Winer, A., Kerstjens, J., Bos, A. & Rijneveld, S. (2016). Emotional and behavioral problems of preterm and full-term children at school entry. *Pediatrics, 137*, e20152255. https://doi.org/10.1542/peds.2015-2255

Hornstein, C., Trautmann-Villalba, P., Hohm, E., Rave, E., Wortmann-Fleischer, S. & Schwarz, M. (2007). Interaktionales Therapieprogramm für Mütter mit postpartalen psychischen Störungen. Erste Ergebnisse eines Pilotprojektes. *Nervenarzt, 6*, 1–6.

Horwitz, S., Storfer-Isser, A., Kerker, B. & Lilo, E. (2015). A model for the development of mothers' perceived vulnerability of preterm infants. *Journal of Developmental and Behavioral Pediatrics, 36*, 371–380. https://doi.org/10.1097/DBP.0000000000000173

Hynan, M., Mounts, K. & Vanderbilt, D. (2013). Screening parents of high-risk infants for emotional distress: Rationale and recommendations. *Journal of Perinatology, 33*, 748–753. https://doi.org/10.1038/jp.2013.72

Ingram, J., Redshaw, M., Manns, S., Beasant, L., Johnson, D., Fleming, P. & Pontin, D. (2017). "Giving us hope". Parent and neonatal staff views and expectations of a planned family-centred discharge process (Train-to-Home). *Health Expectations, 20*, 751–759. https://doi.org/10.1111/hex.12514

Ishii, N., Kono, Y., Yonemoto, N., Kusuda, S. & Fujimura, M. (2013). Outcomes of infants born at 22 and 23 weeks' gestation. *Pediatrics, 132*, 62–71.

Jaekel, J., Wolke, D. & Chernova, J. (2012). Mother and child behaviour in very preterm and term dyads at 6 and 8 years. *Developmental Medicine and Child Neurology, 54*, 716–723. https://doi.org/10.1111/j.1469-8749.2012.04323.x

Johnson, S., Hennessy, E., Smith, R., Trikic, R., Wolke, D. & Marlow, N. (2009). Academic attainment and special educational needs in extremely preterm children at 11 years of age: The EPICure study. *Archives of Diseases in Childhood, 94*, F283–F289. https://doi.org/10.1136/adc.2008.152793

Johnson, S., Ring, W., Anderson, P. & Marlow, N. (2005). Randomised trial of parental support for families with very preterm children: Outcome at 5 years. *Archives of Diseases in Childhood, 90*, 909–915. https://doi.org/10.1136/adc.2004.057620

Jones, K., Champion, P. & Woodward, L. (2013). Social competence of preschool children born very preterm. *Early Human Development, 89*, 795–802. https://doi.org/10.1016/j.earlhumdev.2013.06.008

Jotzo, M. & Poets, C. (2005). Helping parents cope with the trauma of premature birth: an evaluation of a trauma-preventive psychological intervention. *Pediatrics, 115*, 915–919. https://doi.org/10.1542/peds.2004-0370

Jotzo, M. & Schmitz, B. (2002). Traumatisierung der Eltern durch die Frühgeburt ihres Kindes. *Psychotraumatologie, 3* (3), 38. https://doi.org/10.1055/s-2002-33383

Jungmann, T. (2006). Unreife bei Geburt. Ein Risikofaktor für Sprachentwicklungsstörungen? *Kindheit und Entwicklung, 15*, 182–194. https://doi.org/10.1026/0942-5403.15.3.182

Kaaresen, P., Ronning, J., Tunby, J., Nordhov, S., Ulvund, S. & Dahl, L. (2008). A randomized controlled trial of an early intervention program in low birth weight children: Outcome at 2 years. *Early Human Development, 84*, 201–209. https://doi.org/10.1016/j.earlhumdev.2007.07.003

Kaaresen, P., Ronning, J., Ulvund, S. & Dahl, L. (2006). A randomized, controlled trial of the effectiveness of an early-intervention program in reducing parenting stress after preterm birth. *Pediatrics, 118*, e9–e19. https://doi.org/10.1542/peds.2005-1491

Keren, M., Feldman, R., Eidelman, A., Sirota, L. & Lester, B. (2003). Clinical inerview for high-risk parents of premature infants (CLIP) as a predictor of early disruptions in the mother-infant relationship at the nursery. *Infant Mental Health Journal, 24*, 93–110.

Kerr-Wilson, C., Mackay, D., Smith, G. & Pell, J. (2011). Meta-analysis of the association between preterm delivery and intelligence. *Journal of Public Health, 34*, 209–216.

Kersten-Alvarez, L., Hosman, C., Riksen-Walraven, M., van Doesum, K. & Hoefnagels, C. (2011). Which preventive interventions effectively enhance depressed mothers' sensitivity? A meta-analysis. *Infant Mental Health Journal, 32*, 362–376. https://doi.org/10.1002/imhj.20301

Kersting, A. (2004). Maternal posttraumatic stress response after the birth of a very low birth-weight infant. *Journal of Psychosomatic Research, 57*, 473–476. https://doi.org/10.1016/j.jpsychores.2004.03.011

Kersting, A. & Wagner, B. (2012). Complicated grief after perinatal loss. *Dialogues in Clinical Neuroscience, 14*, 187–194.

Kerwin, M. (1999). Empirically supported treatments in pediatric psychology: Severe feeding problems. *Journal of Pediatric Psychology, 24*, 193–214. https://doi.org/10.1093/jpepsy/24.3.193

Kirk, S. (1998). Families' experience of caring at home for a technology-dependent child: a review of the literature. *Child: Care, health and development, 24*, 101–114. https://doi.org/10.1046/j.1365-2214.1998.00043.x

Kirk, S. & Glendinning, C. (2004). Developing services to support parents caring for a technology-dependent child at home. *Child: Care, health and development, 30*, 209–218. https://doi.org/10.1111/j.1365-2214.2004.00393.x

Klebanov, P., Brooks-Gunn, J. & McCormick, M. (2001). Maternal coping strategies and emotional distress: Results of an early intervention program for low birth weight young children. *Developmental Psychology, 37*, 654–667. https://doi.org/10.1037/0012-1649.37.5.654

Kleberg, A., Hellström-Westas, L. & Widström, A. (2007). Mothers' perception of Newborn Individualized Developmental Care and Assessment Program (NIDCAP) as compared to conventional care. *Early Human Development, 83*, 403–411. https://doi.org/10.1016/j.earlhumdev.2006.05.024

Koldewijn, K., van Wassenaer, A., Wolf, M., Meijssen, D., Houtzager, B., Beelen, A. et al. (2010). A neurobehavioral intervention and assessment program in very low birth weight infants: Outcome at 24 months. *Journal of Pediatrics, 156*, 359–365. https://doi.org/10.1016/j.jpeds.2009.09.009

Koldewijn, K., Wolf, M., van Wassenaer, A. & Mejssen, D. (2009). The Infant Behavioral Assessment and Intervention Program for very low birth weight infants at 6 months corrected age. *Journal of Pediatrics, 154*, 33–38. https://doi.org/10.1016/j.jpeds.2008.07.039

Korja, R., Ahlqvist-Björkroth, S., Savonlahti, E., Stolt, S., Haataja, L., Lapinleimu, H. et al. (2010). Relations between maternal attachment representations and the quality of mother-infant interaction in preterm and full-term infants. *Infant Behavior and Development, 33*, 330–336. https://doi.org/10.1016/j.infbeh.2010.03.010

Korja, R., Latva, R. & Lehtonen, L. (2012). The effects of preterm birth on mother-infant interaction and attachment during the infant's first two years. *Acta Obstetricia et Gynecologica Scandinavica, 91*, 164–173. https://doi.org/10.1111/j.1600-0412.2011.01304.x

Korja, R., Maunu, J., Kirjavainen, J., Savonlahti, E., Haataja, L., Lapinleima, H. et al. (2008). Mother-infant interaction is influenced by the amount of holding in preterm infants. *Early Human Development, 84*, 257–267. https://doi.org/10.1016/j.earlhumdev.2007.06.006

Kurstjens, S. & Wolke, D. (2001). Postnatale und später auftretende Depressionen bei Müttern: Prävalenz und Zusammenhänge mit obstetrischen, soziodemographischen sowie psychosozialen Faktoren. *Zeitschrift für Klinische Psychologie und Psychotherapie, 30*, 33–41. https://doi.org/10.1026/0084-5345.30.1.33

Kyno, N., Ravn, I., Lindemann, R., Smeby, N., Torgersen, A. & Gundersen, T. (2013). Parents of preterm-born children: Sources of stress and worry and experiences with an early intervention programme – a qualitative study. *BMC Nursing, 12*, 28. https://doi.org/10.1186/1472-6955-12-28

Landry, S., Smith, K., Miller-Loncar, C. & Swank, P. (1997). Predicting cognitive-language and social growth curves from early maternal behaviors in children at varying degrees of biological risk. *Developmental Psychology, 33*, 1040–1053. https://doi.org/10.1037/0012-1649.33.6.1040

Landry, S., Smith, K. & Swank, P. (2003). The importance of parenting during early childhood for school-age development. *Developmental Neuropsychology, 24*, 559–591. https://doi.org/10.1080/87565641.2003.9651911

Landry, S., Smith, K. & Swank, P. (2006). Responsive parenting: Establishing early foundations for social, communication, and independent problem-solving skills. *Developmental Psychology, 42*, 627–642. https://doi.org/10.1037/0012-1649.42.4.627

Landry, S., Smith, K., Swank, P. & Guttentag, C. (2008). A responsive parenting intervention: The optimal timing acreoss early childhood for impacting maternal behaviors and child outcomes. *Developmental Psychology, 44*, 1335–1353. https://doi.org/10.1037/a0013030

Larroque, B., Ancel, P., Manet, S., Marchand, L. & Andre, M. (2008). Neurodevelopmental disabilities and special care of 5-year-olf children born before 33 weeks of gestation (the EPIPAGE study): A longitudinal cohort study. *Lancet, 371*, 813–820. https://doi.org/10.1016/S0140-6736(08)60380-3

Laucht, M., Esser, G., Schmidt, M., Ihle, W., Marcus, A., Stöhr, R. & Weindrich, D. (1996). Viereinhalb Jahre danach: Mannheimer Risikokinder im Vorschulalter. *Zeitschrift für Kinder- und Jugendpsychiatrie, 24*, 67–81.

Lawhon, G. (1997). Providing developmentally supportive care in the Newborn Intensive Care Unit: An evolving challenge. *Journal of Perinatal and Neonatal Nursing, 10*, 48–61. https://doi.org/10.1097/00005237-199703000-00013

Lefkowitz, D., Baxt, C. & Evans, J. (2010). Prevalence and correlates of posttraumatic stress and postpartum depression in parents of infants in the Neonatal Intensive Care Unit (NICU). *Journal of Clinical Psychology in Medical Settings, 17*, 230–237. https://doi.org/10.1007/s10880-010-9202-7

Lenz, A. (2005). *Kinder psychisch kranker Eltern.* Göttingen: Hogrefe.

Lettgen, B. & Jotzo, M. (2001). Die kritische Zeit: Frühchen-Eltern nach der Geburt. *Kinderärztliche Praxis, 5*, 316–326.

Li, J., Laursen, T., Precht, D., Olsen, J. & Mortensen, P. (2005). Hospitalization for mental illness among parents after the death of a child. *New England Journal of Medicine, 352*, 1190–1196. https://doi.org/10.1056/NEJMoa033160

Lindberg, L., Bohlin, G., Hagekull, B. & Palmerus, K. (1996). Interactions between mothers and infants showing food refusal. *Infant Mental Health Journal, 17*, 334–347. https://doi.org/10.1002/(SICI)1097-0355(199624)17:4<334::AID-IMHJ5>3.0.CO;2-M

Lindström, K., Lindblad, F. & Hjern, A. (2011). Preterm birth and attention-deficit/hyperactivity disorder in schoolchildren. *Pediatrics, 127*, 858–865. https://doi.org/10.1542/peds.2010-1279

Louch, G. (1993). Chronic lung disease. In M. Krajicek & R. Tompkins (Eds.), *The medically fragile infant* (pp. 61–76). Austin, TX: Pro-Ed.

Luu, T., Vohr, B. & Allan, W. (2011). Evidence for catch-up in cognition and receptive vocabulary among adolescents born very preterm. *Pediatrics, 128*, 313–322. https://doi.org/10.1542/peds.2010-2655

Lyman, R., Wurtele, S. & Wilson, D. (1985). Psychological effects on parents of home and hospital apnea monitoring. *Journal of Pediatric Psychology, 10*, 439–448. https://doi.org/10.1093/jpepsy/10.4.439

Maguire, C., Walther, F., Sprij, A., Le Cessie, S., Wit, J. & Veen, S. (2009). Effects of individualized developmental care in a randomized trial of preterm infants <32 weeks. *Pediatrics, 124*, 1021–1030. https://doi.org/10.1542/peds.2008-1881

Mahoney, G., Boyce, G., Fewell, R., Spiker, D. & Wheeden, C. (1998). The relationship of parent-child interaction to the effectiveness of early intervention services for at-risk children and children with disabilities. *Topics in Early Childhood Special Education, 18*, 5–17. https://doi.org/10.1177/027112149801800104

Main, M. & Goldwyn, R. (1994). *Adult Attachment Scoring and Classification Systems.* Berkeley: University of California.

Manno, C., Fox, C., Eicher, P. & Kerwin, M. (2005). Early oral-motor interventions for pediatric feedings problems: What, when and how. *Journal of Early Intensive Behavioral Intervention, 2*, 145–159. https://doi.org/10.1037/h0100310

Margolin, H., Fraser, J. & Lenton, S. (2004). Parental experience of services when their child requires long-term ventilation. *Child: Care, health and development, 30*, 257–264. https://doi.org/10.1111/j.1365-2214.2004.00414.x

Marlow, N., Wolke, D., Bracewell, M. & Samara, M. (2005). Neurologic and developmental disability at six years of age after extremely preterm birth. *New England Journal of Medicine, 352*, 9–19. https://doi.org/10.1056/NEJMoa041367

McAnulty, G., Duffy, F., Kosta, S. & Weisenfeld, N. (2012). School effects of the Newborn Individualized Developmental Care and Assessment Program for preterm medically low-risk preterm infants: Preliminary findings. *Journal of Clinical Neonatology, 1*, 184–194. https://doi.org/10.4103/2249-4847.105982

McCarton, C., Brooks-Gunn, J., Wallace, I., Bauer, C.R., Bennett, F.C., Bernbaum, J.C. et al. (1997). Results of age 8 years of early intervention for low-birth-weight premature infants. The Infant Health and Development Program. *Journal of the American Medical Association, 277*, 126–132. https://doi.org/10.1001/jama.277.2.126

McCormick, M., Brooks-Gunn, J., Buka, S., Goldman, J., Yu, J., Salganik, M. et al. (2006). Early intervention in low birth weight premature infants. Results at 18 years for the Infant Health and Development Program. *Pediatrics, 117*, 771–780. https://doi.org/10.1542/peds.2005-1316

McDermott, B., Mamun, A., Najman, J., Williams, G., O'Callaghan, M. & Bor, W. (2008). Preschool children perceived by mothers as irregular eaters: Physical and psychosocial predictors from a birth cohort study. *Journal of Developmental and Behavioral Pediatrics, 29*, 197–205. https://doi.org/10.1097/DBP.0b013e318163c388

McGowan, J., Alderdice, F., Homes, V. & Johnston, L. (2011). Early childhood development of late-preterm infants: A systematic review. *Pediatrics, 127*, 1111–1124. https://doi.org/10.1542/peds.2010-2257

McManus, B. & Poehlmann, J. (2012). Parent-child interaction, maternal depressive symptoms and preterm infant cognitive function. *Infant Behavior and Devleopment, 35*, 489–495. https://doi.org/10.1016/j.infbeh.2012.04.005

McSpedden, M., Mullan, B., Sharpe, L., Breen, L. & Lobb, E. (2017). The presence and predictors of complicated grief symptoms in perinatally bereaved mothers from a bereavement support organization. *Death Studies, 41*, 112–117. https://doi.org/10.1080/07481187.2016.1210696

Meijssen, D., Wolf, M., Koldewijn, K., van Baar, A. & Kok, J. (2011). Maternal psychological distress in the first two years after very preterm birth and early intervention. *Early Child Development and Care, 181*, 1–11. https://doi.org/10.1080/03004430903159852

Melnyk, B., Crean, H., Feinstein, N. & Gairbanks, E. (2008). Maternal anxiety and depression following a premature infants' discharge from the NICU: Explanatory effects of the COPE program. *Nursing Research, 57*, 383–394. https://doi.org/10.1097/NNR.0b013e3181906f59

Meyer, E., Garcia Coll, C., Leser, B., Boukydis, Z., McDonough, S. & Oh, W. (1994). Family-based intervention improves maternal psychological well-being and feeding interaction of preterm infants. *Pediatrics, 93*, 241–246.

Meyer, E., Garcia-Coll, C., Seifer, R., Ramos, A., Kilis, E. & Oh, W. (1995). Psychological distress in mothers of preterm infants. *Journal of Developmental and Behavioral Pediatrics, 16*, 412–417.

Meyer, E., Zeanah, C., Boukydis, Z. & Lester, B. (1993). A clinical interview for parents of high-risk infants: concept and applications. *Infant Mental Health Journal, 14*, 192–207. https://doi.org/10.1002/1097-0355(199323)14:3<192::AID-IMHJ2280140305>3.0.CO;2-R

Mikkola, K., Ritari, N., Tommiska, V., Salokrpi, T. & Lehtonen, L. (2005). Neurodevelopmental outcome at 5 years of age of a national cohort of extremely low birth weight infants who were born in 1996–1997. *Pediatrics, 116*, 1391–1400. https://doi.org/10.1542/peds.2005-0171

Miles, M. (1991). *Parental Stressor Scale: Neonatal Intensive Care Unit. Manual.* Chapel Hill, NC: University of North Carolina.

Miles, M., Funk, S. & Carlson, J. (1993). Parental stressor scale: Neonatal intensive care unit. *Nursing Research, 42*, 148–152. https://doi.org/10.1097/00006199-199305000-00005

Miles, M. & Holditch-Davis, D. (1995). Compensatory parenting: How mothers describe parenting their 3-year-old, prematurely born children. *Journal of Pediatric Nursing, 10*, 243–253. https://doi.org/10.1016/S0882-5963(05)80021-1

Miles, S., Holditch-Davis, D., Schwartz, T. & Scher, M. (2007). Depressive symptoms in mothers of prematurely born infants. *Journal of Developmental and Behavioral Pediatrics, 28*, 36–44. https://doi.org/10.1097/01.DBP.0000257517.52459.7a

Minde, K., Perrotta, M. & Marton, P. (1985). Maternal caretaking and play with full-term and premature infants. *Journal of Child Psychology and Psychiatry, 26*, 231–244. https://doi.org/10.1111/j.1469-7610.1985.tb02262.x

Minde, K., Rosenberg, N. & Marton, P. (1980). Self-help groups in a premature nursery – controlled evaluation. *Journal of Pediatrics, 96*, 933.

Mindell, J., Kuhn, B., Lewin, D., Meltzer, L. & Sadeh, A. (2006). Behavioral treatment of bedtime problems and night wakings in infants and young children. *Sleep, 29*, 1263–1276.

Montirosso, R., Del Prete, A., Bellu, R., Tronick, E. & Borgatti, R. (2012). Level of NICU quality of developmental care and neurobehavioral performance in very preterm infants. *Pediatrics, 129*, e1129. https://doi.org/10.1542/peds.2011-0813

Montirosso, R., Fedeli, C., Del Prete, A., Calciolari, G. & Borgatti, R. (2014). Maternal stress and depressive symptoms associated with quality of developmental care in 25 Italian Neonatal Intensive Care Units: A cross sectional observational study. *International Journal of Nursing Studies, 51*, 994–1002. https://doi.org/10.1016/j.ijnurstu.2013.11.001

Montirosso, R., Giusti, L., De Carli, P., Tronick, E. & Borgatti, R. (2018). Developmental care, neonatal behavior and postnatal depressive symptomatology predict internalizing problems at 18 months for very preterm children. *Journal of Perinatatology, 38*, 191–195. https://doi.org/10.1038/jp.2017.148

Muller-Nix, C., Forcada-Guex, M., Pierrehumbert, B., Jaunin, L., Borghini, A. & Ansermet, F. (2004). Prematurity, maternal stress and mother-child interactions. *Early Human Development, 79*, 145–158. https://doi.org/10.1016/j.earlhumdev.2004.05.002

Neel, M., Stark, A. & Maitre, N. (2018). Parenting style impacts cognitive and behavioural outcomes of former preterm infants: A systematic review. *Child: Care, health and development, 44*, 507–515. https://doi.org/10.1111/cch.12561

Newnham, C., Milgrom, J. & Skouteris, H. (2009). Effectiveness of a modified mother-infant transaction program on outcomes for preterm infants from 3 to 24 months of age. *Infant Behavior and Development, 32*, 17–26. https://doi.org/10.1016/j.infbeh.2008.09.004

Nöcker-Ribaupierre, M. (1995). *Auditive Stimulation nach Frühgeburt*. Stuttgart: Fischer.

Nylen, K., Moran, T., Franklin, C. & O'Hara, M. (2006). Maternal depression: A review of relevant treatment approaches for mothers and infants. *Infant Mental Health Journal, 27*, 327–343. https://doi.org/10.1002/imhj.20095

Ohlsson, A. & Jacobs, S. (2013). NIDCAP: A systematic review and meta-analyses of randomized controlled trials. *Pediatrics, 131*, e881. https://doi.org/10.1542/peds.2012-2121

Olafsen, K., Ronning, J., Handegard, B., Ulvund, S., Dahl, L. & Kaaresen, P. (2012). Regulatory competence and social communication in term and preterm infants at 12 months corrected age. Results from a randomized controlled trial. *Infant Behavior and Development, 35*, 140–149. https://doi.org/10.1016/j.infbeh.2011.08.001

Orton, J., Spittle, A., Doyle, L., Anderson, P. & Boyd, R. (2009). Do early intervention programmes improve cognitive and motor outcomes for preterm infants after discharge? A systematic review. *Developmental Medicine and Child Neurology, 51*, 851–859. https://doi.org/10.1111/j.1469-8749.2009.03414.x

Panagl, A., Kohlhauser, C., Fuiko, R. & Pollak, A. (2002). Stress on parents in neonatological intensive care units – Self-assessment versus external evaluation. *Geburtshilfe und Frauenheilkunde, 62*, 369–375.

Papousek, M. (1994). *Vom ersten Schrei zum ersten Wort*. Bern: Huber.

Papousek, M. (1996). Die intuitive elterliche Kompetenz in der vorsprachlichen Kommunikation als Ansatz zur Diagnostik von präverbalen Beziehungsstörungen. *Kindheit und Entwicklung, 5*, 140–146.

Papousek, M. & Hofacker, N. von (1998). Persistent crying in early infancy: A non-trivial condition of risk for the developing mother-infant relationship. *Child: Care, health and development, 24*, 395–424.

Papousek, M., Schieche, M. & Wurmser, H. (2004). *Regulationsstörungen der frühen Kindheit: Frühe Risiken und Hilfen im Entwicklungskontext der Eltern-Kind-Beziehungen*. Bern: Huber.

Pascal, A., Govaert, P., Oostra, A., Naulaers, G., Ortibus, E. & van den Broeck, C. (2018). Neurodevelopmental outcome in very preterm and very-low-birthweight infants born over the past decade: A meta-analytic review. *Developmental Medicine and Child Neurology, 60*, 342–344. https://doi.org/10.1111/dmcn.13675

Pederson, D., Bento, S., Chance, G., Evans, B. & Fox, M. (1987). Maternal emotional responses to preterm birth. *American Journal of Orthopsychiatry, 47*, 15–21. https://doi.org/10.1111/j.1939-0025.1987.tb03504.x

Peters, K., Rosychuk, R., Hendson, L. & Core, J. (2009). Improvement of short- and long-term outcomes for very low birth weight infants: The Edmonton NIDCAP trial. *Pediatrics, 124*, 1009–1020. https://doi.org/10.1542/peds.2008-3808

Petit, A., Eutrope, J., Thierry, A., Bednarek, N., Aupetit, L., Saad, S. et al. (2016). Mother's emotional and posttraumatic reactions after a preterm birth: The mother-infant interaction is at stake 12 months after birth. *PLoS One, 11*, e0151091. https://doi.org/10.1371/journal.pone.0151091

Pianta, R. & Marvin, R. (1993). *Manual for classification of the reaction to diagnosis interview*. Charlottesville, VA: University of Virginia.

Pianta, R., Marvin, R., Britner, P. & Borowitz, K. (1996). Mothers' resolution of their children's diagnosis: Organized patterns of caregiving representations. *Infant Mental Health Journal, 17*, 239–256. https://doi.org/10.1002/(SICI)1097-0355(199623)17:3<239::AID-IMHJ4>3.0.CO;2-J

Pierrehumbert, B., Nicole, A., Muller-Nix, C., Forcada-Guex, M. & Ansermet, F. (2003). Parental post-traumatic reactions after premature birth: Implications for sleeping and eating problems in infants. *Archives of Diseases in Childhood, 88*, F400–404.

Poehlmann, J., Gerstein, E., Burnson, C., Weymouth, L., Bolt, D., Maleck, S. & Schwichtenberg, A. (2015). Risk and resilience in preterm children at age 6. *Development and Psychopathology, 27*, 843–858. https://doi.org/10.1017/S095457941400087X

Poehlmann, J., Hane, A., Burnson, C., Maleck, S., Hamburger, E. & Shah, P. (2012). Preterm infants who are prone to distress: Differential effects of parenting on 36-month behavioral and cognitive outcomes. *Journal of Child Psychology and Psychiatry, 53*, 1018–1025. https://doi.org/10.1111/j.1469-7610.2012.02564.x

Poehlmann, J., Schwichtenberg, A., Shlafer, R., Hahn, E., Bianchi, J. & Warner, R. (2011). Emerging self-regulation in toddlers born preterm or low birth weight: Differential susceptibility to parenting? *Developmental and Psychopathology, 23*, 177–193. https://doi.org/10.1017/S0954579410000726

Potijk, M., Kerstjens, J., Bos, A., Reijeveld, S. & de Winter, A. (2013). Developmental delay in moderately preterm-born children with low socioeconomic status: Risks multiply. *Journal of Pediatrics, 163*, 1289–1295. https://doi.org/10.1016/j.jpeds.2013.07.001

Porz, F., Podeswik, A. & Erhardt, H. (2005). Case Management in der Sozialpädiatrie. Das Augsburger Modell. In P. Löcherbach, W. Klug, R. Remmel-Faßbender & W. Wendt (Hrsg.), *Case Management* (S. 88–108). München: Reinhardt.

Porz, F. & Schmid, U. (2002/2003). Begleitung von Eltern sterbender Neugeborener. *Pädiatrische Praxis, 62*, 343–351.

Porz, F., Vonderlin, E. & Freud, E. (1998). Psychosoziale Betreuung Frühgeborener und deren Eltern. *International Journal of Prenatal and Perinatal Psychology and Medicine, 10*, 89–96.

Potharst, E., Houtzager, B., van Sonderen, L., Tamminga, P., Kok, J., Last, B. & van Wassenaer, A. (2011). Prediction of cognitive abilities at the age of 5 years using developmental follow-up assessments at the age of 2 and 3 years in very preterm children. *Developmental Medicine and Child Neurology, 54*, 240–246.

Preyde, M. & Ardal, F. (2003). Effectiveness of a parent „buddy" program for mothers of very preterm infants in a neonatal intensive care unit. *Canadian Medical Association Journal, 168*, 969–973.

Ratcliffe, C., Harrigan, R., Haley, J., Tse, A. & Olson, T. (2002). Stress in families with medically fragile children. *Issues in Comprehensive Pediatric Nursing, 25*, 167–188. https://doi.org/10.1080/01460860290042558

Ravn, I., Smith, L., Smeby, N., Kynoe, N., Sandvik, L., Bunch, E. & Lindemann, R. (2012). Effects of early mother-infant intervention on outcomes in mothers and moderately and late preterm infants at age 1 year: A randomized controlled trial. *Infant Behavior and Development, 35*, 36–47. https://doi.org/10.1016/j.infbeh.2011.09.006

Reck, C., Struben, K., Backenstrass, M., Stefenelli, U., Reinig, K. & Sohn, C. (2008). Prevalence, onset and comorbidity of postpartum anxiety and depressive disorders. *Acta Psychiatrica Scandinavica, 118*, 459–468. https://doi.org/10.1111/j.1600-0447.2008.01264.x

Redshaw, M. (1997). Mothers of babies requiring special care: Attitudes and experiences. *Journal of Reproductive and Infant Psychology, 15*, 109–120. https://doi.org/10.1080/02646839708404538

Reichert, J. & Rüdiger, M. (2013). *Psychologie in der Neonatologie. Psychologisch-sozialmedizinische Versorgung von Familien Frühgeborener*. Göttingen: Hogrefe.

Reid, G., Hong, R. & Wade, T. (2009). The relation between common sleep problems and emotional and behavioral problems among 2- and 3-year-olds in the context of know risk factors for psychopathology. *Journal of Sleep Research, 18*, 49–59.

Reilly-Smorawski, B., Armstrong, A. & Catlin, E. (2002). Bereavement support for couples following death of a baby: Program development and 14-year exit analysis. *Death Studies, 26*, 21–37. https://doi.org/10.1080/07481180210145

Ritchie, K., Bora, S. & Woodward, L. (2015). Social development of children born very preterm: a systematic review. *Developmental Medicine and Child Neurology, 57*, 899–918. https://doi.org/10.1111/dmcn.12783

Roggman, L., Cook, G., Innocenti, M., Norman, V. J., Christiansen, K. & Anderson, S. (2013). *Parenting interactions with children. Checklist of observations linked to outcomes. PICCOLO User's guide*. Baltimore, MD: Paul Brookes.

Rommel, N., De Meyer, A., Feenstra, L. & Veereman-Wauters, G. (2003). The complexity of feeding problems in 700 infants and young children presenting to a tertiary care institution. *Journal of Pediatric Gastroenterology and Nutrition, 37*, 75–84. https://doi.org/10.1097/00005176-200307000-00014

Rose, S., Feldman, J., Jankowski, J. & Van Rossem, R. (2008). A cognitive cascade in infancy: Pathways from prematurity to later mental development. *Intelligence, 36*, 367–378. https://doi.org/10.1016/j.intell.2007.07.003

Rüegger, C., Hegglin, M., Adams, M. & Bucher, H. (2012). Population based trends in mortality, morbidity and treatment for very preterm- and very low birth weight infants over 12 years. *BMC Pediatrics, 12*, 17. https://doi.org/10.1186/1471-2431-12-17

Salvatori, P., Andrei, F., Neri, E., Chirico, I. & Trombini, E. (2015). Pattern of mother-child feeding interactions in preterm and term dyads at 18 and 24 months. *Frontiers of Psychology, 19*, 1245. https://doi.org/10.3389/fpsyg.2015.01245

Sanders, M., Patel, R., Le Grice, B. & Shepherd, R. (1993). Children with persistent feeding difficulties: An observational analysis of the feeding interactions of problem and non-problem eaters. *Health Psychology, 12*, 64–73. https://doi.org/10.1037/0278-6133.12.1.64

Sansavini, A., Guarini, A. & Caselli, M. (2011). Preterm birth: Neuropsychological profiles and atypical developmental pathways. *Developmental Disabilities Research Reviews, 17*, 102–113. https://doi.org/10.1002/ddrr.1105

Sansavini, A., Guarini, A., Justice, L., Savini, S., Broccoli, S., Alesandroni, R. & Faldella, G. (2010). Does preterm birth increase a child's risk for language impairment? *Early Human Development, 86*, 765–772. https://doi.org/10.1016/j.earlhumdev.2010.08.014

Sarimski, K. (1993). Aufrechterhaltung von Schlafstörungen im frühen Kindesalter: Entwicklungspsychopathologisches Modell und Pilot-Studie. *Praxis der Kinderpsychologie und Kinderpsychiatrie, 42*, 2–8.

Sarimski, K. (1996a). Frühgeborene in Intensivpflege. Wie erinnern Eltern die Bewältigung der psychischen Belastung? *Sozialpädiatrie und Kinderärztliche Praxis, 18*, 149–154.

Sarimski, K. (1996b). Belastung von Eltern frühgeborener Babys nach der Entlassung aus der stationären Pflege. *Frühförderung interdisziplinär, 15*, 28–36.

Sarimski, K. (2012). *Frühförderung und Beratung bei schwerer Behinderung.* Heidelberg: Winter.

Schappin, R., Winrocks, L., Venema, M. & Jongmans, M. (2013). Rethinking stress in parents of preterm infants: A meta-analysis. *PLoS One, 8*, e54992.

Schmid, G., Schreier, A., Meyer, R. & Wolke, D. (2011). Predictors of crying, feeding and sleeping problems: A prospective study. *Child: Care, Health and Development, 37*, 493–502. https://doi.org/10.1111/j.1365-2214.2010.01201.x

Schmidt, B., Asztalos, E., Roberts, R., Robertson, C., Sauve, R. & Whitfield, M. (2003). Impact of bronchopulmonary dysplasia, brain injury, and severe retinopathy on the outcome of extremely low-birth-weight infants at 18 months: Results from the trial of indomethacin prophylaxis in preterms. *Journal of the American Medical Association, 289*, 1124–1129. https://doi.org/10.1001/jama.289.9.1124

Schmücker, G., Brisch, K., Köhntop, B., Betzler, S., Österle, M., Pohland, F. et al. (2005). The influence of prematurity, maternal anxiety, and infants' neurological risk on mother-infant interactions. *Infant Mental Health Journal, 26*, 423–441. https://doi.org/10.1002/imhj.20066

Schoberer, A., Dörr, R., Schoberer, M., Orlikowsky, T., Häusler, M. & Hoberg, K. (2015). Migrationshintergrund als Risikofaktor für die Entwicklung Frühgeborener im Alter von zwei Jahren. *Kindheit und Entwicklung, 24*, 225–235. https://doi.org/10.1026/0942-5403/a000178

Schwichtenberg, A. & Poehlmann, J. (2009). A transactional model of sleep-wake regulation in infants born preterm or low birthweight. *Journal of Pediatric Psychology, 34*, 837–849. https://doi.org/10.1093/jpepsy/jsn132

Scott, M., Taylor, M. & Fristad, M. (2012). Behavior disorders in extremely preterm/extremely low birth weight children in kindergarten. *Journal of Developmental and Behavioral Pediatrics, 33*, 202–213. https://doi.org/10.1097/DBP.0b013e3182475287

Seideman, R., Watson, M., Corff, K., Odle, P., Haase, J. & Bowerman, J. (1997). Parent stress and coping in NICU and PICU. *Journal of Pediatric Nursing, 12*, 169–177. https://doi.org/10.1016/S0882-5963(97)80074-7

Seppanen, A., Bodeau-Livinec, F., Boyle, E., Edstedt-Bonamy, A. & Cuttini, M. (2018). Specialist health care services use in European cohort of infants born very preterm. *Developmental Medicine and Child Neurology* [Epub ahead of print]. https://doi.org/10.1111/dmcn.14112

Shah, P., Clements, M. & Poehlmann, J. (2011). Maternal resolution of grief after preterm birth: Implications for infant attachment security. *Pediatrics, 127*, 284–292. https://doi.org/10.1542/peds.2010-1080

Shah, P., Robbins, N., Coelho, R. & Poehlmann, J. (2013). The paradox of prematurity: The behavioral vulnerability of late preterm infants and the cognitive susceptibility of very preterm infants at 36 months post-term. *Infant Behavior and Development, 36*, 50–62. https://doi.org/10.1016/j.infbeh.2012.11.003

Shaw, R., St. John, N., Lilo, E., Jo, B., Benitz, W., Stevenson, D. & Horwitz, S. (2013). Prevention of traumatic stress in mothers with preterm infants: A randomized controlled trial. *Pediatrics, 132*, e886–e894. https://doi.org/10.1542/peds.2013-1331

Sheeran, T., Marvin, R. & Pianta, R. (1997). Mothers' resolution of their child's diagnosis and self-reported measures of parenting stress, marital relations, and social support. *Journal of Pediatric Psychology, 22*, 197–212.

Short, E., Klein, N., Lewis, B., Fulton, S., Eisengart, S., Kercsmar, C. et al. (2003). Cognitive and academic consequences of Bronchopulmonary Dysplasia and very low birth weight: 8-year-old outcomes. *Pediatrics, 112*, 359–366. https://doi.org/10.1542/peds.112.5.e359

Simons, S., van Dijk, M. & Anand, K. (2003). Do we still hurt newborn babies? A prospective study of procedural pain and analgesia in neonates. *Archives of Pediatrics and Adolescent Medicine, 157*, 1058–1064. https://doi.org/10.1001/archpedi.157.11.1058

Singer, L., Krecsmer, C. & Legris, G. (1989). Developmental sequelae of long-term infant tracheostomy. *Developmental Medicine and Child Neurology, 31*, 224–230.

Singer, L., Salvator, A., Guo, S., Collin, M., Lilien, L. & Baley, J. (1999). Maternal psychological distress and parenting stress after the birth of a very low-birth-weight infant. *Journal of the American Medical Association, 281*, 799–805. https://doi.org/10.1001/jama.281.9.799

Smith, K., Landry, S. & Swank, P. (2006). The role of early maternal responsiveness in supporting school-aged cognitive development for children who vary in birth status. *Pediatrics, 117*, 1608–1617. https://doi.org/10.1542/peds.2005-1284

Sommerfelt, K., Troland, K., Ellertsen, B. & Markestad, T. (1996). Behavioral problems in low-birthweight preschoolers. *Developmental Medicine and Child Neurology, 38*, 927–940.

Spencer-Smith, M., Spittle, A. & Doyle, L. (2012). Long-term benefits of home-based preventive care for preterm infants: a randomized trial. *Pediatrics, 130*, 1094–1101. https://doi.org/10.1542/peds.2012-0426

Spinelli, M., Poehlmann, J. & Bolt, D. (2013). Predictors of parenting stress trajectories in premature infant-mother dyads. *Journal of Family Psychology, 27*, 873–883. https://doi.org/10.1037/a0034652

Spittle, A., Anderson, P., Lee, K., Ferretti, C., Eeles, A., Orton, J. et al. (2010). Preventive care at home for very preterm infants improves infant and caregiver outcomes at 2 years. *Pediatrics, 126*, e171–178. https://doi.org/10.1542/peds.2009-3137

Spittle, A., Barton, S., Treyvaud, K., Molloy, C., Doyle, L. & Anderson, P. (2016). School-age outcomes of early intervention for preterm infants and their parents: A randomized trial. *Pediatrics, 138*, e20161363. https://doi.org/10.1542/peds.2016-1363

Spittle, A., Treyvaud, K. & Doyle, L. (2009). Early emergence of behavior and social-emotional problems in very preterm infants. *Journal of the American Academy of Child and Adolescent Psychiatry, 48*, 909–918. https://doi.org/10.1097/CHI.0b013e3181af8235

Spittle, A., Treyvaud, K., Lee, K., Anderson, P. & Doyle, L. (2018). The role of social risk in an early preventive care programme for infants born very preterm: A randomized controlled trial. *Developmental Medicine and Child Neurology, 60*, 54–62. https://doi.org/10.1111/dmcn.13594

Steinhardt, A., Hinner, P., Kühn, T., Roehr, C., Rüdiger, M. & Reichert, J. (2015). Influences of a dedicated parental training program on parent-child interaction in preterm infants. *Early Human Development, 91*, 205–210. https://doi.org/10.1016/j.earlhumdev.2015.01.012

Stern, D. (1998). *Die Mütterlichkeits-Konstellation*. Stuttgart: Klett.

Stoll, B., Hansen, N., Adams-Chapman, I., Fanaroff, A., Hintz, S., Vohr, B. & Higgins, R. (2004). Neurodevelopmental and growth impairment among extremely-low-birth-weight infants with neonatal infection. *JAMA, 292*, 2357–2365.

Streiftau, S., Bode, H., Voigt, F., Hummler, H., Schulze, A. & Herber-Jonat, S. (2014). Schul- und Verhaltensauffälligkeiten nach extremer Frühgeburtlichkeit im Alter von 7 bis 10 Jahren. *Kindheit und Entwicklung, 23*, 239–247. https://doi.org/10.1026/0942-5403/a000149

Suchman, N., DeCoste, C., Castiglioni, N., McMahon, T., Rounsaville, B. & Mayes, L. (2010). The Mothers and Toddlers Program. An attachment based parenting intervention for substance using women: Post-treatment results from a randomized clinical trial. *Attachment and Human Development, 12*, 483–504. https://doi.org/10.1080/14616734.2010.501983

Suchman, N., Pajulo, M., DeCoste, C. & Mayes, L. (2006). Parenting interventions for drug-dependent mothers and their young children: The case for an attachment-based approach. *Family Relations, 55*, 211–226. https://doi.org/10.1111/j.1741-3729.2006.00371.x

Taylor, H., Klein, N., Minich, N. & Hack, M. (2000). Middle-school-age outcomes in children with very low birthweight. *Child Development, 71*, 1495–1511. https://doi.org/10.1111/1467-8624.00242

Tessier, R., Charpak, N. & Giron, M. (2009). Kangaroo mother care, home environment and father involvement in the first year of life: a randomized controlled study. *Acta Paediatrica, 98*, 1444–1450. https://doi.org/10.1111/j.1651-2227.2009.01370.x

Tessier, R., Cristo, M. & Velez, S. (2003). Kangaroo mother care: A method for protecting high-risk low-birth weight and premature infants against developmental delay. *Infant Behavior and Development, 26*, 384–397. https://doi.org/10.1016/S0163-6383(03)00037-7

Theut, S., Moss, H., Zaslow, M., Rabinovich, B., Levin, L. & Bartko, J. (1992). Perinatal loss and maternal attitudes toward the subsequent child. *Infant Mental Health Journal, 13*, 157–166. https://doi.org/10.1002/1097-0355(199223)13:2<157::AID-IMHJ2280130206>3.0.CO;2-Q

Theut, S., Pedersen, F., Zaslow, M. & Rabinovich, B. (1988). Pregnancy subsequent to perinatal loss: Parental anxiety and depression. *Journal of the American Academy of Child and Adolescent Psychiatry, 27*, 289–292. https://doi.org/10.1097/00004583-198805000-00004

Törölä, H., Lehtihalmes, M., Yliherva, A. & Olsen, P. (2012). Feeding skills milestones of preterm infants born with extremely low birth weight (ELBW). *Infant Behavior and Development, 35*, 187–194. https://doi.org/10.1016/j.infbeh.2012.01.005

Treyvaud, K., Anderson, V., Howard, K., Bear, M., Hunt, R., Doyle, L. et al. (2009). Parenting behavior is associated with the early neurobehavioral development of very preterm children. *Pediatrics, 123*, 555–561. https://doi.org/10.1542/peds.2008-0477

Treyvaud, K., Inder, T., Lee, K., Northam, E., Doyle, L. & Anderson, P. (2012). Can the home environment promote resilience for children born very preterm in the context of social and medical risk? *Journal of Experimental Child Psychology, 112*, 326–337. https://doi.org/10.1016/j.jecp.2012.02.009

Tröster, H. (2011). *Eltern-Belastungs-Inventar (EBI)*. Göttingen: Hogrefe.

Turmes, L. & Hornstein, C. (2007). Stationäre Mutter-Kind-Behandlungseinheiten in Deutschland. *Nervenarzt, 78*, 773–779. https://doi.org/10.1007/s00115-006-2185-9

Udry-Jorgensen, L., Pierrehumbert, B., Borghini, A., Habersaat, S., Focada-Guex, M., Ansermet, F. & Muller-Nix, C. (2011). Quality of attachment, perinatal risk, and mother-infant interaction in a high-risk premature sample. *Infant Mental Health Journal, 32*, 305–318. https://doi.org/10.1002/imhj.20298

Valeri, B., Holsti, L. & Linhares, M. (2015). Neonatal pain and developmental outcomes in children born preterm: A systematic review. *Clinical Journal of Pain, 32*, 355–362. https://doi.org/10.1097/AJP.0000000000000114

Van Baar, A., van Wassenaer, A., Briet, J., Dekker, F. & Kok, J. (2005). Very preterm birth is associated with disabilities in multiple developmental domains. *Journal of Pediatric Psychology, 30*, 247–255. https://doi.org/10.1093/jpepsy/jsi035

Van der Pal, S., Maguire, C., Le Cessie, S., Veen, S., Wit, J., Walther, F. & Bruil, J. (2008). Parental stress and child behavior and temperament after the newborn individualized developmental care and assessment program. *Journal of Early Intervention, 30*, 102–115. https://doi.org/10.1177/1053815107313485

Van Houdt, C., Osterlaan, J., van Wassenaer-Leernhuis, A., van Kaam, A. & Aarnoudse-Moens, C. (2019). Executive function deficits in children born preterm o rat low birthweight: A meta-analysis. *Developmental Medicine and Child Neurology, 62*, 1015–1024. https://doi.org/10.1111/dmcn.14213

Van Noort-van der Spek, I., Franken, M. & Weisglas-Kuperus, N. (2012). Language functions in preterm-born children: A systematic review and meta-analysis. *Pediatrics, 129*, 745–754. https://doi.org/10.1542/peds.2011-1728

Van Wassenaer-Leemhuis, A., Jeukens-Visser, M., Van Hus, J., Meijssen, D., Wolf, M., Kok, J. et al. (2016). Rethinking preventive post-discharge intervention programmes for very preterm infants and their parents. *Developmental Medicine and Child Neurology, 58*, 67–73. https://doi.org/10.1111/dmcn.13049

Vance, J., Najman, J., Thearle, M., Embelton, G., Foster, W. & Boyle, F. (1995). Psychological changes in parents eight months after the loss of an infant from stillbirth, neonatal death, or sudden infant death syndrome – a longitudinal study. *Pediatrics, 96*, 933–938.

Vanderveen, J., Bassler, D., Robertson, C. & Kirpalani, H. (2009). Early interventions involving parents ot improve neurodevelopmental outcomes of premature infants: A meta-analysis. *Journal of Perinatalogy, 29*, 343–351. https://doi.org/10.1038/jp.2008.229

Vasquez-Ruiz, S., Maya-Barrios, J. & Torres-Narvaez, P. (2014). A light/dark cycle in the NICU accelerates body weight gain and shortens time to discharge in preterm infants. *Early Human Development, 90*, 535–540. https://doi.org/10.1016/j.earlhumdev.2014.04.015

Vazquez, V., Cong, X. & DeJong, A. (2015). Maternal and paternal knowledge and perceptions regarding infant pain in the NICU. *Neonatal Network, 34*(6), 337–344. https://doi.org/10.1891/0730-0832.34.6.337

Verkerk, G., Jeukens-Visser, M., Houtzager, B., Koldewijn, K., van Wassenaer, A., Nollet, F. & Kok, J. (2012). The infant behavioral assessment and intervention program in very low birth weight infants: Outcome on executive functioning, behavior and cognition at preschool age. *Early Human Development, 88*, 699–705. https://doi.org/10.1016/j.earlhumdev.2012.02.004

Verreault, N., Da Costa, D., Marchand, A., Ireland, K., Banack, H., Dritsa, M. & Khalife, S. (2012). Post-traumatic stress disorder following childbirth: A prospective study of incidence and risk factors in Canadian women. *Journal of Psychosomatic Research, 73*, 257–263.

Vicari, S., Caravale, B., Carlesimo, G., Casadei, A. & Allemand, F. (2004). Spatial working memory deficits in children at ages 3–4 who were low birth weight, preterm infants. *Neuropsychology, 18*, 673–678. https://doi.org/10.1037/0894-4105.18.4.673

Vigod, S., Villegas, L., Dennis, C. & Ross, L. (2010). Prevalence and risk factors for postpartum depression among women with preterm and low-birth-weight infants: A systematic review. *International Journal of Obstetrics and Gynaecology Gynecologic Oncology, 117*, 540–550. https://doi.org/10.1111/j.1471-0528.2009.02493.x

Vinall, J., Miller, S., Chau, V., Brummelte, S., Synnes, A. & Grunau, R. (2012). Neonatal pain in relation to postnatal growth in infants born very preterm. *Pain, 153*, 1374–1381. https://doi.org/10.1016/j.pain.2012.02.007

Vohr, B. (2010). Cognitive and functional outcomes of children born preterm. In C. Nosarti, R. Murray & M. Hack (Eds.), *Neurodevelopmental outcomes of preterm birth: from childhood to adult life* (pp. 141–63). Cambridge, UK: University Park Press.

Vohr, B. (2014). Speech and language outcomes of very preterm infants. *Seminars in Fetal & Neonatal Medicine, 19*, 78–83. https://doi.org/10.1016/j.siny.2013.10.007

Vollmer, B., Roth, S., Baudin, J., Stewart, A., Neville, B. & Wyatt, J. (2003). Predictors of long-term outcome in very preterm infants: Gestational age versus neonatal cranial ultrasound. *Pediatrics, 112*, 1108–1114. https://doi.org/10.1542/peds.112.5.1108

Von Kries, R., Kalies, H. & Papousek, M. (2006). Excessive crying beyond 3 months may herald other features of multiple regulatory problems. *Archives of Pediatric and Adolescent Medicine, 160*, 508–511. https://doi.org/10.1001/archpedi.160.5.508

Vonderlin, E. (1999). Die Bedeutung von Gesprächsgruppen für die Bewältigung einer Frühgeburt durch die Eltern. *Frühförderung interdisziplinär, 18*, 19–27.

Wilson-Costello, D., Friedman, H., Minich, N., Fanaroff, A. & Hack, M. (2005). Improved survival rates with increased neurodevelopmental disability for extremely low birth weight infants in the 1990s. *Pediatrics, 115*, 997–1003. https://doi.org/10.1542/peds.2004-0221

Wilson-Costello, D., Friedman, H., Minich, N., Siner, B., Taylor, G., Schluchter, M. & Hack, M. (2007). Improved neurodevelopmental outcomes for extremely low birth weight infants in 2000–2002. *Pediatrics, 119*, 37–45. https://doi.org/10.1542/peds.2006-1416

Wolke, D., Jaekel, J., Hall, J. & Baumann, N. (2013). Effects of sensitive parenting on the academic resilience of very preterm and very low birth weight adolescents. *Journal of Adolescent Health, 53*, 642–647.

Wolke, D. & Meyer, R. (1999). Ergebnisse der Bayerischen Entwicklungsstudie: Implikationen für Theorie und Praxis. *Kindheit und Entwicklung, 8*, 23–35. https://doi.org/10.1026//0942-5403.8.1.23

Wolke, D., Samara, M., Bracewell, M., Marlow, N. (2008). Specific language difficulties and school achievement in children born at 25 weeks of gestation or less. *Journal of Pediatrics, 152*, 256–262.

Woodward, L., Edgin, J., Thompson, D. & Inder, T. (2005). Object working memory deficitis predicted by early brain injury and development in the preterm infant. *Brain, 128*, 2578–2587. https://doi.org/10.1093/brain/awh618

Woodward, L., Moor, S., Hood, K., Champion, P., Foster-Cohen, S., Inder, T. & Austin, N. (2009). Very preterm children show impairments across multiple neurodevelopmental domains by age 4 years. *Archives of Diseases in Childhood, 94*, F339–344.

Wurmser, H., Papousek, M., Hofacker, N. von, Leupold, S. & Santavicca, G. (2004). Langzeitrisiken persistierenden exzessiven Säuglingsschreiens. In H. Papousek, M. Schieche & H. Wurmser (Hrsg.), *Regulationsstörungen der frühen Kindheit* (S. 311–338). Bern: Huber.

Yau, G., Schluchter, M. & Taylor, H. (2013). Bullying of extremely low birth weight children: Associated risk factors during adolescence. *Early Human Development, 89*, 333–338. https://doi.org/10.1016/j.earlhumdev.2012.11.004

Youngblut, J. & Brooten, D. (2013). Parents' report of child's response to silbing's death in a neonatal or pediatric intensive care unit. *American Journal of Critical Care, 22*, 474–480. https://doi.org/10.4037/ajcc2013790

Zeanah, C., Boris, N., Heller, S. & Hirshaw-Fuselier, S. (1997). Relationship assessment in infant mental health. *Infant Mental Health Journal, 18*, 182–197. https://doi.org/10.1002/(SICI)1097-0355(199722)18:2<182::AID-IMHJ7>3.0.CO;2-R

Zeanah, C., Danis, B., Hirshberg, L. & Dietz, L. (1995). Initial adaptation in mothers and fathers following perinatal loss. *Infant Mental Health Journal, 16*, 80–93. https://doi.org/10.1002/1097-0355(199522)16:2<80::AID-IMHJ2280160203>3.0.CO;2-J

Zeanah, C., Zeanah, P. & Stewart, L. (1990). Parents' constructions of their infants' personalities before and after birth: A descriptive study. *Child Psychiatry and Human Development, 20*, 191–206. https://doi.org/10.1007/BF00710188

Zelkowitz, P., Feeley, N., Shrier, I. & Stremler, R. (2011). The cues and care randomized controlled trial of a neonatal intensive care unit intervention: Effects on maternal psychological distress and mother-infant interaction. *Journal of Developmental and Behavioral Pediatrics, 32*, 591–599. https://doi.org/10.1097/DBP.0b013e318227b3dc

Zelkowitz, P., Papageorgiou, A., Bardin, C. & Wang, T. (2009). Persistent maternal anxiety affects the interaction between mothers and their very low birthweight children at 24 months. *Early Human Development, 85*, 51–58. https://doi.org/10.1016/j.earlhumdev.2008.06.010

Ziegenhain, U. & Deneke, C. (2014). Entwicklungspsychopathologische Voraussetzungen der Erlebens- und Verarbeitungsweisen von Kindern psychisch kranker Eltern. In M. Kölch, U. Ziegenhain & J. Fegert (Hrsg.), *Kinder psychisch kranker Eltern* (S. 14–39). Weinheim: Beltz Juventa.

Ziegenhain, U., Fries, M., Bütow, B. & Derksen, B. (2004). *Entwicklungspsychologische Beratung für junge Eltern.* Weinheim: Beltz Juventa.

Ziegenhain, U., Gebauer, S. & Ziesel-Schmidt, B. (2016). *Lernprogramm Baby-Lesen: Übungsfilme mit Begleitbuch für die Beratung von Eltern*. Stuttgart: Hippokrates.

Zimmer, K.-P. (2012). Frühgeborene: Kinderkliniken unter ökonomischem Druck. *Deutsches Ärzteblatt, 109*, 31–32.

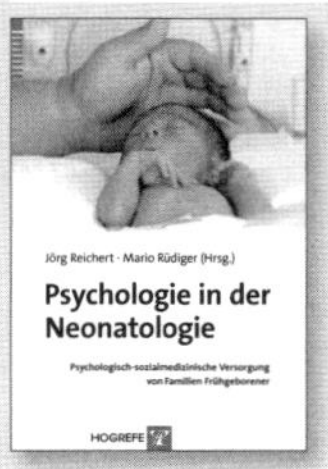

Jörg Reichert / Mario Rüdiger (Hrsg.)
Psychologie in der Neonatologie
Psychologisch-sozialmedizinische Versorgung von Familien Frühgeborener

2013, 278 Seiten,
€ 29,95 / CHF 39.90
ISBN 978-3-8017-2468-9
Auch als eBook erhältlich

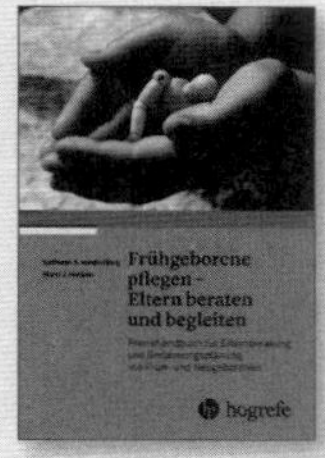

Kathleen A. VandenBerg / Marci J. Hanson
Frühgeborene pflegen – Eltern beraten und begleiten
Praxishandbuch zur Elternberatung und Entlassungsplanung von Früh- und Neugeborenen

2015, 240 Seiten,
€ 29,95 / CHF 39.50
ISBN 978-3-456-85515-8
Auch als eBook erhältlich

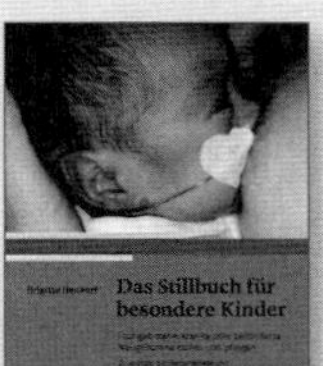

Brigitte Benkert
Das Stillbuch für besondere Kinder
Frühgeborene, kranke oder behinderte Neugeborene stillen und pflegen

2., vollst. überarb. und erg. Auflage 2017,
240 Seiten € 29,95 / CHF 39.90
ISBN 978-3-456-85692-6
Auch als eBook erhältlich

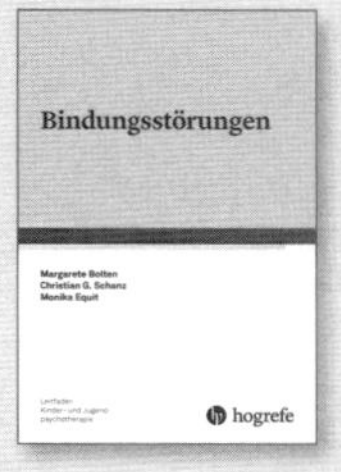

Margarete Bolten / Christian Günter Schanz / Monika Equit
Bindungsstörungen

(Reihe: „Leitfaden Kinder- und Jugendpsychotherapie", Band 30)
2021, ca. 160 Seiten, € 24,95 / CHF 32.50
(Im Reihenabonnement € 17,95 / CHF 24.50)
ISBN 978-3-8017-2732-1
Auch als eBook erhältlich

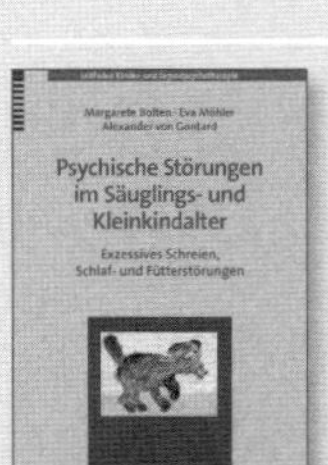

Margarete Bolten / Eva Möhler / Alexander von Gontard
Psychische Störungen im Säuglings- und Kleinkindalter
Exzessives Schreien, Schlaf- und Fütterstörungen

(Reihe: „Leitfaden Kinder- und Jugendpsychotherapie", Band 17)
2013, VIII/181 Seiten, € 24,95 / CHF 35.50
(Im Reihenabonnement € 17,95 / CHF 25.90)
ISBN 978-3-8017-2373-6
Auch als eBook erhältlich

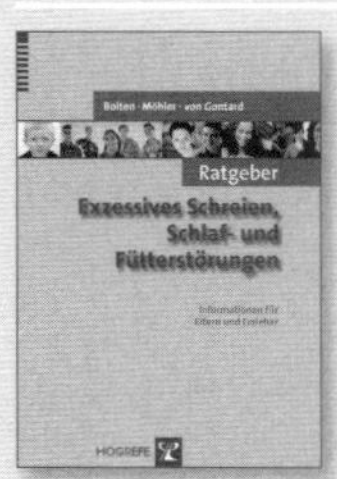

Margarete Bolten / Eva Möhler / Alexander von Gontard
Ratgeber Exzessives Schreien, Schlaf- und Fütterstörungen
Informationen für Eltern und Erzieher

(Reihe: „Ratgeber Kinder- und Jugendpsychotherapie", Band 17)
2013, 48 Seiten, Kleinformat,
€ 8,95 / CHF 13.50
ISBN 978-3-8017-2374-3
Auch als eBook erhältlich

www.hogrefe.com

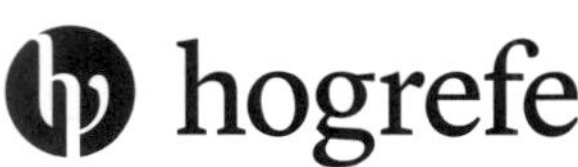